基础护理技术与专科护理实践

主编 雷颖 等

河南大学出版社
HENAN UNIVERSITY PRESS
·郑州·

图书在版编目（CIP）数据

基础护理技术与专科护理实践 / 雷颖等主编 . -- 郑州 : 河南大学出版社 , 2020.8
ISBN 978-7-5649-4439-1

Ⅰ . ①基… Ⅱ . ①雷… Ⅲ . ①护理学 Ⅳ . ① R47

中国版本图书馆 CIP 数据核字 (2020) 第 159080 号

责任编辑： 孙增科
责任校对： 陈　巧
封面设计： 卓弘文化

出版发行： 河南大学出版社
地址：郑州市郑东新区商务外环中华大厦 2401 号
邮编：450046
电话：0371-86059750（高等教育与职业教育出版分社）
0371-86059701（营销部）
网址：hupress.henu.edu.cn
印　　刷： 广东虎彩云印刷有限公司
版　　次： 2020 年 8 月第 1 版
印　　次： 2020 年 8 月第 1 次印刷
开　　本： 880 mm × 1230 mm　1/16
印　　张： 13.25
字　　数： 429 千字
定　　价： 80.00 元

编　委　会

主　编　雷　颖　蔡华清　梁　伟　王小丽

吴翠仪　左燕玉　杨巧兰　宋晓明

副主编　张海琳　郭秀溶　许贤芝　张芳平　吕景丽

苟向华　陈　爽　李翠娥　马　婕　陈荣英

编　委（按姓氏笔画排序）

马　婕　华中科技大学同济医学院附属协和医院

王小丽　长治医学院附属和济医院

左燕玉　南通大学附属医院

吕景丽　徐州市中心医院

许贤芝　佛山市第一人民医院

李翠娥　湖北省肿瘤医院

杨巧兰　安徽医科大学第一附属医院

吴翠仪　广州市番禺区中心医院

宋晓明　滨州医学院烟台附属医院

张芳平　山西医科大学第一医院

张海琳　深圳市第三人民医院

陈　爽　郑州大学第一附属医院

陈荣英　重庆市开州区人民医院

苟向华　河南中医药大学第一附属医院

郭秀溶　太原市精神病医院

梁　伟　广东医科大学附属医院

雷　颖　赤峰学院附属医院

蔡华清　佛山市第一人民医院

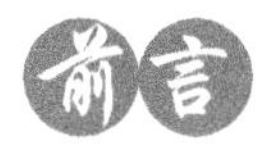

前言

人民对医护服务质量要求的不断提升，促进了护理学在理论上和科研实践上都取得了长足的进步，新理论、新技术及新的科研成果不断面世，也更好地促进了护理学的发展，更好地服务患者。为了贯彻落实卫健委关于护理工作“贴近病人、贴近临床、贴近社会”的方针，适应社会发展需要，我们根据临床常规护理工作的需求，结合各位专家的长期临床护理实践经验，编写了此书。

本书内容包括手术室基本护理操作技能、手术室全期护理、手术室麻醉护理、口腔颌面外科门诊及病房常见疾病的护理、呼吸系统疾病的护理、神经内科疾病的护理、内分泌疾病的护理、肾内科常见疾病的护理、普通外科疾病的护理及胃肠肿瘤疾病的护理等。

全书结构编排合理，文字简练，护理技术可操作性强，为临床护理工作提供了实践性很强的指导。为了能进一步提高临床护理人员的护理水平，本书编委会人员在编写过程中既结合多年的临床护理经验，又参考诸多文献资料，力求做到既重视理论又重视实践，可操作性强。希望此书能为广大医护人员提供一定的帮助。

由于编者水平有限，加之经验不足，又由于护理知识涉及面广，内容繁杂而精深，故书中难免存在疏漏或谬误之处，恳请广大读者不吝指正，以期完善。

编　者

2020 年 8 月

目录

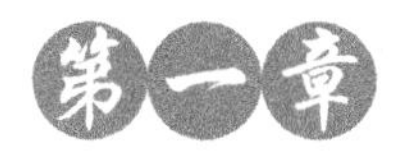

手术室基本护理操作技能

第一节　器械护士基本技术操作

一、手术器械桌和手术托盘的铺置

（一）铺置原则

（1）使用无菌单建立无菌区域，建立无菌屏障，防止无菌手术器械及敷料再污染，最大限度地减少微生物由非无菌区域转移至无菌区域。

（2）无菌桌应有无菌区和相对污染区的划分，有利于手术过程中的无菌管理。

（二）铺置方法与要求

1. 无菌桌的建立要求

无菌桌的铺巾至少4层，四周垂于桌缘下30 cm。无菌巾一旦浸湿，应立即更换或加铺无菌巾，以防细菌通过潮湿的无菌单进入切口。

2. 无菌桌的建立方法

（1）直接利用无菌器械包的包布打开后建立无菌桌、此种方法是临床上最常用、最简单、最经济、最快的方法，开台时不仅占地小，还节约用物。

（2）用无菌敷料重新铺盖建立无菌桌。这是在已打开的无菌敷料中用两把无菌持物钳（或由穿戴好手术衣、手套的护士执行）夹住双层包布的两端后抖开，然后由远到近平铺于器械车桌面上，同法再铺一块无菌巾，使之达到4层，铺巾时应选择四周范围较宽的区域，无菌巾四周垂于桌缘下30 cm，手术人员穿折叠式手术衣或在其后背加铺无菌巾，避免手术衣后襟触碰器械桌造成污染。

3. 托盘

托盘是器械桌的补充形式，摆放正在使用或即将使用的物品，以协助护士快速传递物品。因此，应按照手术步骤放置物品种类和数量，及时更换，不可大量堆积，以免影响操作。托盘可分为单托盘和双托盘两种。

（1）无菌托盘的建立：托盘的铺垫有2种解决方法。

①剖腹单展开于托盘上，加铺一张小桌布，再铺垫治疗巾，此方法适用于卧位手术。

②用托盘套套住托盘，使托盘的上下面都保持无菌，上面再加铺小桌布和治疗巾。此方法适用于膀胱截石位。

（2）托盘的布置：第一托盘放置纱布垫和常用的刀剪拉钩等器械，第二托盘放置缝针、缝线和针持以及钳带线等，两个托盘交界处放置血管钳。

（三）手术野基本物品准备

手术野基本物品指的是手术切皮前切口周围的物品准备，手术护士应在整理器械桌后，迅速备齐切皮时所用物品，加快手术进程。

（1）铺台完毕后迅速将器械拿上托盘。

（2）切口两侧各放1块干纱垫，一是为了在切皮时拭血，二是将皮缘外翻，协助术者对组织的切割。

（3）将吸引管中部套入组织钳手柄环内，用组织钳提起布巾，将其固定在切口的上方，接上吸引头。

（4）将高频电刀线固定在切口下方，固定端到电刀头端留有约 50 cm。一是方便术者操作，二是不用时电刀头能放回电刀头套内，以免术中手术人员误踩脚踏或误按手控开关造成患者皮肤灼伤。

（四）注意事项

（1）手术护士穿好手术衣，戴好手套后，方可进行器械桌整理。

（2）器械桌、托盘的无菌区域仅限于桌面及桌缘内，桌缘外或垂于器械桌缘下视为污染区，不可将器械物品置于其外侧缘。手术人员不能接触桌缘平面以下。凡垂落于桌缘平面以下的物品视为污染，不可再用或向上拉提，必须重新更换。

（3）小件物品应放弯盘里，如刀片、针板、注射器等，一方面保持器械桌整齐，另一方面避免丢失。

（4）妥善保管缝针。缝针细小，术中极易被手套、敷料黏附而丢失，导致物品清点不清。不可将缝针随意摆放在器械桌面上，以免丢失，取用的缝针必须保持针不离持。

二、装、卸刀片法

为了安全起见，刀片需采用持针器夹持，不可徒手拿取刀片，以防割伤手指。

（1）刀片安装：安装刀片时，用持针器夹持刀片前段背侧，将刀片与刀柄槽相对合，轻轻向下推。

（2）拆卸刀片时，用持针器夹住刀片的尾端背侧，向上轻抬，将刀片推出刀柄槽。

（3）卸下的刀片应放入锐器收集盒内。

（4）安装拆卸刀片时，不可对着自己和他人，以防刀片断裂飞起刺伤，应对着无菌器械桌。

三、器械传递法

（一）器械传递的原则

（1）传递器械时做到稳、准、轻、快、用力适度，为术者提供最大的方便。

（2）力度适当，达到提醒术者的注意力的目的。

（3）根据手术部位和手术步骤，传递所需的器械。以开腹手术为例：开腹时递短器械，探查时递腹部拉钩，准备进行深部手术操作时递长器械，结扎需长血管钳带线等。

（4）及时收回切口周围的器械，擦净器械上的血迹，避免堆积，防止掉地、污染。

（5）传递器械时，有弧度的弯侧向上，有手柄的朝向术者，单面器械垂直递，锐利器械用弯盘传递。

（6）注意医生的手术操作规律。如在分离组织的过程中，医生往往采取钳夹、剪断、结扎或缝扎的操作方法，在传递器械时应该按照顺序：递血管钳两把，递组织剪，递钳带线或针带线，递线剪。

（7）注意器械的配套使用方法。如骨凿和骨锤必须配套使用，所以在准备和传递器械时应注意，减少不必要的等待。

（二）器械传递方法

1. 手术刀传递法

目前一般使用弯盘传递，以免误伤自己或术者。

2. 弯剪刀、血管钳传递法

洗手护士右手握住剪刀的中部，利用手腕部运动，适力将柄环部拍打在术者掌心上。传递过程应灵活应用，以快、准为前提。常用的传递方法有3种：

（1）对侧传递法：右手拇指握凸侧上1/3处，四指握凹侧中间部，通过腕部的适力运动，将器械的环柄部拍打在术者掌心上。

（2）同侧传递法：右手拇指、环指握凹侧，示指、中指握凸侧上1/3处，通过腕下传递。左手则相反。

（3）交叉传递法：同时递两把器械时，递对侧器械的手在上，同侧的手在下，不可从术者肩或背后传递。

3. 镊子传递法

洗手护士右手握住镊子夹端，并闭合开口，水平式或者直立式传递，让术者握住镊子中上部。

4. 持针器传递法

传递时缝针的尖端朝向手心，针弧朝背，缝线搭在手背或用手握住，以避免术者同时将持针钳和缝线握住。

5. 拉钩传递

传递时，右手握住拉钩前端，将柄端平行传递给术者。传递前拉钩应用无菌生理盐水浸湿，达到减少摩擦的目的。

6. 咬骨钳传递法

枪状咬骨钳握轴部传递，术者手接柄；双关节咬骨钳传递，握头端，术者接手柄。

四、敷料传递法

（一）敷料传递的原则

（1）速度快、准确。

（2）及时更换切口敷料。

（3）纱布类敷料应打开、浸湿，成角传递（根据情况灵活掌握，如胸科、骨科手术无须浸润，打开纱布）。

（二）敷料传递法

1. 纱布传递

打开纱布，成角传递：由于纱布被血迹浸湿后体积小而不易发现，不主张在切口深、视野窄、体腔或深部手术时使用纱布拭血。必须使用时用致密纱编织的显影纱布，应特别注意进出的数目，做到心中有数。

2. 纱垫传递

纱布垫浸湿后打开，用镊子成角传递。

3. 其他敷料的传递法

用前必须浸湿。

（1）带子传递：传递同“血管钳带线法”。常用于对组织进行悬吊、牵引。

（2）引流管传递：常用于组织保护性牵引，多用 8 F 红皮导尿管。18 cm 弯血管钳夹住头端递给术者，穿过需牵引组织，反折引流管，用 12.5 cm 蚊式钳牵拉固定。

（3）橡皮筋传递：手指撑开胶圈，套在术者右手上。用于多把血管钳的集束固定。

（4）KD 粒（花生米）传递：常用于深部组织的钝性分离。用 18 ~ 22 cm 弯血管钳夹持递给术者。

（5）脑棉片传递：多用于开颅手术时，将棉片贴放于组织表面进行保护脑组织。脑棉片一端要求带有显影线，以免遗留。稍用力拉，检查脑棉片质量。浸湿后分开放在治疗碗内，棉片端露出碗沿 2 ~ 3 cm，带有显影丝线一端放入治疗碗内。

五、穿手术衣

穿无菌手术衣的目的是避免和预防手术过程中医护人员衣物上的细菌污染手术切口，同时保障手术人员安全，预防职业暴露。

（一）对开式手术衣穿法

（1）双手及手臂刷手消毒后，提起手术衣领，面向器械桌，远离胸前及手术台和其他人员，展开手术衣，将手术衣轻轻向上抛起，两手顺势伸入衣袖中。由巡回护士在身后轻拉衣领并协助拉住衣领两角系带，器械护士将手向前伸出衣袖。

（2）手伸出衣袖后，双手交叉将手术衣胸前两根腰带分别提起，由巡回护士拿住腰带下端 1/3 处，在腰后系好。

（3）穿手术衣时，不得用未戴手套的手牵拉衣袖或接触手术衣其他部位，防止污染手术衣。

（二）遮背式手术衣穿法

（1）取手术衣，双手提起手术衣领，展开手术衣，将手术衣轻轻向上抛起，两手顺势伸入衣袖中。注意不要将手伸出衣袖。

（2）巡回护士在身后协助拉住衣领两角系带，结扎衣领带及内侧腰带。

（3）戴无菌手套后，递右手侧腰带给巡回护士，巡回护士用无菌持物钳（镊）夹住，或者将右侧腰带递给已经穿好手术衣戴好手套的人员，由其递给穿衣者。

（4）巡回护士夹住腰带绕过背后使手术衣的外片遮盖内片，将腰带递回给穿衣者右手。

（5）将腰带与胸前另一腰带结扎，穿衣完毕。

（三）穿无菌手术衣注意事项

（1）穿无菌手术衣必须在相应手术间进行。

（2）无菌手术衣不可触及非无菌区域，如有质疑立即更换。

（3）有破损的无菌衣或可疑污染时立即更换。

（4）巡回护士向后拉衣领时，不可触及手术衣外面。

（5）穿无菌手术衣人员必须戴好手套，方可解开腰间活结或接取腰带，未戴手套的手不可拉衣袖或触及手术衣外面其他部位。

（6）无菌手术衣的无菌区范围为肩以下、腰以上及两侧腋前线。

六、戴无菌手套

（一）传统式戴手套法

（1）打开手套包。

（2）已洗手消毒的手拿取手套的反折面，一只手拿住手套反折处，另一手伸入手套内。已戴手套的手伸入另一手套的反折面里面，提起手套，将未戴手套的手伸入。

（3）将手套反折部套住袖口，然后用无菌盐水将手上的滑石粉冲洗干净。

（4）戴无菌手套原则：戴手套时应注意未戴手套的手不可接触手套外面，已戴手套的手不可接触未戴手套的手和手套的反折面。

（二）无接触式戴手套法

（1）穿手术衣后双手不出袖口。

（2）隔着衣袖取无菌于套放于另一只手的袖口处。

（3）手套的手指朝向自己，与各手指相对。

（4）放上手套的手隔着衣袖将手套的一侧翻折边抓住。

（5）另一只手隔着衣袖捏住另一侧翻折边将手套翻于袖口上，手迅速伸入手套内。

（6）再用已戴手套的手同法戴另一只手套。

（7）整理手套及衣袖。

（三）两人戴手套法

（1）已戴手套者取出一只手套，双手拿住手套的反折边，撑开手套，并使手套的拇指朝向戴手套者。

（2）拟戴手套者将同侧手对准五指后，稍用力向下伸入。协助者同时向上提，顺势将手套边套住袖口。戴手套者整理手套及衣袖，并用生理盐水冲洗。

（3）同法戴另一只手套。

（四）摘除手套方法

（1）用戴手套的手抓取另一手的手套外面翻转摘除。

（2）用已摘除手套的手伸入另一手套的内侧面翻转摘除，注意清洁手不被手套外侧面所污染。

第二节 外科手消毒技术

外科手消毒的目的是清除或者杀灭手部暂居菌，减少常居菌，抑制手术过程中手表面微生物的生长，减少手部皮肤细菌的释放，防止病原微生物在医务人员和患者之间的传播，有效预防手术部位感染的发生。（见表 1–1）

一、外科手消毒设施

（一）洗手池

洗手池应设在手术间附近，2 ~ 4 个手术间宜配置 1 个洗手池。洗手池大小、高低适宜，有防溅设施，管道不应裸露，池壁光滑无死角，应每日清洁和消毒。

（二）水龙头

水龙头数量与手术间数量匹配，应不少于手术间数量。水龙头开关应采用非手接触式。

（三）洗手用水

洗手用水的水质应符合 GB5749《生活饮用水卫生标准》要求，水温建议控制在 32 ~ 38℃。不宜使用储箱水。

（四）清洁剂

术前外科洗手可用洗手液。

表 1–1 各种外科手消毒及特点

刷手液	消毒液	机械刷手	浸泡时间（min）	涂擦	特点
2% 肥皂液	75% 乙醇	3/10	5	–	偶有过敏现象、耗时
0.5% 碘附	–	2/5	–	2	对皮肤有刺激、着色重
氯已定 – 醇洗手液	–	1/3	–	1	偶有过敏现象、快捷

由于肥皂液或肥皂冻在存放过程中容易滋生微生物，加上刷手时间长、烦琐等原因，正被逐渐淘汰，目前市售的氯已定 – 醇洗手液最大的特点是方便、快捷，盛器多为一次性使用，不易遭细菌污染，有的还具有芳香味及护肤作用等特点，已广泛应用于手的刷洗和消毒。但其价格较肥皂、碘附高，有的偶发皮肤过敏。因此，选择哪种刷手液应结合各单位具体情况而定。

（五）干手物品

干手物品常用无菌巾，一人一用。

（六）消毒剂

消毒剂要符合国家管理要求，在有效期内使用。用于外科手消毒的消毒剂主要有氯己定醇复合消毒液、碘附和 2% ~ 4% 氯己定消毒液等。

（七）洗手刷

手刷应柔软完好，重复使用时应一用一灭菌。

（八）计时装置

应配备计时装置，方便医务人员观察洗手与手消毒时间。

（九）洗手流程及说明图示

洗手池上方应张贴外科洗手流程图，方便医务人员规范手消毒流程。

（十）镜子

洗手池正前方应配备镜子，用于刷手前整理着装。

二、刷手前的准备

（1）着装符合手术室要求，着短袖洗手衣，衣服下面扎在裤子里面，摘除首饰（戒指、手表、手镯、耳环、珠状项链）。

（2）指甲长度不应超过指尖，不应佩戴人工指甲或涂指甲油。

（3）检查外科手消毒用物是否齐全及有效期，检查刷手部位皮肤是否完好。

（4）将外科手消毒用物呈备用状态。

三、外科刷手法

外科刷手方法分 3 个步骤：机械刷洗、擦拭水迹、手的消毒。下面介绍氯己定－醇洗手液刷手法。

（一）机械刷洗与消毒

1. 刷手方法

（1）取消毒毛刷。

（2）用毛刷取洗手液 5 ~ 10 mL，刷洗手及上臂。顺序：指尖→指蹼→甲沟→指缝→腕→前臂→肘部→上臂。刷手时稍用力，速度稍快，范围包括双手、前臂、肘关节上 10 cm（上臂下 1/2）处的皮肤，时间约 3 min。

（3）刷手毕，用流动水冲去泡沫。冲洗时，双手抬高，让水由手、臂至肘部方向淋下，手不要放在最低位，避免臂部的水流向手部，造成污染。

2. 擦拭手臂

用消毒毛巾或一次性纸巾依次擦干手、臂、肘。擦拭时先擦双手，然后将毛巾折成三角形，搭在一侧手背上，对侧手持住毛巾的两个角，由手向肘顺势移动，擦去水迹，不得回擦；擦对侧时，将毛巾翻转，方法相同。

3. 消毒手臂

一只手取消毒液 5 mL，由另一只手指尖开始搓揉至肘上，同法搓揉另一只手，最后取消毒凝胶按七步洗手法搓揉双手，待药液自行挥发至干燥，达到消毒目的。

4. 注意事项

（1）刷洗后的手、臂、肘部不可触及他物，如误触他物，视为污染，必须重新刷洗。消毒后的双手应置于胸前，肘部抬高外展，远离身体，迅速进入手术间，避免受污染。

（2）若采用肥皂刷手、乙醇浸泡时，刷手的毛刷可不换，但每次冲洗时必须冲净刷子上原有的肥皂液。

（3）采用乙醇浸泡手臂时，手臂不可触碰桶口，浸泡毕可用桶内的毛巾擦去手上乙醇，每周需测定桶内乙醇浓度 1 次。目前认为，浸泡方法费时，浸泡桶及浸泡液在存放过程中易被污染，主张采用此法。

（4）刷子最好选用耐高温的毛刷，用后彻底清洗、晾干，然后采用高压或煮沸消毒。一般不主张采用化学消毒剂浸泡毛刷。其主要原因：由于毛刷清洗不彻底、残留洗手液，可造成消毒剂与洗手液产生离子作用，减弱消毒力；晾晒不干，造成浸泡液被稀释；毛刷的木质微孔中吸附细菌，造成感染以及浸泡液本身被污染等。

（二）免刷手式外科洗手法

1. 清洁洗手

进行外科洗手前先进行清洁洗手，洗至肘上 1/3。

2. 清洗双手

取 3 ~ 5 mL 洗手液涂抹双手及前臂至肘上 1/3 处，彻底搓揉，顺序如下：①掌心相对，手指合拢，洗净掌心与指腹。②手心对手背，手指交叉搓，换手进行重复动作。③掌心相对，手指交叉，洗净指缝与指蹼。④双手指相扣，洗净指背。⑤握住拇指旋转揉搓，每个手指都进行揉搓，换手进行重复动作。

⑥指尖并拢，掌心处揉搓，换手进行重复动作。⑦环行揉搓腕部、前臂至肘上 1/3 处，换手进行重复动作。⑧冲洗双侧手指、手掌、手背，手抬高，水顺手、上臂向肘部流下，不可倒流。

3. 擦拭手臂

用消毒毛巾或一次性纸巾依次擦干于、臂、肘。擦拭时，先擦双手，然后将毛巾折成三角形，搭在一侧手背上，对侧手持住毛巾的两个角，由手向肘顺势移动，擦去水迹，不得回擦；擦对侧时，将毛巾翻转，方法相同。

4. 消毒手臂

取消毒凝胶 5 mL，搓揉双手至肘部上 10 cm。再取消毒 5 mL，按七步洗手法涂抹双手。

四、连台手术的洗手原则

当进行无菌手术后的连台手术，若脱去手术衣、手套后手未沾染血迹、未被污染，直接用消毒液涂抹 1 次即可（或重新刷手 1 遍）。手术衣潮湿、手套破损应重新进行刷手和消毒。

当进行感染手术后的连台手术，脱去手术衣、手套，更换口罩、帽子后，按前述“刷手法”重新刷手和消毒。

第三节　术中无菌要求

术中无菌技术是整个手术的核心。手术时间长、环节多、人员杂，特别是在手术紧张时，稍有不慎，即可使无菌技术遭到破坏。因此，所有参加于术的人员必须认真对待，互相监督，并遵守以下规则。

（1）穿戴好无菌手术衣、手套的手术人员的无菌区域及无菌单的无菌范围应保持不被污染。手术台面以下视为有菌，手术人员的手、器械物品不可放到该平面以下，否则视为被污染。

（2）开无菌包内层包布应用无菌钳打开。手术医生铺毕第 1 层无菌巾后，必须重新消毒双手 1 次。

（3）器械应从手术人员的胸前传递，不可从术者身后或头部传递，必要时可从术者手下传递，但不得低于手术台的边缘，手术者不可随意伸臂横过手术区拿取器械。

（4）手术人员的手不要接触切口周围皮肤。切皮后，应更换手术刀片和盐水垫，铺皮肤保护巾。处理空腔脏器残端时，应用盐水垫保护周围组织，并用碘附消毒切口部位。已污染的刀剪、敷料等，必须另放于弯盆中，不能放回无菌区。缝皮前，应冲洗切口，洗净手套上的血迹，去除皮肤保护巾或手术薄膜，用碘附消毒周围组织后，再行缝合。

（5）术中因故暂停如进行 X 线摄片时，应用无菌单将切口及手术区遮盖，防止污染。

（6）无菌物品一经取出，虽未使用，不能放回无菌容器内，必须重新灭菌后再使用。无菌包打开后未被污染，超过 24 h 不可使用。一次性物品应由巡回护士打开外包装后，器械护士用镊子夹取，不宜直接在无菌桌面上撕开。

（7）利用包布铺无菌区时，包布的内面是无菌的，而包布的外面、边缘视为有菌。临时打开无菌包拿取物品时，应使用无菌持物钳夹持或将包布四角翻转并用手握住四角由器械护士接取无菌物品。

（8）保持无菌巾干燥，取用无菌溶液时防止液体外溅，无菌巾一旦浸湿，应立即更换或加层。软包装的无菌溶液打开后，应一次用完不保留。若为瓶装溶液必须保留时，应注明开启的时间，并及时盖好瓶盖避免污染，2 h 内有效。无菌包坠落地面、无菌区建立超过 24 h，不可使用。手套破口，及时更换。未经消毒的手不要跨越无菌区。

（9）手术人员更换位置时，如两人邻近，先由一人双手放于胸前，与交换者采用背靠背形式交换；如非邻近，则由双方先面向手术台退出，然后交换。

（10）术中关闭门窗，尽量减少开关门的次数。限制非手术人员进入手术间，减少人员走动，参观者距离手术人员 30 cm 以上。

（11）口罩潮湿后及时更换。手术人员咳嗽、打喷嚏时，应将头转离无菌区。及时擦拭手术者的汗液，避免滴落在手术台上。

第四节　手术体位安置法

一、手术体位概述

（一）概念

手术体位是指术中患者的卧式，由病人的姿势、体位垫的使用、手术床的操作、术中维持、约束5个部分组成。

（二）标准手术体位

标准手术体位要符合解剖功能位，对各种体位躯下的轴线及四肢关节的角度、肢体的高低有明确的要求。肢体不能过度外展、外旋，并要求充分暴露术野、方便医生操作及麻醉管理。目前手术室常用的标准体位有仰卧位、侧卧位、俯卧位、膀胱截石位等，体位垫、正确的手术体位，可获得良好的术野显露，防止神经、血管、皮肤等意外损伤的发生，缩短手术时间，保证病人手术安全。

二、手术体位对机体的影响

（一）对循环系统的影响

手术体位变化时，机体通过一系列复杂的调节机制以保证中枢神经系统适宜的灌注血流。俯卧位时支撑物压迫下腔静脉或直接压迫心脏，引起心排出量急剧降低或心搏骤停；截石位时约束带过度压迫、外展、外旋肢体，引起腘动脉血液循环障碍；侧卧位时体位固定不当致身体前倾、前俯影响腋静脉、头静脉的回流；上肢过度外展亦可使锁骨下血管和腋部血管牵拉受压回流受阻而造成肢体肿胀。

（二）对神经系统的影响

手术体位改变对脑血流的影响，主要取决于平均动脉压和脑血管阻力的变化。

手术体位对外周神经的损伤主要有5个原因，即压迫、牵拉、缺血、机体代谢功能紊乱、外科手术损伤。

1. 颈丛神经损伤

取头高脚低位而腕部被约束固定时，当身体因重力下滑时，颈丛神经可受到牵拉而损伤，常表现为肩颈部顽固性钝痛。

2. 臂丛神经损伤

肩托支架位置不对、上肢外展位超过90℃、侧卧位下头部和上胸部未予垫枕都可引起臂丛神经损伤。

3. 桡神经损伤

安置仰卧位时，腕部被约束固定而肘部屈曲，桡神经可在手术床边角与肱骨内则面之间受到挤压而被损伤；安置侧卧位时，如将健侧上肢强行牵离体侧，也可引起桡神经损伤。

4. 尺神经损伤

由于其位于肘后部位，位置最浅，常常易被损伤；由于自身重量或放置角度的改变，而使尺神经过度牵张导致损伤；床的边缘、不平整的敷料直接压迫尺神经沟，使尺神经受损；因手术操作、麻醉过浅，而使体位改变导致损伤；肘部完全屈曲时间过长，可因牵拉作用而导致缺血和尺神经损伤。

5. 腓总神经损伤

腓总神经是坐骨神经两末支之一，沿腘窝外上界至腓骨头，位置甚浅，位于表面易被损伤；膝关节处用宽的约束带约束，加之人体消瘦，易损伤腓总神经；截石位、侧卧位时，膝外侧被支腿架或硬物挤压时易损伤腓总神经。

（三）对呼吸系统的影响

体位变化对呼吸系统的影响来自两个方面：重力和机械性障碍。重力作用引起器官组织的移位和体液再分布，导致胸腔及肺容量的变化；机械性障碍指对人体施加的外来压力对器官功能的影响。

1. 肺通气不足

任何压迫或限制胸廓运动或膈肌收缩，导致胸顺应性降低的机械因素，均能引起肺通气不足。随着手术时间的延长可出现缺氧和二氧化碳蓄积等现象。

2. 呼气性呼吸停止

膈肌下降，肺泡持续扩张，肺泡牵张感受器持续兴奋，通过赫－布式反射机制所产生的呼吸停止。常发生于由仰卧位改为坐位或头高仰卧位的过程中。

3. 上呼吸道阻塞

头颈前屈过度、气管插管折曲容易导致呼吸道梗阻，常发生于侧卧、俯卧、坐位手术。

4. 肺部病变播散或窒息

痰多、咯血或支气管胸膜瘘的患者，取健侧卧位后患肺的脓痰、血液容易侵入健侧肺而引起病变播散，如大量涌出，易导致急性窒息。

5. 肺小张

开胸手术均取健侧卧位，胸腔打开后患侧肺萎陷，通过健侧肺通气量增加，如体位安置不当，健侧的膈肌和胸廓的活动严重受限，结果使气道清除率降低，痰液黏稠，引流困难，干扰手术。

6. 误吸、窒息

常见于术前禁食不严格或上消化道出血的病人，由于体位安置不当，出现呼吸费力至腹压增高时，胃内容物反流，造成误吸，甚至发生窒息。

三、手术体位安置原则

（一）避免影响病人呼吸功能

病人处于侧卧位时，膈肌活动受限，下降幅度减小，潮气量电相应降低。摆放体位时，应避免颈、胸受压。

（二）避免影响病人循环功能

病人处于侧卧位或俯卧位时，可导致回心血量减少，心排血量下降。摆放体位时应注意维持充分的循环，促进静脉回流，防止血栓形成和防止循环紊乱，避免外周血管和血液回流受阻。

（三）避免压迫病人外周神经

病人麻醉后运动感觉消失，保护性反射消失，平卧位时，上肢外展不超过90°，避免损伤臂丛神经；膀胱结石位时，保护腘窝处，避免腓总神经受压；俯卧位时保护好膝关节，将小腿垫高，使足尖自然下垂。

（四）避免皮肤受压

身下床单、中单平整、干燥、柔软。在病人受压关节、骨突及肌肉组织薄弱的地方垫平整的软垫加以保护，不能压迫电极片安置处的皮肤，避免由于手术时间过长导致压疮发生。

（五）避免骨骼肌肉过度牵拉

将病人设置于功能位，避免麻醉后长时间头部过伸位导致颈部疼痛；四肢不能过分牵引，避免关节脱位。

（六）避免影响手术野的暴露

手术体位固定牢靠，松紧适度，避免术中体位移动影响医生操作，保证病人手术安全。

（七）避免影响麻醉监测

摆放手术体位应留出心电监护电极片安置的位置，便于麻醉实施和麻醉监测；保证静脉通路通畅，便于有效输液、输血及给药。

四、手术体位常见风险及对策

（一）压伤

1. 相关因素

压疮是因卧床病人局部组织长期受压、血液循环障碍、皮肤及皮下组织营养供给受阻，导致组织细胞缺血、缺氧，局部组织失去正常机能而发生潮红、肿胀，甚至溃烂、坏死的一种并发症。压疮多见于骨质隆突部，如髂、骶、髋、足跟等，长时间受压或约束带过紧、床垫过硬而易致皮肤缺血坏死，尤其营养不良的老年人在低血压、低体温时特别容易发生。

2. 对策

（1）术前访视时对病人年龄、体态、病情、皮肤情况进行细致评估，做到心中有数。

（2）保持床单平整，无皱褶，无碎屑。

（3）安置手术体位时，避免拖、拉、推，动作要轻柔。

（4）术中巡回护士应严密观察肢体血液循环，皮肤颜色、弹性、张力，发现体位倾斜及时纠正；若手术时间长，在病情许可的情况下，对肢体受压部位进行按摩等被动活动。

（5）设置手术体位时，在病人受压关节、骨突部位、肌肉组织薄弱的地方垫软垫保护，重点受压部位贴褥疮贴。

（6）保持受压部位干燥，避免潮湿。

（7）加强基本功的训练，选择合适的体位垫，合理安置手术体位，保持病人安全舒适，手术部位充分暴露。分散手术体位带来的重力，减轻接触面压力。手术体位固定牢固，防止手术过程中移位。

（8）体位垫外包裹材质要求透气吸汗、表面光滑、无棱角。

（9）手术结束后仔细检查病人皮肤完整性，如有受损及时处理、记录。

（二）颈椎损伤

1. 相关因素

由于全身麻醉手术颈部肌肉张力丧失，搬动病人时，如果过度扭头部，会导致颈椎脱位及颈椎损伤。

2. 对策

搬动病人时不要用猛力，要保持颈、胸、腰在一条中轴线上。

（三）体位器具引起交叉感染

1. 相关因素

手术室空气及物表洁净程度已得到相当重视，但手术体位器具往往被忽视，由于体位器具用于不同病人及各种类型的手术，并与医护人员及手术器械台接触，其携带的细菌在体位器具的储存环境、医护人员的于、手术病人的皮肤、于术床、手术被盖之间互相传播，可能导致手术病人的交叉感染。

2. 对策

（1）制作手术体位器具应选易于清洗消毒的材质，定期清洗消毒。

（2）体位器具在使用前用无菌包布平整包裹，做到包布一人一用一洗一灭菌。

五、常用手术体位器具

（一）凝胶垫

凝胶垫是一种适用于所有手术病人的体位毯，由聚硅酮凝胶制成。它能均匀地分散手术病人的体重，增加皮肤与体位垫的有效接触面积，从而减小两者间的压力。由于材质特殊，具有很好的弹性、抗压性及透气性，表面光滑，极易清洗，可防止细菌附着导致感染。能透过 X 线，不影响术中拍片手术的正常进行。但其造价高，价格昂贵，目前还未能在临床普遍使用。

（二）软垫

内用高密度海绵做支撑，外面用皮革包裹，根据其使用部位不同可制成多种规格。常见的有头枕、腋枕、肩垫、腰枕、跪枕、足跟垫、头圈。

（三）水袋

500 mL 软包装水袋、装 2/3 满的 3 L 袋。

（四）约束带

帆布制成，分成人和小儿两种规格。

（五）手术床体位支架

六、手术体位器具的管理

（1）体位器具固定房间，定点、定位放置，存放环境清洁、干燥、通风，存放架每日用消毒试剂擦拭，定期做空气消毒。

（2）体位器具存放间定人管理，做好体位器具的清点、整理、保养工作，满足手术需求。

七、常见手术体位的安置

（一）安置手术体位的基本要求

（1）掌握正确的体位摆放方法。

（2）了解人体基本的生理和解剖知识。

（3）准确准备体位设置所需器具。

（二）手术体位的安置法

1. 仰卧位

仰卧位是最基本也是最广泛用于临床的手术体位。多数头、颌面、颈、胸、腹、四肢等部位手术皆使用此体位。人体处于仰卧时，主要受力点集中在枕部、双侧肩胛部、骶尾部、双侧肘部和足跟部。对于手术时间长，体质弱、易形成压疮的患者，可采用硅胶材质的体位垫分别放于这些部位。

物品准备：软垫 1 个、治疗巾 2 块、约束带 1 根、硅胶头圈 1 个。

（1）水平仰卧位：适用于胸部、腹部、下肢等部位手术。

方法及步骤：患者仰卧在手术床上，头部垫硅胶头圈（时间较长的手术）；靠近吊塔的一只手搭在搭手板上，约束带固定，另一只手自然放于身体侧边，中单固定；双下肢伸直，双腿略分开，双膝下放一软垫，双足跟下放治疗巾，以免双下肢伸直时间过长引起神经损伤；约束带轻轻固定膝上三指为宜，以免压迫腓总神经。

（2）垂头仰卧位：适用于甲状腺、颈前路、腭裂修补、全麻扁桃切除、气管切开、食道异物取出、气管异物取出等手术。

特殊用物：肩垫 1 个，500 mL 软包装生理盐水 2 袋，无菌治疗巾 2 张。

方法及步骤：患者平卧于手术床上（注意肩部与手术床第一关节对齐），保持头颈正中伸直，头部后仰；头下垫头圈，肩下垫一肩垫（肩垫上缘与肩平齐）；颈部悬空处垫一治疗巾，无菌治疗巾包裹软水袋分别放于头颈两侧固定头部；放置器械托盘下缘与下颌平齐。其余同水平仰卧位。

（3）侧头仰卧位：适用于一侧头、颈、耳部手术。

特殊用物：肩垫 1 个。

方法及步骤：患者平卧，头偏向健侧，患侧肩下垫一肩垫，头下垫头圈。其余同水平仰卧位。

（4）其他术式仰卧位手术体位摆放要点。

①腹腔镜阑尾手术：待建立气腹后，调节手术床头低脚高 30°，右高左低（左倾）15°。

②腹腔镜胆囊手术：待建立气腹后，调节手术床头高脚低 30°，右高左低（左倾）15°。

③腹腔镜胃、脾、右半结肠手术：先将病人的臀部轻轻移到手术床背板床缘，注意两腿左右分开要对称，中间以可站立一名医生为宜；腿部用约束带固定在小腿中部，约束带与皮肤接触面应给棉垫保护，注意松紧适宜。

2. 侧卧位

侧卧位主要用于泌尿外科肾部手术，胸外科的食管及肺部手术、骨科髋关节手术等，侧卧位的受力点分布于耳郭、肩部、髂嵴、膝外侧、外踝。因此，需根据这些部位的特点选用合适的体位垫进行保护。

侧卧位相对于仰卧位，患者承重面积小，局部压迫导致皮肤损伤和发生压疮的危险性相对较高，特别是大转子部承受的压力最大，是压疮易发部位，对于身体瘦弱、营养状况较差的患者，尤其要注意该部位的保护。

物品准备：硅胶头圈1个、腋垫1个、软枕1个、侧卧手架1个、腰架2个、约束带1根、软袋2个或棉垫2块、治疗巾4块

方法及步骤：将患者侧卧90°，背部靠近床缘；头部垫硅胶头圈，腋下垫一腋垫，距腋窝10 cm，防止下臂受压而损伤腋神经；安放侧卧手架，侧卧手架放在搭手板前面，高度与肩同高，上侧手臂自然屈曲置于头侧（放于搭手板上），注意手臂不能悬空，手腕不能下垂，约束带固定上臂，安置下侧手臂时，用手将患者肩部略向外拉；身体两侧分别放置腰架，身体前侧放置耻骨联合处，背侧放置腰骶部，腰架与患者之间放置棉垫或软垫以缓冲腰架对患者身体的压力，男性病人注意避开外阴，避免受压；上侧下肢屈曲90°，下侧下肢向后伸直，有利于腹部放松，两腿之间夹一枕头，枕头放置大腿根部，以充分将两腿分开，双足避免相互接触，自然放平；约束带固定髋部。

（1）泌尿外科侧卧位：适用于肾、输尿管中、上段手术。

特殊物品：腰垫1个。

方法及步骤：用物准备除常规准备外，还需准备硅胶大方垫1块；肾及输尿管中上段手术，患者肾区（肋缘下3 cm）对准腰桥，若无腰桥，可用外置肾桥，腰桥上放硅胶大方垫；腿的摆放：上侧腿部伸直，两腿之间放一枕头，下侧腿部屈曲；约束带约束于大腿下1/3靠近膝关节处（为了不影响消毒范围）。

（2）胸外科侧卧位

特殊物品：腋枕1个。

方法及步骤：配合医生将病人向手术床一侧移动；将患者翻向另一侧，身体与床成90°；将腋枕垫于病人腋下，上歪腋窝，下至髋部上缘（其余同泌尿外科侧卧位）。

（3）神经外科侧卧位

特殊物品：腋枕1个，约束带2根，扁带1根，油纱。

方法及步骤：将患者侧卧90°，头下垫头圈（或安置侧卧位头架），注意健侧耳郭放于头圈中空部，防止受压，患侧耳孔塞棉球，防止消毒液渐入耳孔内；眼睛用敷膜粘贴好，防止消毒液滴入眼内，损伤角膜；将腋枕垫于病人腋下，上至腋窝，下至髋部上缘；健侧上肢置于托手板上并妥善固定，患侧上肢置于身体同侧，用约束带同定；患侧肩部用肩带向腹侧牵拉，固定于手术床两边，以充分暴露术野（其余同泌尿外科侧卧位）。

（4）骨科手术侧卧位

特殊物品：腋枕1个，手术床体位支架3个，会阴封闭用物（手术薄膜及棉纸或手术敷贴）。

方法及步骤：封闭会阴部；协助医生将病人侧卧90°，患侧在上：将腋枕垫于病人腋下，上至腋窝，下至髋部上缘；将3个支架分别固定于两乳之间、两肩胛骨之间、耻骨联合处，并用棉垫保护受压皮肤（其余同泌尿外科侧卧位）。

3. 俯卧位

俯卧位涉及的手术类型包括神经外科后颅凹的手术、脊髓手术、骨科颈椎手术、胸腰椎手术、泌尿外科经皮肾镜碎石手术等。

人体的受力点主要集中在前额、颧骨、肋缘突出部、髂前上棘、膝关节和足尖，摆放时应注意分散各处压力，以免局部压疮。

对于需要术中唤醒的手术患者，应在唤醒完毕后，再次检查头面部，尤其注意避免眼部受压。

摆放俯卧位时，首先将患者在对接车上仰卧位状态下完成全身麻醉，然后由医护人员共同配合，将患者沿身体轴线翻身完成俯卧位。翻身前，应根据患者体型选择合适的体位架。

物品准备：俯卧位垫1套，软枕1个，硅胶头圈1个。

方法及步骤：翻身前先用透明保护膜贴住眼睛；将患者俯卧在体位垫上，注意胸腹悬空；男性病人注意阴囊避免受压，女性病人注意乳房避免受压；头垫硅胶头圈，偏向一侧，注意双眼、耳郭不受压；双上肢平放，置于身体两侧，中单固定或自然弯曲置于头两侧，注意手臂不能悬空，悬空部位用布单垫实在；膝下垫软枕，保持功能位，两脚分开，足尖自然下垂；每隔30 min检查眼部受压情况，并且将头部轻轻抬起一次，以减轻面部受压。

不同术式俯卧位手术体位摆放要点：强直性脊柱炎的患者应准备弓形俯卧位垫，硅胶方垫 3 块（大 1 块，小 2 块），摆放时应遵循患者的弧线，不得随意调整患者的弧线；颈椎手术或神经外科后颅凹手术，应根据术者的要求，准备有创头架或无创头架，有创头架的螺钉必须消毒灭菌，摆放时要仔细检查眼部受压情况；颈椎手术使用无创头架且手术时间较长时，可在颜面部受压部位粘贴保护膜，可减少摩擦；双眼、鼻、唇部禁止受压，双上肢自然放于身体两侧。经皮肾镜碎石取石术俯卧位用物准备：硅胶腋垫、硅胶头圈、特制软枕、硅胶腋垫垫于胸部，软枕垫于腹部，体位摆放后在患侧身下垫一塑料袋，防止手术过程中水浸湿患者的身体。

4. 膀胱截石位

截石位用于各种需要在会阴部位操作的手术，普通外科包括各种直肠及肛门手术，妇科包括各类阴式手术、腹腔镜下全子宫切除及宫腔镜等，泌尿外科包括膀胱镜、输尿管镜等手术。摆放截石位时应特别注意避免压迫腘窝及腓总神经。

物品准备：腿架 1 对、硅胶垫（方垫）2 块。

方法及步骤：安放腿架；将患者臀部移到手术床背板下缘，根据手术及医生的需要，臀部置于床缘或略出床缘；将患者两腿分开放在腿架上，腘窝处垫硅胶垫，腿部用约束带固定。

注意事项：①腿部的摆放应遵循“T-K-O”连线原则：即患者的足尖、膝关节、对侧的肩在一条直线上。在麻醉状态下，关节韧带、肌肉呈松弛状态，意识清醒时做不到的关节活动都会成为可能，注意关节和肢体应维持正常的生理状态和功能位，避免过度牵拉：如果腿部外展程度超过“T-K-O”连线，就有可能造成股骨颈骨折。②双腿外展时，应避免外旋。③托腿板对腿的支撑面应为小腿肌肉丰厚部，使腘窝处于悬空状态，同时避免托腿板边缘压迫腘窝。④双上肢平放，置于身体两侧，中单固定；手臂较长的患者，选择使用搭手板使两臂外展。⑤确认腿架固定牢靠后，拆卸手术床腿板。⑥安置裁石位腿架，根据术者要求调至合适高度，让患者在清醒状态下感受腿架位置是否合适，并根据安置原则，将腿架调至理想状态；⑦泌尿外科手术摆放截石位时，注意在胸腹部盖治疗巾保暖，臀下垫塑料袋防止手术时水浸湿臀部。⑧妇科腹腔镜手术：在全子宫切除或内膜癌分期手术时，则采用膀胱截石位合并头低脚高位在准备物品时，需同时准备膀胱截石位腿架和腰架（此时作为肩挡板）2 个。在安放腰架时，腰架挡板内侧应避免压迫颈动、静脉，挡板与头颈部间隙以能插入手掌为宜。同时注意避开锁骨凸出部分，腰架与患者之间放置棉垫或软垫以缓冲腰架对患者身体的压力，以免局部压伤。调节床面头低位约 25° ～ 30° ，避免角度过大使脏器压迫膈肌而影响呼吸。⑨摆放小儿体位时，四肢要用棉垫和纱布绷带固定，松紧适度；特别注意保护小儿的呼吸和循环功能，注意保暖。

5. 骨科牵引床手术体位

骨科牵引手术体位摆放原则：在进行摆放骨科牵引手术体位前，应先进行麻醉，麻醉起效后，由医师与巡回护士共同配合完成摆放。此类手术多为老年患者，因此需要特别注意在搬运患者过程中动作轻柔，避免再次骨折的发生，同时注意对皮肤褶皱处及骨突部保护，避免压疮。不需要进行牵引的身体部位，应遵循使患者舒适的原则

用物准备：骨科牵引架、棉垫 3 块、治疗巾 1 块、约束带 1 根。

步骤：使用前后仔细检查牵引床各部件是否完整，性能是否良好；安放牵引架，注意检查牵引架与手术床是否牢固；会阴柱用棉垫包好，注意平整无皱褶；移动病人至会阴柱；根据患者身高调节活动臂的长短；将患者双足置于足托架上，足托架内用棉垫做衬垫，并妥善固定；健侧手臂搭在搭手板上，约束带固定，患侧手臂利用麻醉头架固定，将患侧手臂肘部弯曲固定于麻醉支架上，肘部要用治疗巾纱布绷带包裹，避免皮肤直接接触金属，固定时松紧要适宜，以能伸进一个手指为宜。

第五节　手术野皮肤的消毒及铺无菌巾

皮肤表面常有各种微生物，包括暂居菌群和常驻菌群，特别是当术前备皮不慎损伤皮肤时，更易造成暂居菌寄居而繁殖，成为术后切口感染的因素之一。皮肤消毒的目的主要是杀灭暂居菌，最大限度地

杀灭或减少常驻菌，避免术后切口感染，常用消毒剂见表 1-2。因此，严格进行手术区、皮肤消毒是降低切口感染的重要环节。

表 1-2　常用的消毒剂

药名	主要用途	特点
2% ~3% 碘酊	皮肤消毒	杀菌谱广，作用力强，能杀灭芽孢
0.05% ~0.1% 碘酊	黏膜、伤口的擦拭或冲洗	杀灭病毒、真菌、细菌，刺激性强
0.2% ~0.5% 碘附	皮肤消毒	杀菌力较碘酊弱，不能杀灭芽孢，无须脱碘
0.02% ~0. 05% 碘附	黏膜、伤口的冲洗	杀菌力较弱，腐蚀性小
75% 酒精	颜面部、取皮区消毒，脱碘	杀灭细菌、病毒、真菌，对芽孢无效，对乙肝病毒等部分亲水病毒无效
0.1% ~0.5% 氯已定	皮肤消毒	杀灭细菌，对结核杆菌、芽孢有抑制作用
0.05% ~0. 1% 氯已定	创面、颜面部、会阴、阴道	杀菌力弱，可用于膀胱冲洗

一、消毒原则

（1）充分暴露消毒区域：尽量将患者的衣服脱去，充分显露消毒范围，以免影响消毒效果。

（2）碘酊干后，方可脱碘；否则，影响杀菌效果。

（3）消毒顺序以手术切口为中心，由内向外，从上到下。若为感染伤口或肛门消毒，则应由外向内。已接触边缘的消毒纱球，不得返回中央涂擦。

（4）消毒范围以切口为中心向外 15 ~ 20 cm；如有延长切口的可能，则应扩大消毒范围。

（5）消毒前须检查消毒区皮肤清洁情况。

二、手术野皮肤消毒范围

1. 头部手术皮肤消毒范围

头部及前额。见图 1-1。

2. 口、唇部手术皮肤消毒范围

面唇、颈及上胸部。见图 1-2。

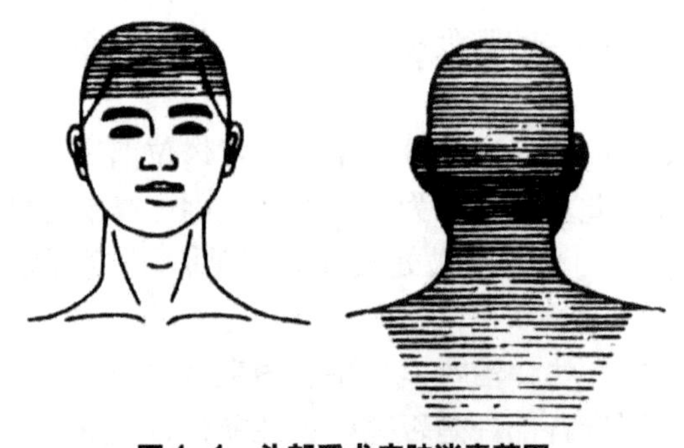

图 1-1　头部手术皮肤消毒范围

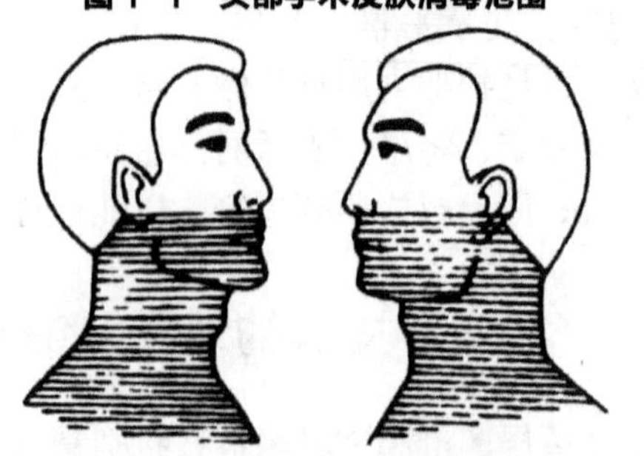

图 1-2　口、唇部手术皮肤消毒范围

3. 颈部手术皮肤消毒范围

上至下唇，下至乳头，两侧至斜方肌前缘。见图 1–3。

4. 锁骨部手术皮肤消毒范围

上至颈部上缘，下至上臂上 1/3 处和乳头上缘，两侧过腋中线。见图 1–4。

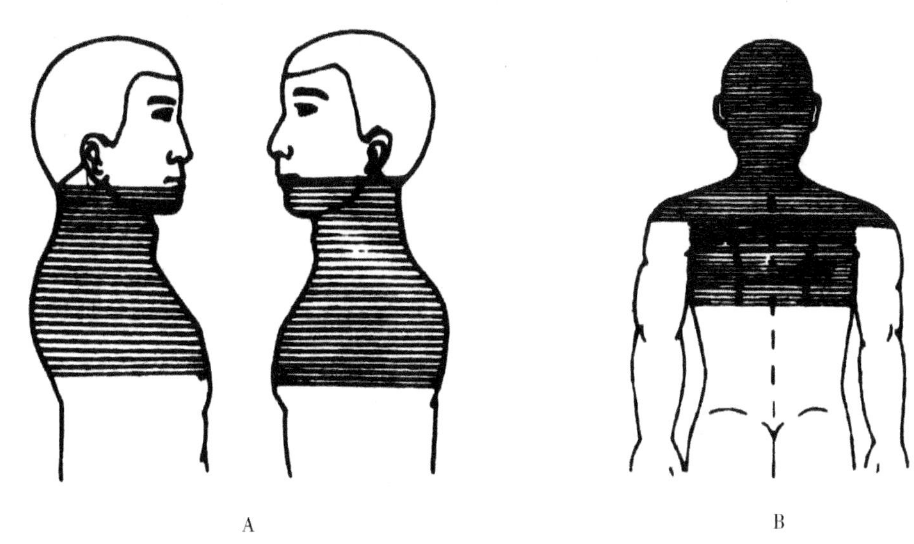

图 1–3　颈部手术皮肤消毒范围

A. 颈前部手术　B. 颈椎手术

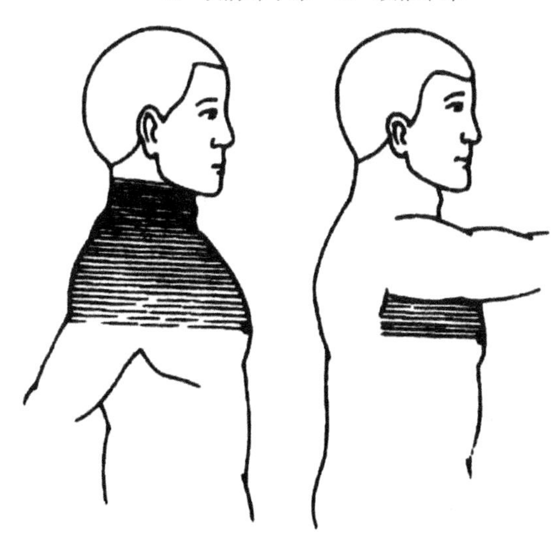

图 1–4　锁骨部手术皮肤消毒范围

5. 胸部手术皮肤消毒范围

侧卧位：前后过中线，上至肩及上臂上 1/3 处，下过肋缘，包括同侧腋窝。

仰卧位：前后过腋中线，上至锁骨及上臂，下过脐平行线。见图 1–5。

6. 乳腺癌根治手术皮肤消毒范围

前至对侧锁骨中线，后至腋后线，上过锁骨及上臂，下过脐平行线。如大腿取皮，则大腿过膝，周围消毒。见图 1–6。

7. 上腹部手术皮肤消毒范围

上至乳头，下至耻骨联合，两侧至腋中线。见图 1–7A。

8. 下腹部手术皮肤消毒范围

上至剑突，下至大腿上 1/3，两侧至腋中线。见图 1–7B。

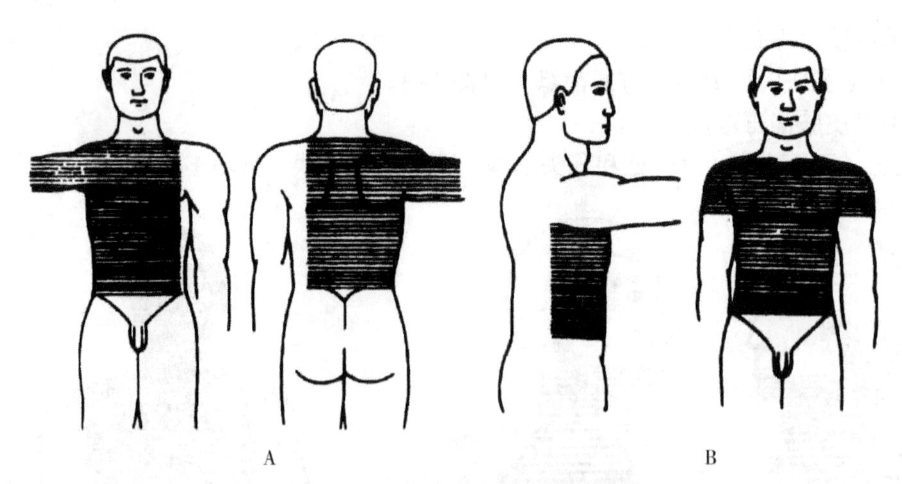

图 1-5　胸部手术皮肤消毒范围

A. 侧卧位　B. 仰卧位

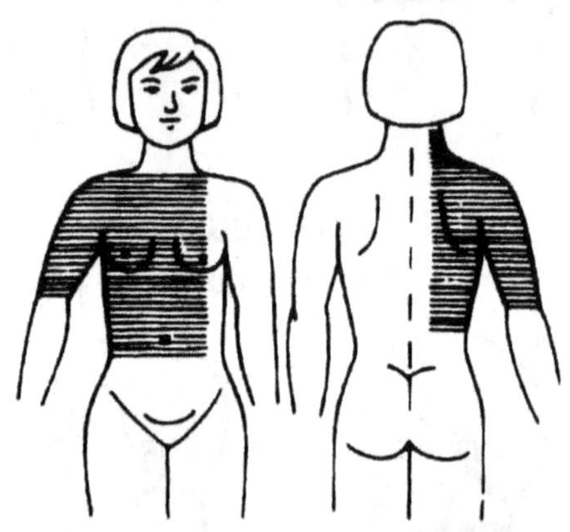

图 1-6　乳腺癌根治手术皮肤消毒范围

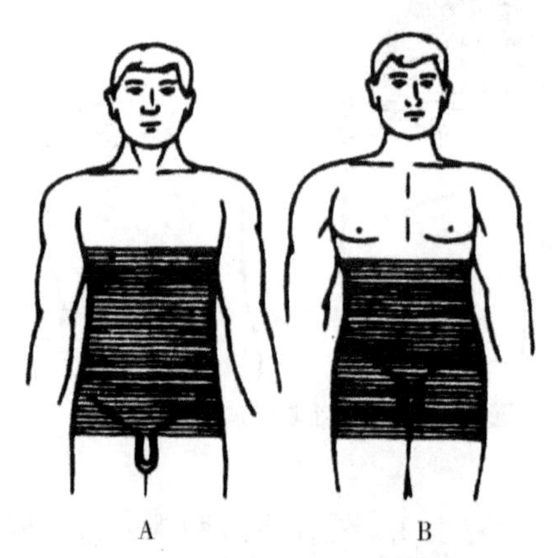

图 1-7　腹部手术皮肤消毒范围

A. 上腹部　B. 下腹部

9. 腹股沟及阴囊部手术皮肤消毒范围

上至脐平行线，下至大腿上 1/3，两侧至腋中线。

10. 颈椎手术皮肤消毒范围

上至颅顶，下至两腋窝连线。如取髂骨，上至颅顶，下至大腿上 1/3，两侧至腋中线。

11. 胸椎手术皮肤消毒范围

上至肩，下至髂嵴连线，两侧至腋中线。见图 1-8。

12. 腰椎手术皮肤消毒范围

上至两腋窝连线，下过臀部，两侧至腋中线。见图 1-9。

13. 肾脏手术皮肤消毒范围

前后过正中线，上至腋窝，下至腹股沟。见图 1–10。

14. 会阴部手术皮肤消毒范围

耻骨联合、肛门周围及臀、大腿上 1/3 内侧。见图 1–11。

15. 四肢手术皮肤消毒范围

周围消毒，上下各超过一个关节。见图 1–12。

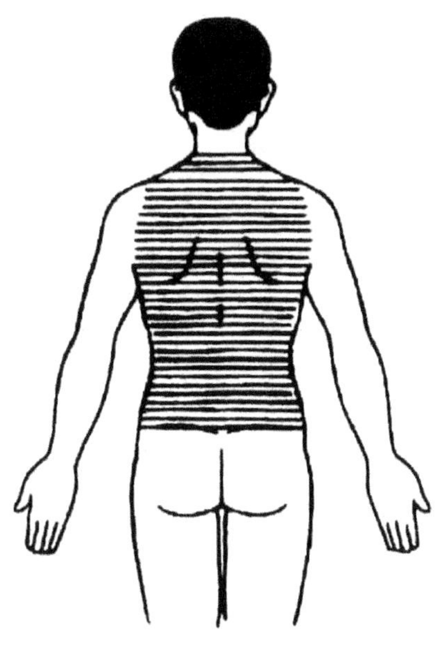

图 1–8　胸椎手术皮肤消毒范围

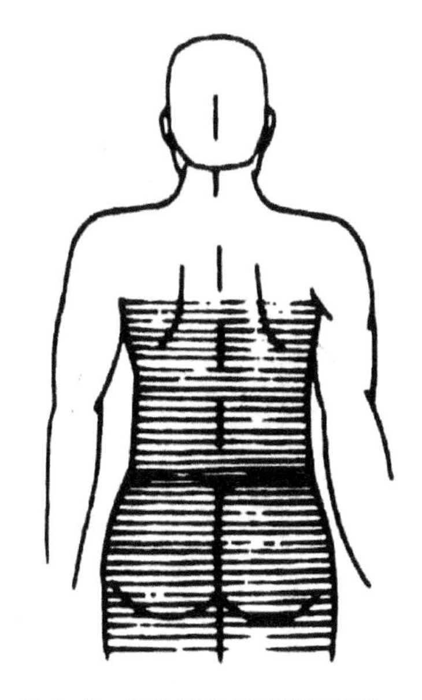

图 1–9　腰椎手术皮肤消毒范围

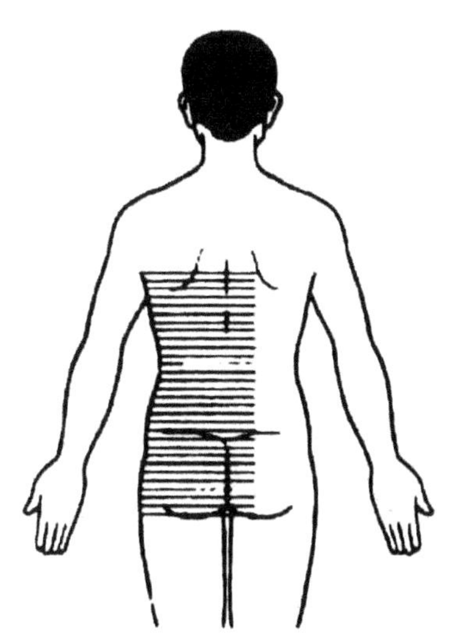

图 1–10　肾脏手术皮肤消毒范围

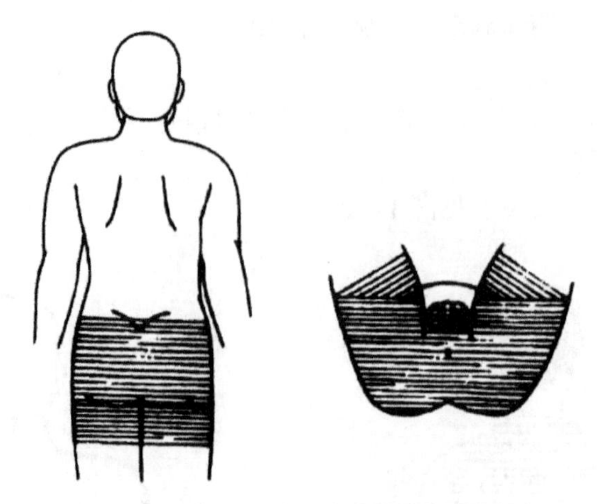

图 1-11　会阴部手术皮肤消毒范围

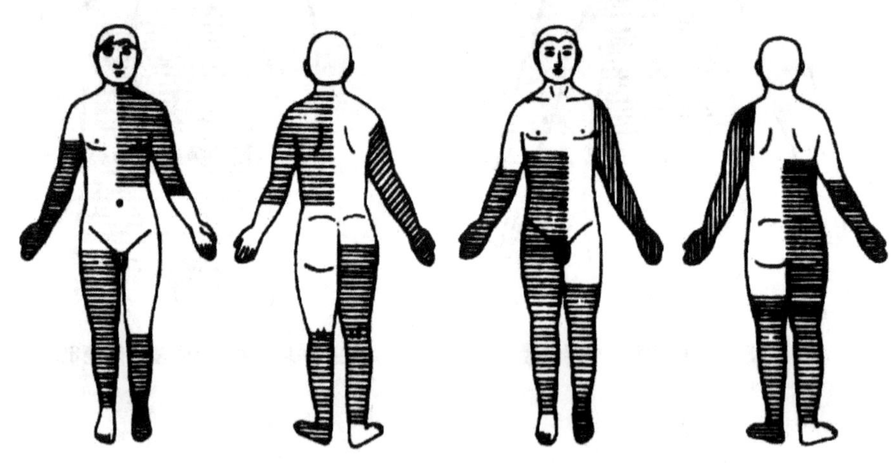

图 1-12　四肢手术皮肤消毒范围

16. 耳部手术皮肤消毒范围

术侧头、面颊及颈部。见图 1-13。

17. 髋部手术皮肤消毒范围

前、后过正中线，上至剑突，下过膝关节，周围消毒。见图 1-14。

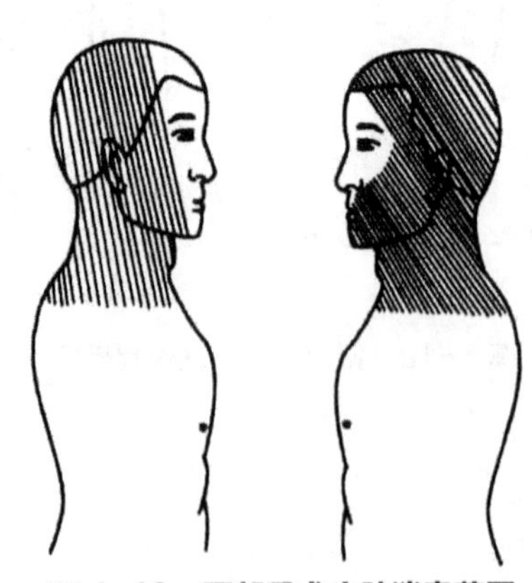

图 1-13　耳部手术皮肤消毒范围

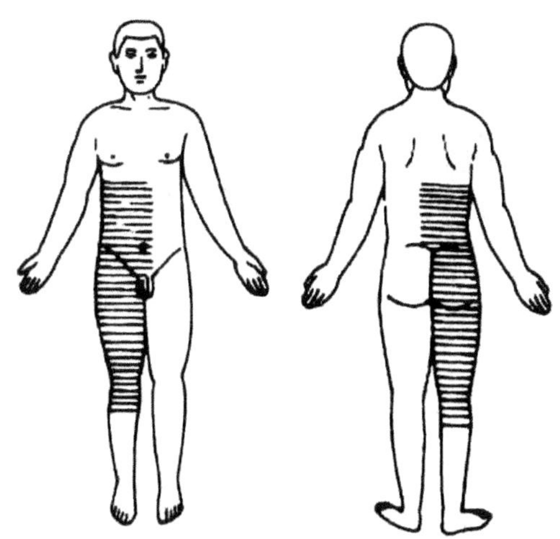

图 1-14　髋部手术皮肤消毒范围

三、消毒注意事项

（1）面部、口唇和会阴部黏膜、阴囊等处，不能耐受碘酊的刺激，宜用刺激性小的消毒液来代替。

（2）涂擦各种消毒液时，应稍用力，以便增加消毒剂渗透力。

（3）消毒腹部皮肤时，先在脐窝中滴数滴消毒液，待皮肤消毒完毕后再擦净。

（4）碘酊纱球勿蘸过多，以免流散他处，烧伤皮肤。脱碘必须干净。

（5）消毒者双手勿与患者皮肤或其他未消毒物品接触，消毒用钳不可放回手术器械桌。

（6）采用碘附皮肤消毒，应涂擦 2 遍，作用时间 3 min。

（7）注意脐、腋下、会阴等皮肤皱褶处的消毒。

（8）实施头面部、颈后入路手术时，应在皮肤消毒前用纱布保护双眼，用棉球保护耳部，以防止消毒液流入，造成损伤。

四、铺无菌巾

（一）铺无菌巾的目的

手术野铺无菌巾的目的是防止细菌进入切口。除显露手术切口所必需的最小皮肤区之外，遮盖手术患者其他部位，使手术周围环境成为一个较大范围的无菌区域，以避免或尽量减少手术中的污染。

（二）铺无菌巾的原则

（1）铺无菌巾由洗手护士和手术医生共同完成。

（2）铺巾前，洗手护士应穿戴无菌手术衣、手套。手术医生操作分两步：未穿手术衣、未戴手套，直接铺第一层切口单；双手臂重新消毒一次，穿戴好手术衣、手套，方可铺其他层单。

（3）铺无菌单时，距切口 2 ~ 3 cm，悬垂至床缘 30 cm 以下，手术切口四周及托盘上至少 4 层，其他部位应至少 2 层以上。

（4）无菌巾一旦放下，不要移动，必须移动时，只能由内向外，不得由外向内。

（5）严格遵循铺巾顺序。方法视手术切口而定，原则上第一层无菌巾是从相对干净到较干净，先远侧后近侧的方向进行遮盖。如腹部无菌巾的顺序为：先下后上，先对侧后同侧。

（三）常见手术铺巾

1. 腹部手术

（1）洗手护士递 1、2、3 块治疗巾，折边对向铺巾者，依次铺盖切口的下方、对方、上方。

（2）第 4 块治疗巾，折边对向自己，铺盖切口的同侧，用 4 把布巾钳固定。见图 1-15。

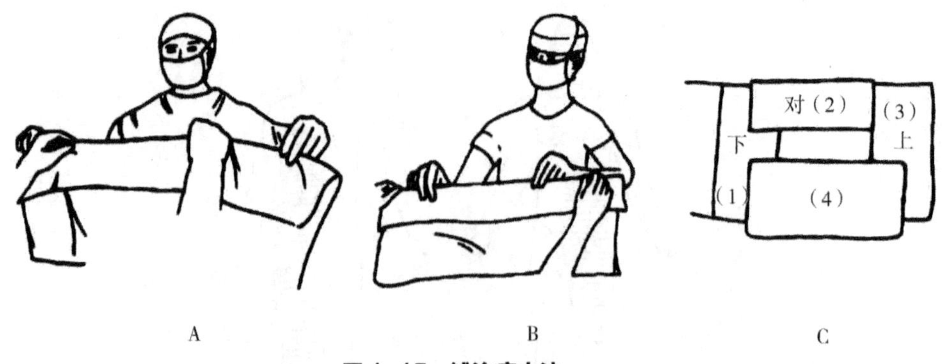

图 1–15 铺治疗巾法

A. 第 1、2、3 块治疗巾传递法 B. 第 4 块治疗巾传递法 C. 4 块治疗巾顺序

（3）铺中单 2 块，于切口处向上外翻遮盖上身及头架，向下外翻遮盖下身及托盘，保护双手不被污染。

（4）铺孔被 1 块，遮盖全身、头架及托盘。见图 1–16。

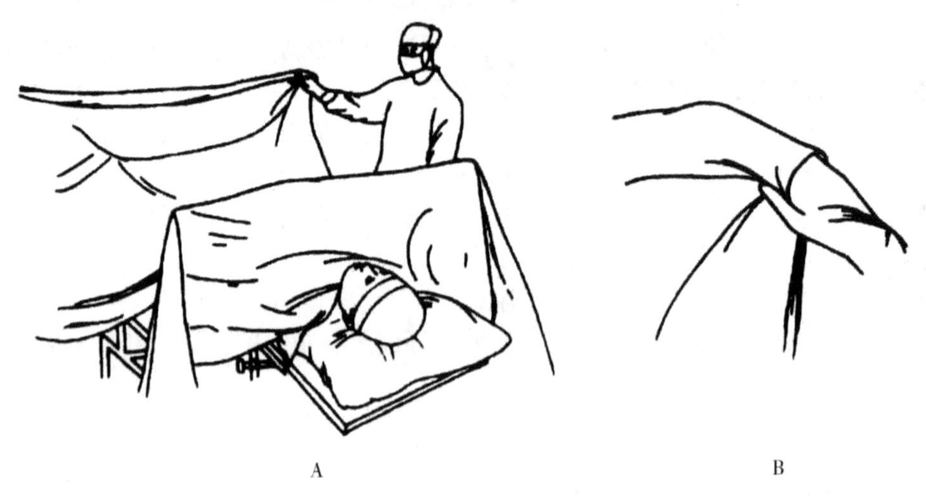

图 1–16 铺大单法

A. 铺大单 B. 铺大单手部动作

（5）对折中单 1 块铺于托盘面上。

（6）若肝、脾、胰、髂窝、肾移植等手术时，先在术侧身体下方铺对折中单 1 块。

2. 胸部（侧卧位）、脊椎（胸段以下）、腰部手术

（1）对折中单 2 块，分别铺盖切口两侧身体的下方。见图 1–17。

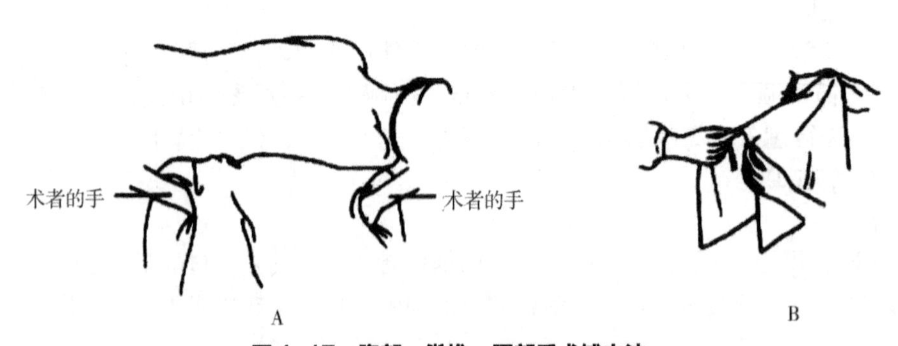

图 1–17 胸部、脊椎、腰部手术铺巾法

A. 铺身体两侧下方中单（侧卧位） B. 中单传递法

（2）切口铺巾同腹部手术。

（3）若为颈椎后路手术，手术铺巾同“头部手术”。

3. 头部手术

（1）对折中单 1 块铺于头、颈下方，巡回护士协助抬头。

（2）治疗巾 4 块铺盖切口周围，在切口部位覆盖皮肤保护膜。

（3）折合中单 1 块，1/3 搭于胸前托盘架上，巡回护士放上托盘压住中单，将剩余 2/3 布单外翻盖住托盘。

（4）铺中单两块，铺盖头部、胸前托盘及上身，2 把布巾钳固定连接处中单。

（5）铺孔被，显露术野。

（6）对折治疗巾 1 块，组织钳 2 把固定在托盘下方与切口之间布单上，形成器械袋。见图 1-18。

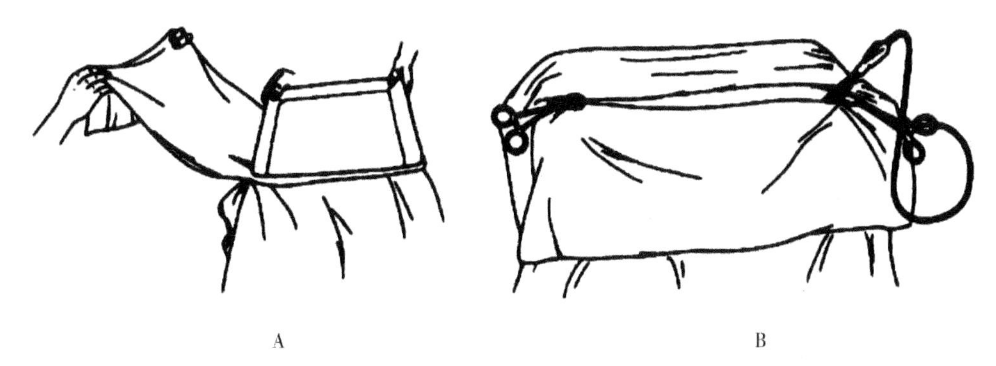

图 1-18　头部手术铺巾法

A. 铺盖托盘　B. 器械袋

4. 眼部手术

（1）双层治疗巾铺于头下，巡回护士协助患者抬头。

（2）将面上一侧治疗巾包裹头部及健眼，1 把布巾钳固定。

（3）铺眼孔巾，铺盖头部及胸部。见图 1-19。

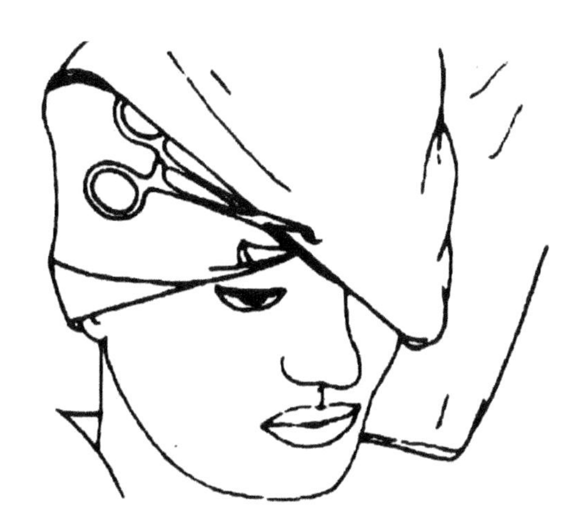

图 1-19　眼部手术铺巾法

5. 乳腺癌根治手术

（1）对折中单 1 块，铺于胸壁下方及肩下。

（2）如患侧手悬吊，同“腹部铺单法”。

（3）如患侧手外展，于铺治疗巾的同时由助手将患侧手抬起，铺中单后在患侧手托上放一治疗巾将患肢包裹，铺孔被，将患肢从孔被牵出，用无菌绷带将患肢固定。见图 1-20。

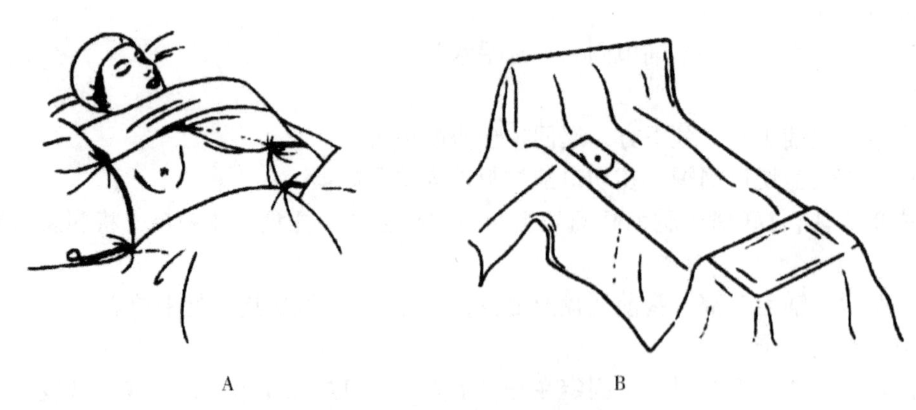

图 1-20　乳腺癌根治手术铺巾法

A. 5 把布巾钳固定　B. 固定头侧中单

6. 经腹会阴直肠癌根治手术

（1）中单治疗巾各 1 块铺于臀下，巡回护士协助抬高患者臀部。

（2）3 折无菌巾 1 块，横铺于腹部切口下方，无菌巾 3 块分别铺于切口对侧、上方、近侧。4 把布巾钳固定。

（3）双腿分别套上腿套，从脚到腹股沟套托盘套。

（4）铺中单 3 块，1 块遮盖上身及头架，2 块铺于两腿上方，将托盘置于腿上方。

（5）铺孔被，将治疗巾对折铺于托盘上。见图 1-21。

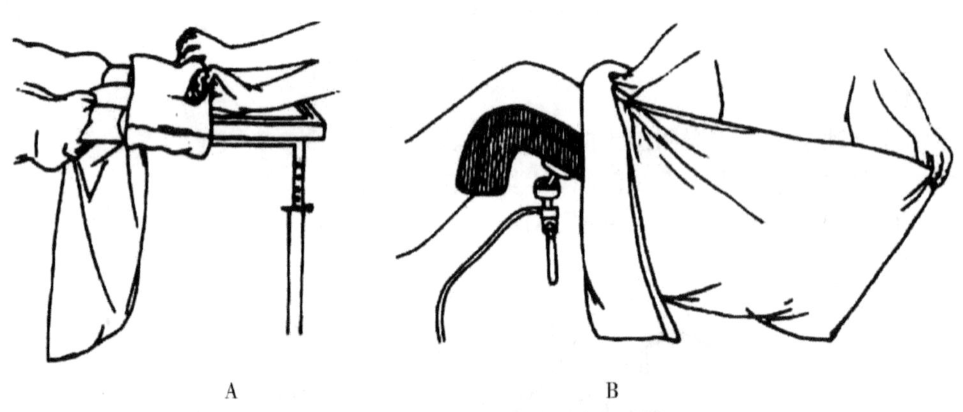

图 1-21　经腹会阴直肠癌根治手术铺巾法

A. 铺托盘套　B. 铺腿套

7. 四肢手术

（1）上肢：对折中单（一次性中单、布单各 1 块）2 块铺于木桌上；对折无菌巾 1 块围绕上臂根部及止血带，1 把布巾钳固定，同法再包绕第 2 块无菌巾；无菌巾 2 块上、下各一，2 把布巾钳固定；折合治疗巾包裹术侧末端，于铺完孔被后无菌绷带固定；中单 1 块铺盖上身及头架，中单 1 块铺盖下身；铺孔被，术侧肢体从孔中穿出。

（2）下肢：中单（一次性）2 块、布中单 1 块依次铺于术侧肢体下方；对折治疗巾 1 块，由下至上围绕大腿根部及止血带，同法再包绕第 2 块治疗巾，1 把布巾钳固定；无菌巾 2 块在肢体上、下各铺 1 块，2 把布巾钳固定；折合治疗巾包裹术侧末端，无菌绷带固定；中单 1 块铺盖上身及头架；铺孔巾 1 块，术侧肢体从孔中穿出。见图 1-22。

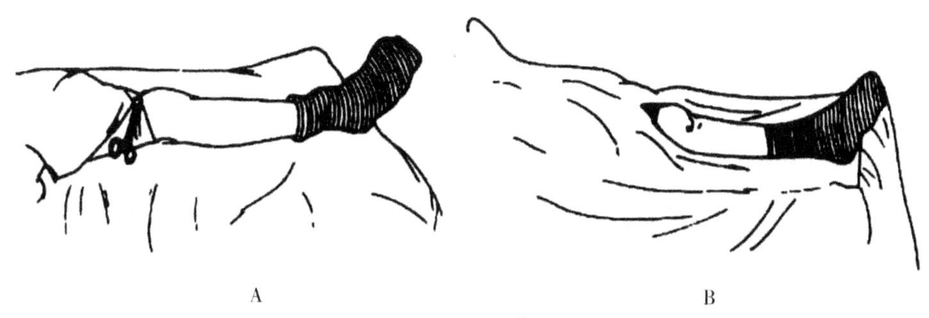

图 1-22　四肢手术铺巾（以下肢为例）法

A. 固定折合治疗巾　B. 铺孔巾

8. 髋关节手术

（1）对折中单 1 块，铺于术侧髋部侧下方。

（2）中单（一次性）2 块、布中单 1 块依次铺于术侧肢体下方。

（3）治疗巾 3 块，第 1 块折边向术者由患者大腿根部向上围绕，第 2 块折边向助手铺于切口对侧，第 3 块折边向术者铺于同侧，3 把布巾钳固定。

（4）铺中单，包裹术侧肢体末端；铺孔巾，同“下肢手术”。见图 1-23。

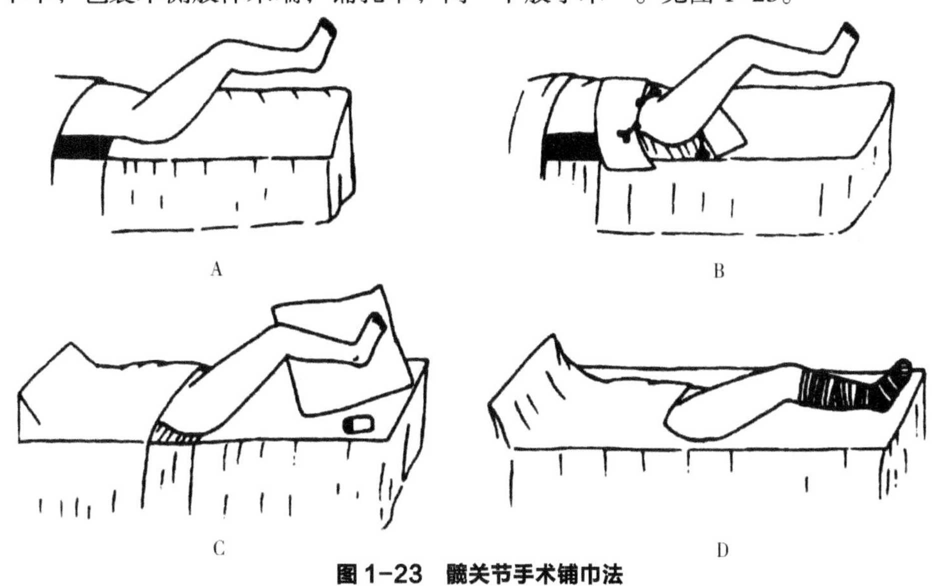

图 1-23　髋关节手术铺巾法

A. 铺台布　B. 固定治疗巾　C. 包裹术侧肢体末端　D. 铺孔巾

9. 脊柱手术

（1）同腹部手术依次铺好 4 块治疗巾，2 块布中单。

（2）于切口上方加盖一次性中单 1 块，于托盘外侧加铺一次性中单 1 块，2 把直钳固定，铺孔被。

五、术中的无菌要求

（1）保持无菌区域不被污染：手术台面以下视为有菌，手术人员的手、器械物品不可放到该平面以下；否则，视为被污染。

（2）由洗手护士打开无菌包内层，无洗手护士的手术，由巡回护士用无菌持物钳打开，手术医生铺毕第 1 层巾后，必须重新消毒双手 1 次。

（3）器械应从手术人员的胸前传递，必要时可从术者手臂下传递，但不得低于手术台边缘，手术者不可随意伸臂横过手术区域取器械。

（4）手术人员的手不要接触切口周围的皮肤：切皮后应更换刀片和盐水垫，铺皮肤保护巾，处理空腔脏器残端时，应用盐水垫保护周围组织，已污染的器械和敷料必须放于弯盘中，不能放回无菌区。

（5）术中因故暂停如进行X线摄片时，应用无菌单将切口及手术区域遮盖，防止污染。

（6）无菌物品一经取出，虽未使用，但不能放回无菌容器内，必须重新灭菌后再使用，无菌包打开后未被污染，超过24 h不可使用。一次性物品应由巡回护士打开外包装后，洗手护士用镊子夹取，不宜直接在无菌桌面上撕开。

（7）手术人员更换位置时，如两人邻近，先由一人双手放于胸前，与交换者采用背靠背形式交换；如非邻近，则由双方先面向手术台退后，然后交换。

（8）术中尽量减少开关门次数：限制参观人员，参观人员距离手术者30 cm以上。

（9）口罩潮湿及时更换，手术人员咳嗽、打喷嚏时，应将头转离无菌区。及时擦拭手术人员的汗液。

（10）无菌持物钳主张干燥保存，每台一换，若历时长，每4 h更换。

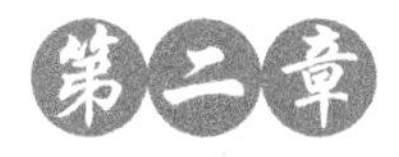

第二章 手术室全期护理

手术是临床外科系统治疗疾病的一种重要手段，手术室围手术期护理工作包括从病人决定手术入院、接受手术以及麻醉苏醒后直至病人出院的全过程。手术室的护理工作不仅仅局限在手术室内，它延伸到手术前后的护理。在此期间，护士不仅为病人提供直接的护理，同时还需与病人及其家属保持良好的沟通，以便获得病人和家属的理解与支持，为病人身体健康的恢复创造良好的环境，因此围手术期护理在整个外科工作中占有十分重要的地位。

第一节　护理程序

手术对病人而言均是一种独特经历及感受，围手术期护理根据手术前期、中期、后期的护理过程，以提供接受手术的病人及其家属身体上、心理上、精神上及社会的个性化需求，完整性、高品质的护理。围手术期护理是一个有系统、连续性步骤的计划过程，在成本效益控制及不影响护理质量的情况下，通过护理程序来执行病人的健康照顾。护理程序是一种有系统、有依据的计划和提供护理的方法。它的目标是通过系统检查评估病人健康状况，确认病人需要、决定采取适当措施，达到满足病人健康需要，维护和促进健康的目的。

护理程序是一个循环的过程（图 2-1），包括以下五个步骤：

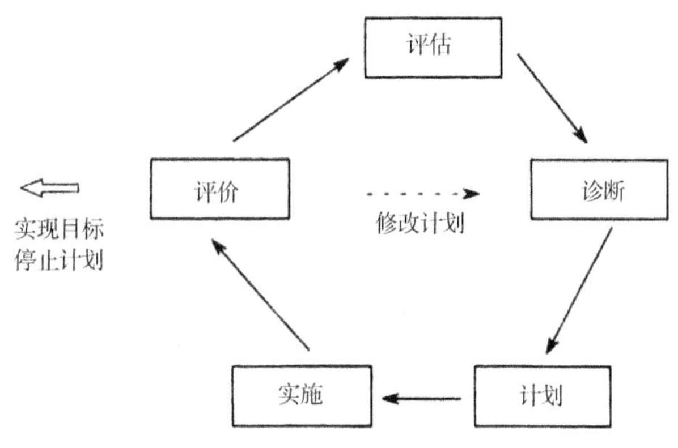

图 2-1　护理程序循环关系

（一）评估

评估是护理程序中解决病人问题的第一步，为了确认病人的健康需要，收集病人的健康有关信息十分必要。用系统综合的方法收集、确认和交流资料的行为就是评估。围手术期护士通过与病人和家属的交谈，以及从病历资料收集与病人健康有关的病史、实验室检查，其目的在于评估病人的需要。

（二）诊断

诊断是一个信息分析和综合的过程。护理诊断是针对个体、家庭、社区对实际存在和潜在健康问题反应的临床判断过程。护理诊断以评估阶段收集的资料为基础，为选择护理措施，达到预期结果提供了依据。多数护理团体都认可由北美护理诊断协会（North American Nursing Diagnosis Association，NANDA）所制定的护理诊断。其每个诊断都包含了诊断意义、定义性特征与相关／危险因素。

（三）计划

计划是对未来工作做出的具体安排。护理计划描述了为恢复病人健康为目的的护理措施和安排。计划必须记录下来，它包括以下步骤：确认健康问题的急缓；建立目标和结果标准；安排具体操作措施和进程。围手术期计划具体落实为由何人、何时、何地进行何种护理。

（四）实施

实施就是将计划或步骤付诸实践的过程。根据护理计划来实施个性化、系列性、连续性的护理活动。实施一方面执行计划中的各项措施，另一方面，护士还需要对病人健康状况的变化做出及时的行为反应，这些行为在计划中可能没有，属于突发或应急行为。

（五）评价

评价是判断和检查，它是一个有计划、动态发展的过程。根据护理效果来衡量护理措施的是否有效，必要时给予修正。评价在整个护理过程是一直持续的，评价包括以下步骤：确立评价的标准和指标，设计评价问题，收集护理实施资料，分析资料并将其与标准相对比，总结并下结论，在评价结论的基础上采取适当行为。

第二节　术前访视

手术能治愈疾病，但也能产生并发症、后遗症等不良后果。希望手术获得成功，既需要满意的麻醉与优良的手术操作，也要有完善的围手术期处理，才能确保手术的成功。否则，很可能出现手术成功而治疗失败的结局。不同的手术以及同种手术不同的病人，围手术期的处理不尽相同，因此，严格地讲，各种手术、各个病人，都各有其围手术期处理的具体内容。

一、术前病人的评估

手术病人非常需要有一位了解、参与手术全过程，熟悉并信任的护士守候在身旁，并获得关心和照顾。因此，巡回护士术前访视手术病人十分重要。手术前一天，手术室护士到病房访视病人，阅读病历，通过与病人和家属的沟通交流和对病人的观察，了解病人的一般情况、精神情感、感觉状况、运动神经状况、排泄情况、呼吸、循环、体温、皮肤、水电解质平衡状况等。

（一）病人身体的准备

1. 皮肤准备

择期手术前，如果存在伤口部位以外的感染，应尽可能待此感染治愈后再行择期手术。手术前一天晚上，要求病人沐浴或浸浴，并更换病人衣裤。若手术区在腹部，应使用酒精清洁脐部。如皮肤上有油脂或胶布残迹，可使用松节油或乙醚拭去。术前不要去除毛发，除非毛发在切口上或周围干扰手术。手术切口在会阴部、腋部，其毛发不宜在术前剃除，应在手术当天去除，毛发的剃除最好用电动发剪。

2. 其他术前准备

尽可能缩短术前住院时间，但须允许对病人进行足够的术前准备，指导病人在择期手术前至少 30 d 前戒烟。择期结肠直肠手术，术前两天用泻药和灌肠剂进行机械性肠道准备。在手术前每天分次口服非吸收性口服抗生素。充分控制所有糖尿病病人的血糖水平，尤其避免术前高糖血症。择期手术病人应尽可能通过一周以上的肠外或肠内营养支持纠正营养不良。

（二）病人及家属心理方面的准备

任何手术对病人来讲都是较强的一种紧张刺激，病人意识到了这种紧张刺激，就会通过交感神经系统的作用，使肾上腺素和去甲肾上腺素的分泌增加，引起血压升高、心率加快，有的病人临上手术台时还可出现四肢发凉、发抖、意识狭窄，对手术环境和器械等异常敏感，甚至出现病理心理活动。术前指导和心理护理的目的是减轻病人对手术的焦虑情绪，使病人在身心俱佳的状态下接受手术。

1. 建立良好的护患关系

缓解病人及其亲属焦虑的最好办法是建立良好的医患关系，使病人在正视自己疾病的基础上树立起战胜疾病的信心。护理人员应该尊重病人，理解病人，表现出对病人患病的同情和关心。通过亲切和蔼的态度、有礼貌的言谈和举止等情感表达，让病人及其亲属充分感受到自己被尊重，从而对医护人员产生信任感。护士在护理实践中，要注意运用规范的语言、标准的肢体语言、恰当的装束举止主动与病人沟通，而且要善于沟通。护理人员的一举一动，甚至一个细微的表情，都应注意沟通的技巧和艺术。在护患关系中"言语沟通是信息交流的重要形式"。应学会根据不同对象通过言语来有效表达自己的护理理念，使病人不仅能听懂，更要达到使其心悦诚服地配合并接受护理要求的目的。要善于使用美好语言，在语言沟通过程中配合相应围手术期的整体护理。

2. 了解病情和手术治疗计划

在已知和未知之间，未知更能使人产生焦虑和担忧。同样对病人来说，无论患了什么病最易引起焦虑的还是对病情的不了解和猜疑。因此，医护人员应该有计划地向病人做好解释工作，应向病人及其亲属交代手术前后的注意事项，手术前如何消除紧张情绪，手术后如何促进功能恢复等，使病人了解什么是正常情况，什么是异常情况，在心理上有充分的准备。对一些不便对病人交代的病情及手术的危险性，应该详细地向病人亲属或病人单位领导说明，取得其亲属和单位的理解，使之对术中、术后可能遇到的困难，可能发生的并发症等，事先有充分的认识。一般来说，除急诊抢救手术外，其他手术均应在病人及其亲属同意的情况下才能进行。如果病人及其亲属对手术有顾虑。不愿手术，则应进一步耐心、详细解释手术的必要性和非手术的危险性，切不可勉强手术。谈话应注意适度，并鼓励病人提出问题，不但要了解病人有无焦虑，而且，要了解焦虑的具体内容，有的放矢地进行解释和安慰。对焦虑比较明显的病人，术前几天应给予适当的镇静药，以保证术前有足够的睡眠。对病情很重、感情脆弱、既往有抑郁心理的病人，交代病情需要慎重，尽量避免直率，同时应加强关心和劝慰工作。访视过程中，对病人提出的一些特殊问题，如癌肿能否根治、是否会复发、这次手术保证成功吗等等，应尽量注意保持与手术医师说法一致，避免详尽解释手术过程或步骤，做好保护性医疗措施，必要时请主管医师解释。

几乎所有的病人和亲属在手术前，尤其是大手术前都会出现明显的心理变化。护理人员术前全面了解、正确引导及时纠正这些异常的心理变化，有助于缓解病人及其亲属因疾病、手术引起的焦虑不安和担心恐惧，增强病人战胜疾病的信心，使之能更好地配合检查和治疗，也有助于减少各种手术后心理并发症，以及因术前心理准备不充分或不妥当而引起的各种不必要的医疗纠纷。因此，妥善的围手术期心理准备和心理治疗已成为外科治疗的一个重要环节。

二、术前宣教

1. 术前健康教育

健康教育是通过信息传播和行为干预，帮助病人掌握相关手术知识，树立治疗疾病的信心，自愿采纳有利于健康的行为和生活方式的教育活动与过程。术前健康教育的内容包括：向病人介绍手术配合护士及手术室的环境设备；介绍进入手术室的时间、麻醉配合注意事项、手术开始的大约时间；讲解镇痛与麻醉、与术后肠蠕动恢复的相互关系；向病人介绍入手术室前要求（如术前禁食、禁水时间、去掉首饰、假牙；勿将现金、手表等贵重物品带入手术室；着医院配备的病员衣裤）；介绍手术及麻醉的体位及术中束缚要求；术中输液的部位；讲解术中留置各种引流管道，如引流管、胃管、尿管、气管插管等对康复的影响；训练胸、腹式呼吸、咳嗽、翻身，以及卧床大小便等；指导病人术中出现特殊情况的自我护理（如恶心、呕吐时做深呼吸等）；必要时，可介绍患相似疾病而治疗获得成功者与之相识，用榜样的力量鼓励病人树立战胜疾病的信心。

2. 宣教方法

宣传方式多种多样，可以以办学习班的形式，采用录像资料、幻灯等易懂明了的方式为病人及家属进行讲授；或针对手术前、术中、术后等各种问题编写成内容清楚、系统的图文并茂的宣传小册子发给宣教对象；或在病房走廊两侧设置卫生宣传墙、科普宣传栏进行手术前、术中、术后等各种各类手术的知识讲座。

第三节　手术护理

手术病人进入手术室期间，手术室护士应热情接待病人，按手术安排表仔细核实病人，确保病人的手术部位准确无误。在手术间的空调环境中，应注意手术病人的保温护理，防止病人在手术过程受凉感冒，影响术后康复。在手术中的输液、输血是手术室常用的治疗手段，掌握有关输液、输血的理论知识和操作技能，是配合手术的保证。围手术期病人的途中转运、手术台上的安全保护等均是手术室护士应重视的方面。

一、病人的接送

手术当日手术室负责接送的人员，应将手术病人由病区接到手术室接受手术。为防止错误手术病人以及防止病人的照片、药物、物品遗失，手术病人的交接应使用《手术病人接送卡》（表 2–1），在手术病人按程序离开或返回病房、进入手术室等候区、进入手术间、手术前等不同时间、地点有交接工作时，交接双方的工作人员均应按照《手术病人接送卡》的内容，共同核对病人姓名、病区、性别、手术部位、手术名称、病历和住院号及病人所带物品等。

表 2–1　手术病人接送卡

姓名：	性别：	手术日期：	病区：	床号：
手术部位：		手术名称：	住院号：	
项目	带来手术室物品		带回病房物品	
	无	有	无	有
照片				
药物				
活动假牙				
其他物品				
病房护士签名：			手术室护士签名：	
接送人员签名：			手术房间	
运输工具： □车床 □轮椅 □走路或抱送	备注：		备注：	

二、病人的核对

（一）病人识别方法

对手术病人的核对是落实正确识别病人，保证病人安全，尊重生命的重要手段。所有相关人员都应该通过合适的流程以及扮演积极地角色来保证外科手术的病人手术治疗的正常进行。其方法为：

1. 核查腕带标记

所有的手术病人必须配有身份识别的腕带标记，并在送入手术室前确认是系在手腕上。病人腕带上应提供病人的个人资料包括：姓名、身份证号、住院号、病区、电话号码、住址等，如果由于某种原因要摘除该腕带标记，则负责摘除的人员必须保证采用其他替代方式，以确保病人仍能被识别。

2. 以主动沟通方式确认病人

医护人员首先自我介绍，主动告知病人自己的身份和称呼，与病人建立良好的护患关系。如“您好，我是您的手术护士，叫某某”。并以询问病人的方式，核对病人的资料如“您好，请问您贵姓？”由病人主动告之姓名。对意识清楚的病人，可由病人自行叙述其姓名，手术室护士根据其叙述的情况与腕带标记资料判断是否符合。

3. 通过家属或陪伴者确认病人

对虚弱／重病／智力不足／意识不清的病人，可由家属／陪伴者叙述其姓名，护士确认其叙述情况与腕带标记资料是否符合，以便确认病人的正确性。确认病人个人资料包括：姓名、身份证号、住院号、电话号码、住址等，以上内容具备两种即可。

4. 护理指导

（1）告知病人或家属佩戴的腕带标记请勿任意移除，以利于病人身份的识别。

（2）告知病人或家属如因接受医疗和护理操作时病人必须暂时取下腕带标记，应在操作后及时带上。

（3）告知病人或家属在接受医疗护理操作前，医护人员称呼全名及称谓正确时，务必回答。

（4）告知病人或家属凡医护人员对病人未确认身份或确认不正确时，务必及时予以澄清。

5. 病人识别的“三确”“六核”规则

规则中“三确”即正确的病人、正确的手术部位、正确的手术方式。“三确”规则的执行应从接病人开始，接病人时应查对病人的姓名、性别、床号、住院号、诊断、手术名称、手术部位（上、下、左、右）、手术区域及备皮情况等，直到确实正确地识别病人后，方可将病人移置推车上。病人进入手术室后，巡回护士应再次确认病人。手术部位的标记应在手术前，由主刀医生与病人共同确认后，在手术部位明确标记。“六核”规则的执行时间分别是在病人入院登记时；病人到病房报到后佩带上腕带，护士正确书写病人资料于床头卡上时；手术室接手术病人时；手术病人至手术室等候区时；手术间负责巡回的护士接病人入手术间时；手术即将开始时。六核涉及病人在接受手术前操作的种种环节，手术室护士应重点核查落实在接手术病人开始到病人进入手术间这段时间的四次核查。下面的病人核查流程图（图 2-2）反映核查病人时的过程。

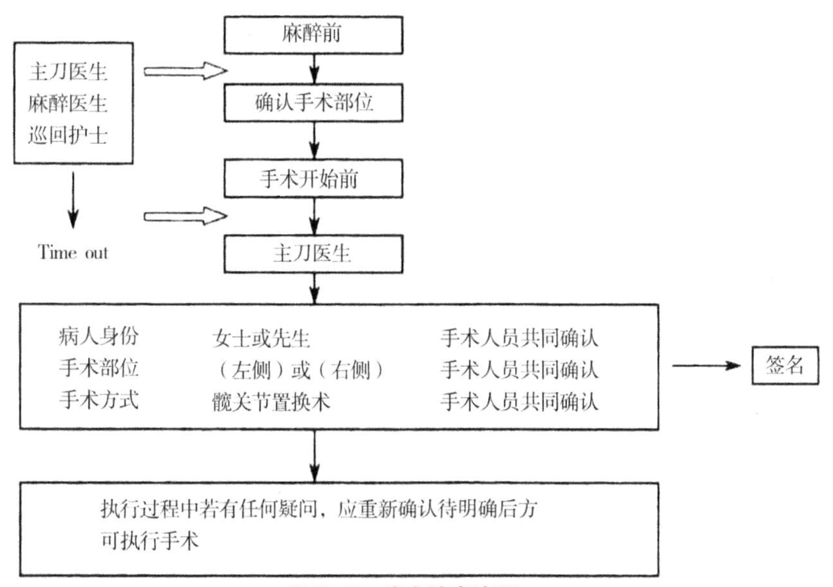

图 2-2 病人核查流程

“Time out”本意是指对不听话的孩子进行行为规范的一种方法。目前在美国医院借用该词作为减少手术和其他手续过程中的错误的一种新的策略，“Time out”可以发生在手术室，也可以是放射室，表示在进行一个大的步骤前暂作停顿的时间，以便再次核查病人姓名、手术名称和正确的手术部位、手术方式，由巡回护士在手术记录单上记录病人的正确信息，并由所有确认人员签名。“Time out”最明确的目的是减少医疗事故，同时给所有参与的医护人员一个表达自己意见的机会，以增强团队协作意识。

（二）病人识别的形式

1. 识别单

外科手术病人识别单（图 2-3）。

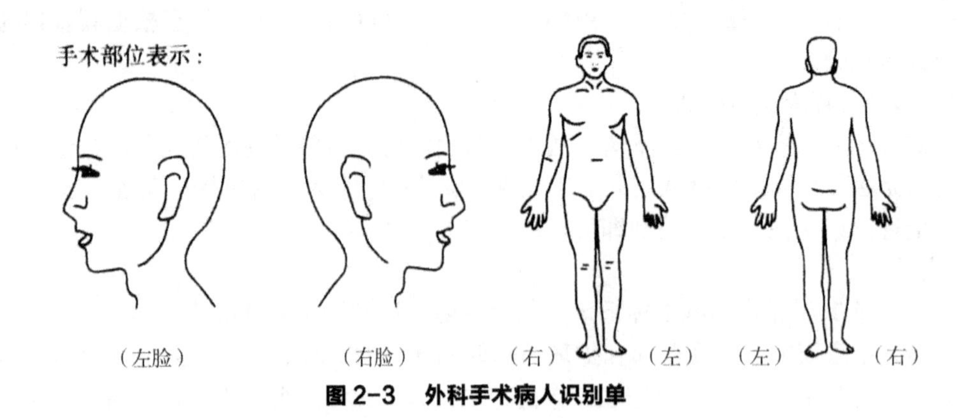

图 2-3　外科手术病人识别单

2. 腕带

病人腕带标记（图 2-4）。

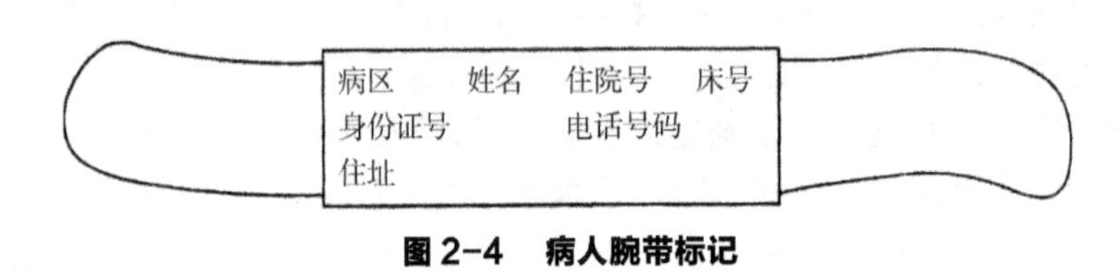

图 2-4　病人腕带标记

三、病人的保温护理

病人在手术过程中易发生低体温这一现象容易被医务人员所忽视，有研究显示大约 50% 的手术病人中心体温低于 36℃，33.3% 病人中心体温 <35℃，而人体体温调节系统通常将中心体温调节恒定在 37℃。全麻手术超过 3 h、一般手术超过 2 h，容易出现术中低体温。术中低体温对病人造成的危害是十分严重的，针对造成术中低体温的原因进行有效预防是围手术期护理的一个重要内容。

（一）手术病人术中低体温的危害

1. 增加伤口感染率

轻度的体温降低也可直接损害机体免疫功能，尤其是抑制中性粒细胞的氧化杀伤作用，并减少多核白细胞向感染部位的移动。此外，低温可减少皮肤血流和氧供，并抑制组织对氧的摄取。研究发现，围手术期低温还与蛋白质消耗和骨胶质合成减少有相关性。以上因素的共同作用导致围术期低温病人伤口感染率增加。有报道表明，择期结肠切除手术中出现低温的病人伤口感染率可以增加两倍，并且住院时间延长约 20%。

2. 影响凝血功能

体温降低可使循环血流速度减慢，血中血小板数减少，降低血小板功能，降低凝血因子的活性，血细胞聚集度升高，并且具有激活血纤维蛋白溶解系统作用。出血时间与皮肤温度成反比，严重低温可导致弥散性血管内凝血发生。

3. 影响机体代谢

体温每升高 10℃，机体代谢率增加一倍，每下降 10℃，代谢率下降一半。适度体温降低可以降低细胞氧耗，提高机体对低氧的耐受能力，因而对机体有保护作用。心脏手术时将中心体温降到 28℃，以保护心肌和中枢神经系统，在主动脉弓手术时常需将中心温度降至 20℃以下，目的是为保护大脑。另一方面，低温又导致静脉淤滞和局部组织氧供减少，进一步引起深静脉血栓形成；低温使药物在肝脏的代谢速度减慢，吗啡的作用可延长 20 倍。

4. 增加心血管并发症

低温下肺血管对低氧的反应性降低，通气 / 血流比（V/Q）比例失调而导致低氧加重。研究发现术中低温的病人术后心肌缺血的发生率是术中体温正常者的 3 倍。同时，研究表明，低温可引起低钾，而且一定范围内体温的降低与血清钾的降低成正比。低钾是导致室速、室颤等心律失常的重要原因，严重时还可能引起心衰。低温还可降低心肌对儿茶酚胺的反应性。其次，低温引起的寒战也显著增加了围手术期氧耗和二氧化碳的生成，寒冷引起心脏传导阻滞的加剧和心肌收缩力的降低会因吸入麻醉剂而加重。麻醉恢复期间，寒战病人为产生更多的热量会增加氧耗，身体的反应为心输血量增加、心动过速、高血压和心肌局部缺血。当中心温度低于正常的37℃时，室速和心脏异常的发生率将增加2倍。

5. 延缓术后恢复

体温降低使多种药物的代谢速度减慢，使麻醉苏醒延迟；寒战、不适感增加40%；肾上腺功能显著增强；使中枢神经系统变迟钝，影响机体识别和运动功能；增加组织吸收；减少机体的代谢及麻醉药物的排泄，从而延长了麻醉药物的作用时间。包括肌松剂异丙酚（propofol），如体温下降2℃，可使维库溴铵（vecuronium bromide）的作用时间增加1倍多。而药物代谢的减慢显著延长了麻醉恢复时间和术后恢复室的停留时间。

6. 低体温可延长住院时间

低温会通过各种因素，导致病人在ICU和病房的住院时间延长。上述几种因素导致的后续治疗受影响，直接造成术后恢复时间延长。其原因是低温使中枢神经系统变迟钝，影响了机体识别和运动功能；增加了组织吸收、减少了机体的代谢及排泄麻醉药物，从而延长了麻醉药物的作用时间。其他研究表明，低温病人死亡率高于体温正常病人，尤其是严重创伤病人。近来的研究表明，体温下降2 ~ 3℃可明显增加创伤病人死亡的可能性。中心温度降至32℃的病人死亡的危险性很高。

（二）术中低体温发生的原因

导致病人术中低体温的原因包括以下方面。

1. 手术室低温环境

手术室环境的温度通常控制在22 ~ 24℃。有研究显示室温 >32℃时体温 >38℃，室温 <21℃则体温 <36℃；小儿更为明显，保持适当的室内温度有助于维持病人体温。但由于外科医师要求较低的室温以求舒适，而造成室温过低，使病人体温下降。

2. 麻醉剂的应用

麻醉剂有扩张血管、抑制体温调节的作用，从而导致体温下降。围手术期使用的所有麻醉剂均影响体温调节。另外，麻醉时采用机械通气吸入干冷气体等，也会引起体温下降。

3. 皮肤保暖作用的散失

皮肤具有调节体温的功能，完整的皮肤具有天然的屏障作用。皮肤是体内热量散失的主要部位，手术过程中皮肤消毒时，裸露皮肤面积较大、碘酒酒精涂擦病人皮肤上的挥发作用、使用低温或未加温液体冲洗体腔或手术切口、大手术体腔（如胸腹腔）长时间开放暴露等因素，引起外周血管收缩反应、热量丢失，体核温度可下降至33 ~ 35℃。这是手术导致体内热量散失的重要原因。

4. 输液和输血

手术过程中病人由静脉输入大量与手术间等温的液体和血液，则对病人机体中体液造成“冷稀释”作用，从而导致病人体温下降。

（三）预防术中低体温的综合保温措施

体温是人体主要生命体征之一，正常体温的维持对于维持人体各项功能至关重要。在围手术期为预防低体温的发生常采用主动保温措施，应用的方法包括：

1. 监测体温

在手术过程中注意监测体温，维持体温在36℃以上。

2. 调节室温

随时注意调节室温，维持室温在22 ~ 24℃，不能过低。

3. 保暖

可采用暖水袋、电热毯、压力气体加温盖被等对手术床、推床加温，或盖被覆盖、穿脚套等措施对病人保暖，确保病人围手术期温暖、舒适。其中压力气体加温盖被是目前较新的一种方法，它具有使用方便、安全、有效等特点可对体温下降的危害起到预防作用。

4. 输注液加温

使用恒温加热器、温箱或血液制品加温器等加温设备，对输入体内的液体和血液制品加温至37℃，可以预防低体温的发生，并防止体温下降。液体加温输入的方法可以使用压力气体加温器、保湿加温过滤器等。已存在休克和低温的手术病人，可采用加温器加压快速输注37℃的液体以尽快恢复有效循环血容量，避免因低血容量休克而死亡。研究表明液体或血液制品加温至36 ~ 37℃是安全、舒适的，且对药液成分无影响。但注意部分药物如青霉素、维生素、羧甲淀粉等不能加温。

5. 冲洗液加温

在进行术中体腔冲洗时，应注意使用温箱将冲洗液加温至37℃左右，可避免体内过多热量散失，防止术中体温下降。

四、术中输血输液

手术中的输液、输血是保持充足的血容量，保持水、电解质在体内相对稳定（包括水在细胞内外的容量、各种电解质的浓度、总渗透压及酸碱度）。输血和输液是临床常用的治疗手段，是护士的一项基础的护理操作技术。

（一）输液

1. 静脉输液原理

静脉输液是利用液体静压原理与大气压的作用使液体下滴。同时当液体瓶具有一定高度，针尖部的压强大于静脉压时，液体即输入人体的静脉内。因此，无菌药液自输液瓶经输液管通过针尖输入到静脉内应具备的条件是：

（1）液体瓶必须有一定的高度（具有一定的水柱压）。

（2）液体上方必须与大气压相通（除液体软包装袋外），使液体受大气压的作用，当大气压大于静脉压时，液体向压力低的方向流动。

（3）输液管道通畅，不得折叠、扭曲、受压，针头不得堵塞，保证针头在静脉内。

2. 常用液体的种类及作用

（1）晶体溶液：晶体溶液分子小，在血管内存留时间短，对维持细胞内外水分的相对平衡起着重要的作用，有纠正体内电解质失调的显著效果。手术室常用的晶体液体有：①生理盐水（0.9%氯化钠）：常用复方氯化钠补充电解质；②5% ~ 10%葡萄糖溶液：提供水分和热量；③5%碳酸氢钠和11.2%乳酸钠：可以调节酸碱平衡；④20%甘露醇：有脱水利尿的作用。

（2）胶体溶液：胶体溶液分子量大，在血管中存留时间长，对维持血浆胶体渗透压，增加血容量及提高血压有显著效果。手术室常见的胶体有：①低分子右旋糖酐：平均分子量2万 ~ 3万，可改善微循环和组织灌注量，同时还能覆盖红细胞、血小板及血管内膜，增加静脉回心血量和心输血量，降低血液黏滞度；②中分子右旋糖酐：平均分子量7万 ~ 8万，输入体内后能提高血浆胶体渗透压和扩充血容量；③佳乐施（含4%琥珀酰明胶的羧甲淀粉）：输入人体能增加血浆容量，使静脉回流量、心输血量、动脉血压和外周灌注增加，其产生的渗透性利尿作用有助于维持休克病人的肾功能；④白蛋白：为正常人血清，可补充蛋白质。

3. 输液点滴速度与输液时间计算方法

（1）已知每分钟滴数，计算输完总液量所需用的时间：

输液时间（分）= 液体总量（mL）×15/每分钟滴数

（2）已知总量与计划需用的时间，计算每分钟调节的滴数：

每分钟滴数（滴）= 液体总量（mL）×15/输液时间（分）

4. 输液过程中的观察

（1）应严格无菌技术操作，严格“三查七对”制度，避免给病人造成不应有的伤害。

（2）输液过程中，注意观察液体滴注是否通畅，各连接部位是否有渗漏现象，输液管道是否有扭曲、折叠、受压。

（3）检查进针部位有无渗漏，有无皮下肿胀。

（4）输液过程中，注意观察病人全身反应，有无发热、寒战的症状出现。

5. 常见的输液反应及防治

（1）发热反应：表现为发冷、寒战、发热，轻者发热常在38℃左右，于停止输液数小时内体温可恢复正常。严重者初起寒战，继之高热可达41℃，并伴有头痛、恶心、呕吐等症状。

防治措施：①溶液和输液器必须做好去热源的处理；②严重反应者应立即停止输液，对输液管路和溶液进行检测；③对发热者给予物理降温，观察生命体征，必要时按医嘱给予抗过敏药物或激素治疗；④反应轻者可更换溶液和输液管路后，减慢输液速度继续输液。

（2）急性肺水肿：由于输液速度过快，短时间内输入过多液体，使循环血容量急剧增加，心脏负担过重造成，表现为胸闷、气促、咳嗽、咳粉红色泡沫痰，严重时稀释的痰液可由口、鼻涌出，听诊肺部出现大量湿性啰音。

防治措施：①输液的速度不宜过快，尤其是老年、儿童和心脏病病人；②出现症状，立即停止输液，协助麻醉医生进行紧急处理，按医嘱给予强心利尿的药物；③给病人高浓度吸氧，最好使用经过50%左右的乙醇湿化后的氧气；④在病情允许的情况下进行端坐，必要时，进行四肢轮扎，减少静脉回心血量。

（3）静脉炎：在输注浓度较高，刺激性较强的药液或静脉内放置刺激性大的塑料管时间太长时，而引起的化学性或机械性的局部炎症；也可因在输液过程中，无菌操作不严格而引起局部静脉的感染。表现为沿静脉走向出现条索状红线，局部组织发红、肿胀、灼热、疼痛，有时伴以畏寒、发热等全身症状。

防治措施：①严格执行无菌技术操作，对血管有刺激性的药物如肾上腺素、氢化可的松等稀释后使用，并防止药物渗出血管外；②停止在此部位的静脉输液并将患肢抬高制动。③局部热敷：用50%硫酸镁溶液进行湿热敷，每日两次，每次20 min；④超短波理疗：每日一次，每次15 ~ 20 min。

（4）空气栓塞：由于输液管道中气体进入静脉而导致严重症状，病人有突发性胸闷、胸骨后疼痛、眩晕、血压低，随即呼吸困难、严重发绀，病人述有濒死感。

防治措施：①输液前护士首先检查输液管路的密闭性，穿刺前将空气排尽；②如需加压输液，必须严密观察，防止空气输入；③出现空气栓塞症状后，立即将病人置于左侧卧位，该体位有利于气体浮向右心室尖部，避免阻塞肺动脉入口，气体可随心脏舒缩使空气形成泡沫，分次小量进入肺动脉。

（二）输血

输血是将全血或某些成分血通过静脉或动脉输入体内的方法。输血是手术室常用的操作技术。

1. 常用血液制品的种类及特点

（1）全血：①新鲜血：其保存血液中原有成分，可补充各种凝血因子及血小板；②库存血：虽含有血液的各种成分，但随着保存时间的延长，血液中某些成分损失也增多，因此血液酸性增高、钾离子浓度上升。

（2）血浆：血浆是血液中的液体部分，主要为血浆蛋白。保存时间长，可发挥与全血相似的作用。

（3）成分血：根据血液内各成分的比重不同，将其加以分离提纯。成分血的优点是一血多用，节约血源，且不良反应少。成分血分为两类：①有形成分：包括红细胞类（压积红细胞、冰冻红细胞、洗涤红细胞、少白细胞红细胞）；白细胞类（干扰素、白细胞浓缩液、转移因子）；血小板类（冷冻血小板、血小板浓缩液、富血小板血浆）；②血浆成分：包括新鲜液体血浆、冷冻血浆、干燥血浆、白蛋白制剂等。

2. 输血的注意事项

（1）根据输血医嘱，凭提血单取血：护士应与血库人员共同严格认真核对病人的住院号、姓名、性别、病室、床号、血型、血液种类、血袋号、交叉配血试验结果、血量、采血日期以及保存的外观等。

（2）仔细检查血液的质量：正常库存血分为两层：上层为血浆呈淡黄色，半透明；下层为红细胞呈均匀暗红色，两者界限清楚，无血凝块。若发现血浆变红或浑浊，有泡沫或两者分界不清等，说明血液可能有变质不能输入。

（3）检查血袋外包装：血袋外包装出现封口不严、破裂、标签模糊不清或脱落，也不可应用。如有可疑，及时联系血库专职人员。

（4）血制品的保管：血制品从血库进入手术室必须放入指定的低温运输箱内由专人运输。保存时应根据不同血制品的保存要求进行相应保存。

（5）实行两人核对原则：血制品送到手术间后，实行两人共同核对的原则，严格按照查对项目、质量要求、包装要求认真进行核对。

（6）取回的血应尽快输用，不得自行贮血：输前将血袋内的成分轻轻混匀，避免剧烈震荡。不得向血液制品中添加任何药品。在正常情况下，除了0.9%氯化钠溶液，不得向血液制品和输血系统中添加任何其他溶液或药物，如需稀释只能用静脉注射生理盐水。

（7）输血过程中应先慢后快，再根据病情和年龄调整输注速度，并严密观察受血者有无输血不良反应，如出现异常情况应及时处理：①减慢或停止输血，用静脉注射生理盐水维持静脉通路；②立即通知值班医师和输血科（血库）值班人员，及时检查、治疗和抢救，并查找原因，做好记录。

（8）输血过程中应该对病人动态监测温度、脉搏和血压：至少要保证在每次输血开始前15 min、开始后15 min及输血完毕几个时间段进行监测和记录。输血过程中产生不良反应时应及时报告处理及与血库联系，同时做好记录。

（9）疑为溶血性或细菌污染性输血反应，应立即停止输血，用静脉注射生理盐水维护静脉通路，及时报告上级医师，在积极治疗抢救的同时，做以下核对检查：①核对用血申请单、血袋标签、交叉配血试验记录；②核对受血者及供血者ABO血型、Rh（D）血型。用保存于冰箱中的受血者与供血者血样、新采集的受血者血样、血袋中血样，重测ABO血型、Rh（D）血型、不规则抗体筛选及交叉配血试验；③立即抽取受血者血液加肝素抗凝剂，分离血浆，观察血浆颜色，测定血浆游离血红蛋白含量；④立即抽取受血者血液，检测血清胆红素含量、血浆游离血红蛋白含量、血浆结合珠蛋白测定、直接抗人球蛋白试验，并检测相关抗体效价，如发现特殊抗体，应做进一步鉴定；⑤如怀疑细菌污染性输血反应，抽取血袋中血液做细菌学检验；⑥尽早检测血常规、尿常规及尿血红蛋白；⑦必要时，溶血反应发生后5 ~ 7 h测血清胆红素含量。

（10）病人如连续输入多袋血，应在两袋血之间给予间隔，即输完一袋血后，采用0.9%氯化钠输入，待管道内的余血冲尽后，再开始输下一袋血。

（11）有输血反应或输血事故的情况发生时，应该对该情况的过程进行全面的记录，记录包括：发作的日期和时间、临床表现、采取的处理措施、效果等，并上报相关部门备案。

3. 常见的输血反应及防治

（1）发热反应：血液、储血器、输血器或输血操作过程被致热源污染，或多次输血后，在受血者血液中产生了白细胞凝集素和血小板凝集素，当再次输血时，对输入的白细胞和血小板发生作用，产生凝集。并在单核－吞噬细胞系统被破坏（主要在脾脏），即可引起发热反应。病人在输血过程中或输血后1 ~ 2 h内，表现发冷、发热、寒战，体温突然升高38 ~ 41℃，并伴有头痛、恶心、呕吐等症状。

防治措施：严格按无菌技术进行输血操作，并尽量使用一次性输血器和储血器。出现症状，立即停止输血，将输血器和储血瓶及剩余的血液一同送往化验室进行检验，对症处理：有畏寒、寒战者给予保暖处理，高热者给予降温处理。按医嘱给予抗过敏药物：异丙嗪、肾上腺皮质激素等。

（2）变态反应：大多数病人的变态反应发生在输血后期或即将结束时。表现轻重不一，轻者出现皮肤瘙痒、荨麻疹、轻度血管性水肿（表现为眼睑、口唇水肿）；重者喉头水肿出现呼吸困难，两肺可闻及哮鸣音，甚至发生过敏性休克。

防治措施：预防措施为采血时勿选用有过敏史的献血者，献血者在采血前4 h不宜吃高蛋白和高脂肪的食物。宜食少量清淡食物或糖水。出现变态反应，轻者减慢输血速度，密切观察。根据医嘱给予抗过敏药物如异丙嗪、肾上腺皮质激素等。重者立即停止输血，并给予对症治疗：呼吸困难者，给予氧气吸入。喉头水肿严重时，配合气管插管或气管切开。过敏性休克者，给予抗休克治疗。

（3）溶血反应：一般发生在输血10 ~ 15 mL后，病人可主诉头胀痛、四肢麻木、腰背部剧烈疼痛和胸闷。继续发展出现黄疸和血红蛋白尿，同时伴有寒战、高热、呼吸急促和血压下降等症状。后期出现少尿、无尿等急性肾功能衰竭症状可导致迅速死亡。此外，溶血反应还可伴有出血倾向。

防治措施：认真做好血型鉴定和交叉配血试验，严格执行查对制度和血液保存规则。出现症状，立即停止输血，并保留余血，做进一步原因分析。保持静脉输液通畅，以备抢救时静脉给药。按医嘱给予碳酸氢钠，碱化尿液，防止或减少血红蛋白结晶阻塞肾小管。密切观察生命体征和尿量，并记录。对少尿、无尿者，按急性肾功能衰竭护理。

五、病人的保护

进入手术室的病人不是以单纯的疾病代称“甲状腺”或“冠状动脉搭桥”，他们是需要做手术的人。离开那些术后将照顾他们的亲人，来到手术室他们将单独面对一次令人迷惘和可怕的经历。因此，病人来到手术室需要得到手术室护士的真切关心和照顾。其保护措施包括：

（一）病人的途中转运措施

（1）各种车、推床应有安全带或护栏病人由病区到手术室时，每个病人的转运途中需要始终有人一直照顾他，固定好病人安全带和围栏，防止病人摔伤。决不能让病人独自躺在推床上。

（2）到病房接送病人时严格遵守病人的查对制度。

（3）在接送病人过程中，确保病人温暖、舒适、不被伤害。

（4）必要时，危重手术病人应有麻醉及手术医生陪同接送，防止病人在途中出现病情变化。

（5）病人转运过程中，避免不必要的颠簸碰撞，应将病人安全送入手术室。

（6）病人身上携有输液管、引流管的，应保持管子在正常位置，避免发生液体反流或管子脱落。

（二）病人在手术间的保护措施

在进入手术室时，病人在感情上的需要可能和身体情况一样各有不同。手术室的护理工作是让病人在回忆他们的手术经历时是愉快的心情。

（1）病人从上手术推床到躺至手术床的过程中，应注意随时遮挡病人，保证病人的隐私权不受侵犯。

（2）病人在手术床上应注意使用约束带约束，防止病人从手术床上坠落。

（3）一旦病人进入手术间，必须有人看护。病人不能单独留在手术间。

（4）病人在手术室期间，随时注意给病人保暖，避免体温过低或过高。

（5）手术结束，气管插管拔管阶段，护士应守候在病人身边，防止病人烦躁，导致坠床或输液管道的滑脱。

（6）手术结束后，由麻醉医生、手术医生和手术室护士等协助将病人从手术床移至推床，移动过程应注意防止各类引流管的脱落。

（7）手术结束后应由手术医生、麻醉医生协助护送病人至麻醉复苏室。

六、物品的清点

随着新、高、尖手术的不断开展，手术器械、手术敷料也在不断地变化，以及手术室与供应室的一体化管理，促使了手术室对清点核对制度的规范化。清点核对制度是手术室工作中非常重要的制度之一，严格清点核对制度能完全避免异物遗留体腔。坚持在术前、术中、术后“三人四次”清点核对制度，以保证病人的安全，避免器械在回收、清洗、灭菌过程中的丢失。

（一）清点原则

（1）严格执行“三人四次”清点制度：“三人”指手术医师第二助手、刷手护士、巡回护士；“四次”指手术开始前、关闭体腔前、关闭体腔后、术毕（缝完皮肤后）。

（2）在一些腔隙部位如膈肌、子宫、心包、后腹膜等的关闭前、后，刷手护士与巡回护士应共同清点物品。

（3）术中临时添加的器械、敷料，刷手护士与巡回护士必须在器械台上及时清点数目至少两次，并检查其完整性，及时准确记录无误后方可使用。

（4）“三不准”制度的执行：刷手护士在每例手术进行期间原则上不准交接换人；巡回护士对手术病人病情、物品交接不清者，不许交接班；抢救或手术紧急时刻不准交接班。

（5）清点物品时坚持“点唱”原则。刷手护士大声数数，巡回护士小声跟随复述。

（6）准确及时记录所有手术台上物品，器械、巡回护士两人核对无误后并在手术器械敷料清点单上签全名。

（二）清点内容

1. 器械

器械包括普通器械、内镜器械等所有手术台上的器械。手术开始前严格核对器械是否齐全完整，功能是否良好，螺丝是否松动、完整等，手术中，凡使用带有如螺丝、螺帽、弹簧、支撑杆等小配件的器械时，使用之前和使用之后都应仔细检查其数目及其完整性，内镜器械术前必须检查镜面，有无破损或模糊不清，对操作钳、钩，配件、盖帽、胶皮等进行清点检查，确保其完整性，并由巡回护士记录。

2. 敷料

主要包括纱布垫、大纱布、小纱布、小纱条、棉片、棉球等。清点时必须分类清点，检查其完整性并防止重叠及夹带。小纱条、棉片等物品严禁重叠在一起清点，必须将其摊开，检查正、反两面是否一致；手术中严禁裁剪纱布、纱垫等敷料制作成其他的敷料使用。

3. 其他

包括手术刀片、电刀笔、线轴、缝针等，手术中刷手护士随时监控所有物品如对缝针数目进行清点，随时了解缝针去向。

（三）清点时机

手术前，刷手护士提前 20 min 洗手上台，整理台上所有器械、敷料，执行清点查对制度。

1. 第一次清点

手术开始前整理器械时，由刷手护士与巡回护士、对台上所有用物进行面对面的一对一点唱，巡回护士边记录边复述，有错时要及时指出并再次点唱，原则上所有用物，尤其对纱布垫、纱布、棉片、缝针、棉球、电刀笔、吸引头、刀片等小件物品必须点唱两遍，点唱、记录双方确认名称、数目无误后方可使用台上用物，如有疑问时应及时当面纠正核实，杜绝错误记录的发生。

2. 第二次清点

在关闭体腔前，刷手护士与巡回护士对手术使用的所有器械敷料至少清点两遍，并在清点单上写明清点数目，清点无误后手术医师方可关闭体腔，刷手护士对器械数目及去向应做到心中有数。

3. 第三次清点

第一层体腔关闭结束时，刷手护士、巡回护士及医师第二助手，对术前及术中添加的器械进行至少两遍的清点，并在清点单上写明清点数目。

4. 第四次清点

手术结束缝完皮肤时，刷手护士与巡回护士清点手术使用的所有器械、敷料数目，并在清点单上写明清点数目。需要清洗的器械集中放置在清洗箱内，巡回护士填写器械交接卡，刷手护士核查后，密闭送入供应室或清洗间，进入清洗、打包、灭菌流程。

（四）清点注意事项

（1）当有器械、纱布垫、纱布、缝针、棉片等掉下手术台时刷手护士应及时提示巡回护士拾起，放于固定地方，任何人未经巡回护士许可，不得拿出手术间。

（2）深部脓肿或多发脓肿行切开引流时，创口内所填入的纱布数目，应详细记录在手术护理记录单“其他”栏内，手术结束后请主刀医师签名确认，作为提示外科医师在手术后取出时与所记录的数目核对，防止异物遗留体腔。

（3）术中如送冰冻、病理标本检查时，严禁用纱布等手术台上的用物包裹标本，特殊情况必须记录用物名称及数目并签名确认。

（4）有尾线的纱布，手术前、后检查其牢固性和完好性，防止手术过程中的断裂、脱落。

（5）手术台上污染的器械，刷手护士与巡回护士清点无误后，在手术台上用无菌垃圾袋密闭保存，防止在清点过程中加重污染。

（6）器械在使用过程中，发现有性能上或外观上的缺陷无法正常使用必须更换时，刷手护士在器械上用丝线做标记，以便术毕更换。

（7）手术切口涉及两个或两个以上部位或腔隙，关闭每个部位或腔隙时均需注意清点。

（8）建立“手术器械、敷料清点单”使用制度：目前，国内大部分医院都采用了“手术器械、敷料清点记录单”来客观、动态记录手术过程中使用的器械、敷料，并且需要刷手护士和巡回护士签名确认。

（五）清点意外

1. 术中断针的处理断针处理的最终目标是必须找到断针并确认其完整性。

（1）根据当时具体情况马上对合核查断针的完整性，初步确定断针的位置，缝针无论断于手术台上或手术台下，刷手护士应立即告之手术医师并请巡回护士应用寻针器共同寻找。

（2）若断针在手术台上找到，刷手护士将缝针对合与巡回护士共同核对检查确认其完整性后，用无菌袋装好，妥善放于器械车上，以备术后清点核查。

（3）若断针在手术台下找到，巡回护士将缝针对合与刷手护士共同核对检查确认其完整性后，袋装好，用消毒钳夹住放于消毒弯盘内，以备术后清点。

（4）倘若在手术台上或台下都未找到，行X线摄片寻找。

2. 术中用物清点不清的处理

（1）手术中刷手护士一旦发现缝针、纱布等有误时即刻清点，并告之手术医师、巡回护士协助共同寻找。

（2）仔细寻找手术野、手术台面、器械车、手术台四周及地面、敷料等。

（3）如寻找未见，立即报告护士长，并根据物品性质联系放射科摄片。

（4）最终目标是寻找到缺少的用物，确保不遗留于病人体腔及手术间防止造成接台手术清点不清。

七、护理记录

随着经济、科技的快速发展，高等教育普及，人权意识加强，法制建设日益完善，人们的法律意识不断强化，对医疗服务的要求也不断提高，医疗决策参与及追究医疗责任的诉讼增加。各种法律法规的完善需要人们去执行，《医疗事故处理条例》中明确规定：护理记录是病历的组成部分，护士对病人的护理过程应做到客观记录，病人有权复印病历以及医院应为病人提供病历复印或复制服务。因此，规范护理记录，是执行各项规章制度的重要体现和保护护患双方安全的保证，是《医疗事故处理条例》中“举证倒置”预防护理纠纷自我保护的法律武器。

（一）护理记录重要性及书写要求

病历是指医务人员在医疗活动中形成的文字、符号、图表、影像、切片等资料的总和，是对病人的疾病发生、发展情况和医务人员对病人的疾病诊断、检查、治疗和护理情况的客观记录，是一种重要的原始文字记录。因此，护士应认识到其重要性并正确书写病历中各项护理记录。

1. 护理记录重要性

护理记录是指护士在进行医疗护理活动过程中，对病人生命体征的反映、各项医疗措施的执行以及护理措施落实情况的具体体现及其结果的记录。围手术护理记录是为病人提供连续性的整体护理所必需的，它是整体护理不可缺少的一个部分，是手术室护理工作和质量的主要反映。围手术护理记录不仅能反映医院医疗护理质量、学术及管理水平，为医疗、教学提供宝贵的基础资料，而且从法律责任的角度出发，围手术护理记录作为法律文件，在涉及医疗纠纷时，也是重要的举证资料，是判定法律责任的重要依据。因此，围手术护理记录无论对病人、医务人员或医疗机构都是必需而且必备的重要文件资料。

2. 护理记录的步骤及要求

（1）护理记录前准备：在护理病人和书写记录前，先了解病人的病情；书写时核实病人的身份，每一页记录上都有病人的身份的资料及页码；记录的内容应为解释或补充病人的资料，避免重复记录。

（2）描述病人的病情：客观地描述病人健康问题及临床反应；准确地描述病人的症状，在适当的情况下，可直接引用病人的话语，用符号“”标明；记录病人病情的变化和当时的处理措施；记录与病情变化前征兆有关而采取的护理措施；记录护理措施的效果；及时记录完成的护理活动。

（3）记录技巧：书写记录应客观、专业、基于事实、简明扼要，及时准确、有逻辑性和可读性强；书写资料必须与病人有关；记录内容应注意避免主观评价和带风险性、不安全的措施；应明确记录事实，避免含糊和隐晦的语句；若病人拒绝治疗，必须记录对病人所做出的解释及病人及家属的意见，并请家属在记录上签字表示确认。

（4）记录格式要求：使用蓝色/黑色钢笔/签字笔；记录清晰、美观、规范；书写过程中出现错字，应用双线划在错字上，不得采用刮、粘、涂等方法掩盖或去除原来的字迹，准确填写记录单上病人基本信息和页码；不代他人做记录；不更改他人的原始记录资料；记录资料连续书写，字间避免留空格，行间避免留空行；不在已完成的记录上补充或更改，如需补充，应标记补充记录；护士学生或无执照护士的书写项目，必须有具备护士执照的人员审核签字。

护理记录的基本原则是客观、真实、准确、及时和完整。其客观、真实原则要求记录记载的内容应当真实，不得涂改和伪造护理记录资料。准确原则要求记录的内容应当准确无误，文字工整，字迹清晰，表述准确，语句顺畅，标点正确。及时原则要求医务人员应当在规定的时间内完成相关内容的书写。完整原则，要求医务人员认真记录，有关资料收集齐全，保证其内容的完整性。

3. 影响护理记录的原因

在临床护理记录过程中，有以下两种主要因素影响护理记录质量。

（1）护士对护理记录认识不足，法律意识淡薄：由于传统的护理记录不随病历存档，使护士和管理者都产生误解认为护理记录只是医院保存的内部资料。因此护士对护理记录书写只停留在应付质量检查上，在书写时不注意语句的使用，存在记录简单、潦草、不完整性、不规范性、有涂改、有漏项等现象。2002年9月1日起我国施行的《医疗事故处理条例》等法规对护理记录的内容及书写者均提出了严格要求，围手术护理记录作为法律文件，在涉及医疗纠纷时，是重要的举证资料。因此，护士认真做好术中各种记录，可避免一些因医护记录不一致而引起的医疗纠纷。这也有助于利用法律武器维护好病人权益的同时，加强医护自我保护。

（2）护士人员不足，工作量大：护理记录需要一定的时间，目前国内大部分医院的记录以传统的纸张表格为主，在多数医院普遍存在护士缺编的情况下，护士往往需要使用大量的时间完成病人治疗操作，护理记录存在做了不记、多做少记、记录无法及时的现象比较普遍，致使护理记录不完整，缺乏连续性。因此，管理者在重视护理记录的书写质量，规范书写要求的情况下，积极处理在护理记录过程中影响记录质量的各种因素，可利用电子表格尽可能使记录简单方便，对病人、医务人员、医疗单位都是有益的。

（二）围手术护理记录的内容

美国手术室护理协会1975年即开展手术全期护理，手术室护理分为前期、中期、后期，同时强调三期护理活动的连续性与完整性。围手术期从病人决定外科治疗开始至病人在家中或诊所接受评估为止，则完整的围手术护理记录应包括：术前访视、手术当日的核查、术中护理记录、复苏室的观察记录、术后随访记录等几个方面。

1. 术前访视

通常在术前一日，由手术室护士到病房进行术前访视。随着日间手术的开展，此项工作可以在门诊进行，即病人决定手术并预约手术日后，会到手术室门诊咨询处。电话访问也是一种便捷可行的方法。

术前访视记录的重点包括对病人病情既往史的了解，目前的生理、心理状况，对病人所需的术前准备的指导：如进入手术室的要求，术前饮食、个人卫生、肠道准备等。

不同医疗专业的工作人员都需要对病人做术前评定如负责手术的医师、麻醉医师、病房的护士、手术室护士等。目前的术前评价记录资料分别由各个专业自行进行，设计一种外科各专业可共享的综合性评定记录表格，可以让评价的资料更集中和全面，有助于加强各专业的沟通与协作。

2. 手术当日的核查

手术当日的核查记录通常发生在手术室外的等候区或手术室内。由手术责任护士进行术前最后的核查，以确保手术前所需的各项文件资料齐备，安全手术所必备的各项准备工作的完成。

记录的内容包括病人身份的确认；手术部位的确认；术前常规准备的情况：如禁食时间、手术皮肤的准备、病人随身饰物的情况（有无戒指、手表等）；病人随身辅助物品的情况（有无义齿、眼镜、助听器等）；病历记录和检查报告齐备；病人的配血情况；手术当日病人的生命体征、负责核查护士签名等。

3. 术中护理记录

术中记录应详细记录病人在手术过程中接受的护理活动。该记录包括护理程序中的评估、计划、实施和评价等护理活动环节。

记录的内容包括病人的个人基本资料（如科室、床号、姓名、诊断、手术名称等）；病人在手术间各个阶段的时间点（如入室时间、麻醉时间、手术开始时间、手术结束时间、病人离开手术间的时间等）；术中手术器械、敷料的核对记录；术中标本处理、留送记录；术中输血、输液记录；术中病人皮肤保护记录、伤口引流管的种类及部位；术后病人的去向记录；参加手术人员的姓名，若出现工作人员交接，应记录交接人员的双方的姓名等。

4. 复苏室的观察记录

复苏室的记录承接着病人从手术室到病房之间的联系。

记录的内容重点包括病情的观察及相关的护理措施，具体包括以下内容：病人生命体征、意识、各种引流管的引流情况、伤口疼痛评估、输血输液的种类、给予药物的时间、剂量、病人的入室时间、出室时间、复苏室护士与病房护士的交接签字等。

5. 术后随访记录

对手术后三天的住院病人或手术后即日回家的日间手术病人，术后随访了解病人伤口愈合情况、皮肤情况及对手术室护理的满意情况等。

记录指导应包括：病人活动受限的种类及时限；伤口护理指导；识别异常情况及处理方法指导；用药指导；饮食指导；随访护士签名等。

（三）围手术护理记录的方式

护理记录的方式主要有传统的纸张记录方式和目前逐渐推广的电子化的护理记录方式。

1. 传统的纸张记录方式

手术室护理记录是按不同的护理问题，配合相应的护理措施和预期的护理成果而设立的一套护理记录表格。不同的医院手术室护理记录内容项目、内容排列顺序、详细程度等都有所不同。由于各家医院的工作习惯不同，难以统一。但手术护理记录的原则应符合手术室紧急、快速工作特点。核查记录在设计上应考虑归类清单、确认性选择使书写者较易达到快而准的效果。术中的护理记录使用护理程序，按正常的手术进展顺序排列记录事项，并提供多种选择的方式，使书写者能保质高效地完成书写记录。

2. 电子化的护理记录

临床信息系统模式，是利用计算机来记录和储存有关病人的各项资料。从记录模式可以看到临床发展的主要趋势是综合性和数字化，信息科技改革使医疗文件电子化成为趋势，手术护理记录电子化系统已经开始在一些医院使用。

电子化的护理记录与传统的纸张表格相比有以下优点：电子表格版面美观整洁，字迹清晰规范工整；工作人员点击式的操作使记录便捷化；加强了记录行动的时间性，而且允许多位医疗人员在不同的地点利用计算机终端同时读取同一位病人的资料；缩短了临床工作中翻找病历的时间；减少病历储存空间占用。电子化护理记录使记录便捷化，可以提高医务工作人员工作效率，同时电子表格数据便于资料筛查和统计处理，可为临床护理管理、护理研究提供准确可信的资料。

在使用电子化护理记录的同时，需要注意加强临床医务人员的职业道德培训，强化保护病人隐私权和病人个人数据保护的意识。同时需要对工作人员进行计算机操作培训，提高使用计算机的知识与技能。

在科室管理中，应制定规章制度保障病人个人资料的安全性，同时注意资料的备份处理及制定计算机故障或日常维修而导致停机的应急措施，以保证护理记录的顺利进行。

（四）临床常见的护理记录单

1. 术前评估单

（1）作用：①手术病人术前评估单是手术病人围手术期的阶段性评估，而非入院评估。是手术室护士运用护理程序发现和解决病人术前护理问题，满足病人术前需求的指南和客观记录；②确保术前护理工作得到落实，避免遗漏；③减轻或消除病人术前焦虑、紧张和恐惧心理；④入病历，作为法律依据。

（2）使用和书写要求：①病区护士于术前一晚、手术室巡回护士于术前一日（开展术前访视的）或于术日（未开展术前访视的）接收病人时，分别完成各自的术前评估项目；②病人接入手术室后，手术室巡回护士需逐项核对病区护士填写的内容，核对无误后签全名和日期。

2. 手术室接送病人记录卡（见本节前文表 2–1 手术病人接送卡）

（1）作用：①防止接错病人；②防止遗漏各种携带物品。

（2）书写要求：①巡回护士查对无误后签全名；②不入病历，由接送病人部门存档备查。

3. 手术室病人核对记录单

（1）作用：①为全面查对病人提供项目指南；②与病人进行交流的纽带。

（2）书写要求：①巡回护士查对、记录后签全名；②不入病历，由手术室存档备查。

4. 手术护理记录单

（1）作用：①提供手术全过程的客观护理记录；②入病历，作为法律依据。

（2）书写要求：①由巡回护士逐项客观记录手术全过程的护理情况；②巡回护士和刷手护士均应亲自签署全名；③术中特殊情况可记录在备注栏内。

5. 手术敷料器械核对登记表

（1）作用：①客观记录术中使用的各种器械、敷料数目；准确核对器械、敷料，防止遗漏和差错事故发生；②入病历，作为法律依据。

（2）书写要求：巡回护士和刷手护士均应签署全名，签名要清晰可辨；术前巡回护士和刷手护士共同清点、核对器械、敷料后，由巡回护士逐项准确填写、记录；术中追加的器械、敷料，巡回护士应及时记录；关闭空腔脏器、腹腔和手术切口前均应再次核对并记录；清点时发现器械、敷料与术前数目不相符，或发生断针等意外情况，护士应当及时要求手术医师共同查找，如手术医师拒绝查找或查找不到，在手术病人离开手术室之前，应接受床旁 X 线拍片，证实体腔内无异物遗留后方可离开。护士应在备注栏内注明事情经过，由手术医师亲自签署全名。

第四节　术后随访

手术后巡回护士应定期到病房随访病人，及时了解病人手术后伤口愈合的效果、皮肤的完整性及病人对手术室护理质量的效果评价。手术结束，病人清醒后，最想知道的就是手术是否成功，因此病人回到病房或是从麻醉中刚刚醒过来，医生护士应以亲切和蔼的语言进行安慰鼓励。医生和护士应当传达有利的信息，给予鼓励和支持，以免病人术后过度痛苦和焦虑。帮助病人缓解疼痛，病人如果注意力过度集中、情绪过度紧张，就会加剧疼痛。意志力薄弱、烦躁和疲倦等也会加剧疼痛。此外，给病人做适当的健康教育，如术后禁食的时间、体位和下床活动的时间等。

从环境方面看，噪声、强光和暖色也都会加剧疼痛。因此，医生护士都应体察和理解病人的心情，从每个具体环节来减轻病人的疼痛。努力帮助病人解决抑郁情绪，要准确地分析病人的性格、气质和心理特点，注意他们不多的言语含义，主动关心和体贴他们。鼓励病人积极对待人生，外科病人手术后大都要经过相当长一段时间的恢复过程，不管手术结果好坏都要让他们勇敢地承认现实、接纳现实。

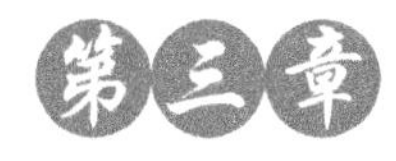

手术室麻醉护理

第一节　麻醉前的护理

麻醉（anesthesia）前的护理，是麻醉患者护理工作的开始，也是麻醉患者护理工作的重要环节之一。加强麻醉的护理工作，对于保证患者麻醉期间的安全性、提高患者对麻醉和手术的耐受力、减少麻醉后并发症等都具有重要的意义。

一、护理评估

（一）健康史

（1）病史：了解患者既往有无中枢神经系统、心血管系统及呼吸系统疾病；有无脊柱畸形或骨折，有无椎间盘突出；腰部皮肤有无感染病灶、静脉炎等。

（2）麻醉及手术史：既往是否接受过麻醉与手术，如果有，应详细询问当时所用麻醉药物、麻醉方法以及围术期的有关情况。

（3）用药史：详细了解患者近期是否应用强心剂、利尿剂、降血压药、降血糖药、镇静剂、镇痛剂、抗生素以及激素等。如曾应用，要进一步询问用药时间、所用剂量及药物反应等；有无药物、食物等过敏史，如果有，应进一步详细询问。

（4）家族史：了解患者有无家族遗传性疾病。

（5）个人史：包括工作经历、饮食习惯、烟酒嗜好以及有无药物成瘾等。

（二）身体状况

（1）了解患者的年龄、性别、性格特征、职业以及临床诊断。

（2）麻醉手术风险评估：①麻醉前准备的主要目的是使患者术前尽可能处于最佳状态，麻醉前对患者的估计经常考虑两个问题：一是患者是否在最佳身体状态下接受麻醉；二是手术给患者健康带来的好处是否大于因并存疾病所致的麻醉手术的风险；可能导致手术患者术中术后并发症和死亡率增高的危险性因素；②肺部疾病及胸片证实的肺部异常；③心电图异常。

（3）观察患者的生命体征及营养状况：牙齿有无缺少或松动，有无义齿，注意患者有无贫血、发绀、发热、脱水等症状。神志清醒者还应详细询问患者近期的体重变化情况，以便对患者麻醉和手术的耐受力做出初步判断。

（三）心理社会状况

了解患者对疾病、手术方式、麻醉方式的认识程度，对术前准备、护理配合和术后康复知识的了解程度。

二、护理诊断及医护合作性问题

（1）恐惧、焦虑：与对手术室环境陌生、缺乏对手术和麻醉的了解有关。

（2）知识缺乏：缺乏有关麻醉及麻醉配合知识。

三、护理目标

（1）患者恐惧、焦虑减轻。

（2）了解有关麻醉及麻醉配合知识。

四、护理措施

（1）禁食：麻醉前应常规禁食 12 h，禁饮水 4 ~ 6 h，以减少术中、术后误吸导致窒息的危险；急诊手术的患者，只要手术时间允许，也应尽量准备充分；饱食后的急诊手术患者，可以考虑局部麻醉方式；手术需要必须全麻者，则应清醒插管，主动控制气道，避免引起麻醉后误吸。

（2）局麻药过敏试验：普鲁卡因、丁卡因和利多卡因都能与血浆蛋白结合产生抗原或半抗原，可发生变态反应。目前规定普鲁卡因使用前应常规做皮肤过敏试验。

（3）麻醉前用药：麻醉前用药是为了稳定患者情绪，确保麻醉顺利实施。另外麻醉前用药还可以减少麻醉药用量，减轻麻醉药的毒性不良反应。临床工作中，常根据患者护理评估结果、患者病情、手术方案、拟用麻醉药及麻醉方法等确定麻醉前用药的种类、剂量、用药途径和用药时间。一般根据医嘱，多在术前 30 ~ 60 min 应用。

（4）麻醉物品的准备：①药品准备，包括麻醉药和急救药；②器械准备，包括吸引器、面罩、喉镜、气管导管、供氧设备、麻醉机、监测仪等。

（5）心理护理：麻醉前对患者进行与麻醉和手术相关事项的解释说明，安慰并鼓励患者，缓解患者恐惧、焦虑的紧张情绪，取得患者的信任和配合，确保麻醉与手术的顺利实施。

五、健康教育

（1）术前向患者详细讲解麻醉方法和手术进程，减轻患者的陌生和恐惧感。

（2）指导患者自我控制情绪，保持精神愉快、情绪稳定。

（3）讲解有关疾病术后并发症的表现和预防方法，争取患者合作。

（4）协助患者合理安排休息与活动，鼓励患者尽可能生活自理，促进康复。

六、护理评价

（1）患者紧张、焦虑以及恐惧心理是否得到缓解，是否积极主动配合治疗、情绪平稳、安静地休息和睡眠的改善程度。

（2）疼痛是否缓解或减轻。

（3）生命体征是否稳定：是否出现窒息、呼吸困难等麻醉潜在并发症。

第二节　局部麻醉及护理

一、常用局麻药

（1）根据化学结构的不同，局麻药可分为酯类和酰胺类：临床常用的酯类局麻药有普鲁卡因、氯普鲁卡因、丁卡因和可卡因等，酰胺类局麻药有利多卡因、丁哌卡因、依替卡因和罗哌卡因等。酯类局麻药和酰胺类局麻药的起效时间和作用时效有着明显不同。另外，酯类局麻药在血浆内水解或被胆碱酯酶分解，产生的对氨基化合物可形成半抗原，可引起变态反应而导致少数患者出现变态。而酰胺类局麻药在肝内被酰胺酶分解，不形成半抗原，引起变态反应的极为罕见。

（2）根据局麻药作用维持时间，可分为短效局麻药、中效局麻药和长效局麻药：一般将作用时间短的普鲁卡因和氯普鲁卡因称为短效局麻药，作用时间稍长的利多卡因、甲哌卡因和丙胺卡因称为中效局麻药，作用时间长的丁哌卡因、丁卡因、罗哌卡因和依替卡因称为长效局麻药。

二、常用局部麻醉方法

局部麻醉（local anesthesia）分为表面麻醉、局部浸润麻醉、区域阻滞、静脉局部麻醉和神经阻滞五类。

（一）表面麻醉

将渗透性能强的局麻药与局部黏膜接触，穿透黏膜作用于神经末梢而产生的局部麻醉作用称为表面麻醉。

（1）常用药物：临床上常用的表面麻醉药有质量浓度为 20 ~ 40 g/L 利多卡因、5 ~ 10 g/L 丁卡因。

（2）麻醉方法：一般眼部的表面麻醉多采用滴入法，鼻腔内黏膜常采用棉片浸药填敷法，咽及气管内黏膜用喷雾法，尿道内黏膜表面麻醉用灌入法。①眼中滴入法：采用局麻药滴入法，患者平卧，在结膜表面滴质量浓度为 2.5 g/L 丁卡因 2 滴。滴后让患者闭眼，每 2 min 滴 1 次，重复 3 ~ 5 次，如果用丁卡因，两次滴药之间，可滴 1 ∶ 1 000 肾上腺素 1 滴。麻醉作用持续 0.5 h，可重复应用；②鼻腔黏膜棉片浸药填敷法：用小块棉片浸入质量浓度为 20 ~ 40 g/L 利多卡因或 5 ~ 10 g/L 丁卡因之中，取出后挤去多余的局麻药液，然后将浸药棉片敷于鼻甲与鼻中隔之间共 3 min；在上鼻甲前端与鼻中隔之间再填敷第二块局麻药棉片，10 min 后取出，即可行鼻息肉摘除、鼻甲及鼻中隔手术；③咽喉、气管及支气管内喷雾法：是施行气管镜、支气管镜检查以及施行气管、支气管插管的麻醉方法；先让患者张口，对咽部喷雾 3 ~ 4 下，间隔 2 ~ 3 min，重复 2 ~ 3 次即可；④环甲膜穿刺注药法：患者平卧头向后仰，在环状软骨与甲状软骨间用 22 G 3.5 cm 针垂直刺入环甲膜，注入 2 g/L 利多卡因 2 ~ 4 mL。穿刺及注药时嘱患者屏气，注药后鼓励患者咳嗽，使局麻药分布均匀；⑤尿道内灌入法：最常用的是 1 ~ 5 g/L 的丁卡因溶液，男患者可用注射器将局麻药灌入尿道，女性患者可用细棉棒浸药后塞入尿道。药液容量不宜过大，浓度不宜过高，操作时切勿损伤黏膜，以免发生局麻药中毒。

（二）局部浸润麻醉

沿手术切口线分层注射局麻药，阻滞组织中的神经末梢，称为局部浸润麻醉。

（1）常用药物：最常用的是普鲁卡因，质量浓度一般为 5 ~ 10 g/L，用量大时可减至 2.5 g/L，成人一次最大剂量为 1.0 g，与 1 ∶ 20 万的肾上腺素合用可持续 45 ~ 60 min。普鲁卡因过敏的患者可选用利多卡因或丁哌卡因。利多卡因用于浸润麻醉时可持续 120 min，一次最大剂量为 500 mg。丁哌卡因作用持续时间可达 5 ~ 7 h，一次最大剂量为 200 mg。

（2）操作方法：先以 24 ~ 25 G 皮下注射针刺入皮内，推入局麻药液成橘皮样皮丘，然后用 22 G 长 10 cm 穿刺针经皮丘刺入，分层注药。注射局麻药液时应加压，使其在组织内形成张力性浸润，达到与神经末梢广泛接触，以增强麻醉效果。

（三）区域阻滞

围绕手术区四周和底部注射局麻药，以阻滞进入手术区的神经干和神经末梢，称为区域阻滞麻醉。

操作方法：区域阻滞常用的局麻药、操作要点及注意事项与局部浸润麻醉相同，但不是沿切口注射局麻药，而是环绕被切除的组织（如小囊肿、肿块活检等）做包围注射，对于悬垂的组织（如舌、阴茎以及有蒂的肿瘤等）则环绕其基底部注射。

（四）静脉局部麻醉

在肢体上结扎止血带后静脉注入局麻药，使止血带远端肢体得到麻醉的方法，称为静脉局部麻醉。

（1）常用药物：成人上肢可用 2.5 g/L 普鲁卡因 100 ~ 150 mL，或 5 g/L 普鲁卡因 60 ~ 80 mL，或 5 g/L 利多卡因 40 mL。下肢用药量为上肢的 1.5 ~ 2.0 倍。

（2）操作方法：静脉穿刺固定后，抬高患肢 2 ~ 3 min 或用张力绷带驱血，在该肢体近心端结扎止血带，在其远端静脉内注入局麻药，3 ~ 10 min 产生局麻作用。

（五）神经阻滞

神经阻滞指麻醉药注射于神经 / 神经节组织内或注射于神经 / 神经节的周围，使麻醉药渗入神经组织的麻醉方法。

（六）护理

（1）一般护理：局麻药对机体影响小，一般无须特殊护理。门诊手术者若术中用药多、手术过程长应于术后休息片刻，经观察无异常后方可离院，并告之患者若有不适，即刻求诊。

（2）局麻药物不良反应及护理：局麻药不良反应包括局部和全身性。局部不良反应多为局麻药和组织直接接触所致，若局麻药浓度高或与神经接触时间过长可造成神经损害，故用药必须遵循最小有效剂量和最低有效浓度的原则。全身不良反应包括高敏、变态、中枢神经毒性和心脏毒性反应。应用小剂量局麻药即发生毒性反应者，应疑为高敏反应。一旦发生立即停药，并积极治疗。绝大部分局麻药过敏者是对酯类药过敏，对疑有变态反应者可行结膜、皮内注射或嗜碱细胞脱颗粒试验。中枢毒性按程度依次表现为舌或口唇麻木、头痛、头晕、耳鸣、视力模糊、眼球震颤、言语不清、肌颤搐、语无伦次、意识不清、惊厥、昏迷、呼吸停止；心血管毒性表现为心肌收缩力降低、传导速度减慢、外周血管扩张。关键在于预防，注射局麻药前须反复进行“回抽试验”，证实无气、无血、无脑脊液后方可注射。

三、椎管内麻醉

椎管内有两个可用于麻醉的腔隙，即蛛网膜下腔和硬脊膜外腔，将局麻药注入上述腔隙中即能产生下半身或部位麻醉。根据局麻药注入的腔隙不同，分为蛛网膜下腔阻滞（简称腰麻）、硬膜外腔阻滞及腰麻 - 硬膜外腔联合阻滞，统称椎管内麻醉（spinal anesthesia）。椎管内麻醉时，患者神志清醒，镇痛效果确切，肌松弛良好，但对生理功能有一定的扰乱，也不能完全消除内脏牵拉反应

蛛网膜下腔阻滞简称脊麻，是把局部麻醉药注入蛛网膜下腔，使脊神经根、根神经节及脊髓表面部分产生不同程度的阻滞，主要作用部位在脊神经根的前根和后根。脊麻的神经系统严重并发症或后遗症的发生率并不比其他麻醉方式高，目前仍是下肢及下腹部手术中最常用的麻醉方法。

（一）分类

（1）根据脊神经阻滞平面的高低分类：①高平面脊麻：脊神经阻滞平面超过胸。神经而在胸$_2$神经以下，适用于上腹部手术，但常有呼吸和循环抑制，应用时必须做好急救准备；若阻滞平面超过胸$_2$，随时有发生呼吸和心搏骤停的可能，临床已罕用；②低平面脊麻：脊神经阻滞平面在胸$_{10}$以下，对呼吸及循环无影响，适用于腹股沟及下肢手术；③鞍区麻醉：仅骶尾神经被阻滞，适用于肛门、会阴部手术。

（2）根据给药方式分类：①单侧脊麻：指一侧的脊神经根被阻滞，但实际上并非阻滞局限于一侧，而是两侧阻滞平面不对称；如取侧卧位，病侧在下位，使用重比重溶液，注射药物时穿刺针斜面向下，可使病侧阻滞平面高于健侧，且作用时间也长于健侧；②连续脊麻：穿刺后把导管插入蛛网膜下腔，做分次给药，以维持长时间的脊神经阻滞。

（二）麻醉前用药

蛛网膜下腔阻滞的麻醉前用药不宜过重，用量不宜过大，应使患者保持清醒状态，利于进行阻滞平面的调节。麻醉前晚常规口服巴比妥类药，如苯巴比妥0.06 g。麻醉前1 h肌肉注射地西泮10 mg（成人量），阿托品或东莨菪碱可不用或少用，以免患者术中口干不适。除非患者术前疼痛难忍，麻醉前不必使用吗啡或哌替啶等镇痛药。氯丙嗪、氟哌利多等药不宜应用，以免导致患者意识模糊和血压剧降。

（三）常用麻醉药

蛛网膜下腔阻滞较常用的局麻药有普鲁卡因、丁卡因、丁哌卡因和罗哌卡因。

1. 普鲁卡因

成人用量为10 ~ 150 mg，最高剂量为200 mg，鞍区麻醉用50 ~ 100 mg。小儿可按年龄和脊柱长度酌减。常用浓度为质量分数5%，最低有效浓度为2.5%，最高浓度为6%。普鲁卡因用于脊麻的优点是效果可靠，平面容易调节，不易失败。缺点是维持时间较短，仅45 ~ 90 min，只适用于短小手术，实用性有一定限制。

2. 丁卡因

丁卡因是蛛网膜下腔阻滞最常用的局麻药，麻醉维持时间较长，一般为2 ~ 3 h。常用剂量10 ~ 15 mg，最高剂量为20 mg，一般都需加用葡萄糖液配成重比重液后使用。常用的浓度的质量分数

为 0.33%，最低有效浓度为 0.1%。临床上以 10 g/L 丁卡因 1 mL，加质量分数 10% 葡萄糖液及 30 g/L 麻黄碱各 1 mL，配成丁卡因重比重溶液，使用安全有效。丁卡因重比重溶液的缺点是麻醉起效缓慢，一般需 5 ～ 10 min，20 min 后阻滞平面才固定，麻醉平面有时不易有效控制。另外，丁卡因容易被弱碱中和而沉淀，使其麻醉作用减弱，甚至完全无效。

3. 丁哌卡因

常用剂量为 10 ～ 15 mg，鞍麻用 5 ～ 10 mg，常用浓度 5 g/L%，麻醉维持时间 3 ～ 4 h。丁哌卡因的优点是麻醉效果确切，作用时间较长，不需作过敏实验。缺点是较其他酰胺类药物有更高的心脏毒性，对有心肌抑制的患者特别是妊娠晚期的患者，复苏成功率很低。

4. 罗哌卡因

常用剂量为 2.5 ～ 5.0 g/L 罗哌卡因溶液 2 ～ 3 mL，持续时间大约 3 h。罗哌卡因的优点是心脏毒性较丁哌卡因低，诱发心律失常的不良反应较小，对心肌抑制程度较丁哌卡因轻。缺点是浓度过高时有收缩脊髓前动脉的潜在危险。

（四）影响蛛网膜下腔阻滞平面的因素

影响蛛网膜下腔阻滞平面的因素很多，如穿刺间隙高低、患者体位、年龄、腹内压、体温、麻醉药的性质、剂量、浓度、容量、比重、注药速度及针尖斜面方向等。

硬脊膜外阻滞也称硬膜外阻滞，是指将局麻药注入硬膜外间隙，阻滞脊神经根，使其支配区域产生暂时性麻痹的麻醉方法。理论上讲，硬脊膜外阻滞可适用于除头部以外的任何手术，给药方式有单次法和连续法两种。

（五）分类

1. 高位硬膜外阻滞

于颈 $_5$ 至胸 $_6$ 之间进行穿刺，阻滞颈部及上胸段脊神经。高位硬膜外阻滞易出现严重并发症和麻醉意外，从安全角度考虑，目前临床已很少采用。

2. 中位硬膜外阻滞

穿刺部位在胸 $_6$ 至胸 $_{12}$。

3. 低位硬膜外阻滞

穿刺部位在腰部各棘突间隙。

4. 骶管阻滞

经骶裂孔进行穿刺，阻滞骶神经。

（六）常用麻醉药

用于硬脊膜外阻滞的局麻药应该具备穿透性和弥散性强、毒不良反应小、起效时间短、作用时间长等特点，临床最为常用的是利多卡因、丁卡因和丁哌卡因。

（1）利多卡因：优点是起效快，5 ～ 12 min 发挥作用，在组织内浸透能力强，阻滞准确，麻醉效果好。缺点是作用持续时间较短，仅 1.5 h 左右。临床常用浓度为 10 ～ 20 g/L，成人一次最大用量为 400 mg。

（2）丁卡因：一般 10 ～ 15 min 起效，维持时间可达 3 ～ 4 h，常用浓度为 2.5 ～ 3.3 g/L，成人一次最大用量为 60 mg。

（3）丁哌卡因：4 ～ 10 min 起效，作用时间较长，可维持 4 ～ 6 h，最长可达 15 h 以上。常用浓度为 5 ～ 7.5 g/L，但只有浓度达到 7.5 g/L 时，才能取得满意的肌松弛效果。

（4）罗哌卡因：用于术后镇痛和无痛分娩。常用浓度为 2 g/L，成人剂量可达 12 ～ 28 mg/h。

（七）影响硬膜外阻滞的因素

（1）药物容量和注药速度：药物容量越大，注射速度越快，感觉阻滞平面及范围越广。分次间隔给药可增强阻滞效果。

（2）导管位置和方向：导管向头端插入时，药物易向头端扩散；向尾端插入时，多向尾端扩散；导管偏于一侧，可出现单侧麻醉。但最终决定药物扩散方向的仍是导管口所在位置。

（3）妊娠：妊娠后期由于下腔静脉受压，硬膜外间隙静脉充盈，间隙相对变小，用药量减少。

（4）低凝状态：容易引起硬膜外腔出血、硬膜外腔血肿。

（八）护理

1. 一般护理

（1）体位：为预防麻醉后头痛，常规去枕平卧6 ~ 8 h。

（2）病情观察：密切监测生命体征，防止麻醉后并发症的出现。

（3）心理护理：做好详尽的解释工作，向患者介绍麻醉的过程和必要的配合，缓减其焦虑和恐惧程度。

2. 常见并发症的防治和护理

1）蛛网膜下腔阻滞：

（1）低血压：由交感神经阻滞所致。防治措施：加快输液速度，增加血容量；若血压骤降可用麻黄碱15 ~ 30 mg静脉注射，以收缩血管，维持血压。

（2）恶心、呕吐：由低血压、迷走神经功能亢进、手术牵拉内脏等因素所致。防治措施：吸氧、升压、暂停手术以减少迷走刺激，必要时甲氧氯普胺10 mg静脉注射。

（3）呼吸抑制：常见于胸段脊神经阻滞，表现为肋间肌麻痹、胸式呼吸减弱、潮气量减少、咳嗽无力、甚至发绀。防治措施：谨慎用药、吸氧、维持循环、紧急时行气管插管、人工呼吸。

（4）头痛：发生率为3% ~ 30%，主要因腰椎穿刺时穿破硬脊膜和蛛网膜，致使脑脊液流失、颅内压下降、颅内血管扩张刺激所致。典型的头痛可发生在穿刺后6 ~ 12 h、患者术后第一次抬头或起床活动时，疼痛常位于枕部、顶部或颞部，呈搏动性，抬头或坐起时加重。约75%患者在4 d内症状消失，多数不超过1周，但个别患者的病程可长达半年以上。预防：麻醉前访视患者时，切忌暗示蛛网膜下腔阻滞后有头痛的可能；麻醉时采用细穿刺、避免反复穿刺、提高穿刺技术、缩小针刺裂孔、保证术中术后输入足量液体。

（5）尿潴留：主要因支配膀胱的第2、第3、第4骶神经被阻滞后恢复较迟，下腹部、肛门或会阴部手术后切口疼痛，下腹部手术时膀胱的直接刺激以及患者不习惯床上排尿体位等所致。一般经针刺足三里、三阴交、阳陵泉、关元和中极等穴位，或热敷下腹部、膀胱区有助于解除尿潴留。

2）硬膜外阻滞：

（1）全脊麻：是硬膜外麻醉最危险的并发症，系硬膜外阻滞时穿刺针或导管误入蛛网膜下腔而未及时发现，致超量局麻药注入蛛网膜下腔而产生异常广泛的阻滞。若如未及时发现和正确处理，可发生心搏骤停。一旦疑有全脊麻，应立即行面罩正压通气，必要时行气管插管维持呼吸、加快输液速度，给予升压药，维持循环功能。预防：麻醉前常规准备麻醉机与气管插管器械，穿刺操作时细致认真，注药前先回抽、观察有无脑脊液，注射时先用试验剂量（3 ~ 5 mL）并观察5 ~ 10 min，改变体位后需再次注射试验剂量，以重新检验，有效防止患者术中躁动。

（2）穿刺针或导管误入血管：发生率为0.2% ~ 2.8%。足月妊娠者硬膜外间隙静脉怒张，更易刺入血管，因此注药前必须回抽。检查膜外导管回流情况。一旦局麻药直接注入血管将发生毒性反应，出现抽搐或心血管症状。治疗原则为吸氧、静脉注射地西泮或硫喷妥钠控制惊厥，同时维持通气和有效循环。

（3）导管折断：是硬膜外阻滞常见的并发症之一，多因置管技术不佳、导管质地不良、导管局部受压、拔管用力不当、置管过深或导管结圈所致。预防：规范穿刺技术，一旦遇导管尖端越过穿刺针斜面后不能继续进入时，应将穿刺针连同导管一并拔出，另行穿刺，拔管时切忌过分用力。

（4）硬膜外间隙出血、血肿和截瘫：若硬膜外穿刺和置管时损伤血管，可引起出血，血肿压迫脊髓可并发截瘫。CT或MRI可明确诊断并定位。应尽早行硬膜外穿刺抽除血液，必要时切开椎板，清除血肿。预防：对凝血功能障碍或在抗凝治疗期间患者禁用硬膜外阻滞麻醉，置管动作宜细致轻柔。

第三节　全身麻醉及护理

全身麻醉（general anesthesia）是临床最常使用的麻醉方法，其安全性、舒适性均优于局部麻醉和椎管内麻醉。按给药途径的不同，全身麻醉可分为吸入麻醉和静脉麻醉。吸入麻醉是最早应用于临床的全身麻醉方法，是由 William Mortron 于 1846 年率先开始应用的。真正意义的静脉麻醉应该是从 1853 年 Alexander Wood 发明针管和注射器后开始的。

一、常用全身麻醉药

（一）常用吸入麻醉药

（1）氟烷：1956 年 Johnston 首先应用于临床，优点是术后恶心、呕吐发生率低，因其可降低心肌氧耗量，适用于冠心病患者的麻醉。缺点是安全范围小，须有精确的挥发器；有引起氟烷性肝炎的危险；肌松作用不充分，需要肌松者应与肌松剂合用。氟烷麻醉期间禁忌用肾上腺素和去甲肾上腺素。

（2）恩氟烷：优点是不刺激气道，不增加分泌物，肌松弛效果好，可与肾上腺素合用。缺点是对心肌有抑制作用，在吸入浓度过高时可产生惊厥，深麻醉时抑制呼吸和循环。

（3）异氟烷：优点是肌松良好，麻醉诱导及复苏快，无致吐作用，循环稳定。缺点是价格昂贵，有刺激性气味，可使心率增快。

（4）氧化亚氮：也称笑气，1844 年 Wells 首先用于拔牙麻醉，目前仍是广泛应用的吸入麻醉药之一。其优点是麻醉诱导及复苏迅速，镇痛效果强，不刺激呼吸道黏膜。缺点是麻醉作用弱，使用高浓度时易产生低氧。

（5）七氟烷：优点是诱导迅速，无刺激性气味，麻醉深度容易掌握。缺点是遇碱石灰不稳定。

（6）地氟烷：优点是神经肌肉阻滞作用较其他氟化烷类吸入麻醉药强，在体内生物转化少，对机体影响小，血、组织溶解度低，麻醉诱导及复苏快。缺点是沸点低，室温下蒸气压高，需用特殊的电子装置控制温度的蒸发器，药效较低，价格昂贵。

（7）氙：氙是一种无色、无味、无污染的惰性气体，麻醉效能大于氧化亚氮。目前尚不能人工合成，价格昂贵，无法在临床推广应用。

（二）常用静脉麻醉药

（1）巴比妥类：临床麻醉中最常用的是超短效的硫喷妥钠和硫戊巴比妥钠，主要用于静脉诱导。

（2）氯胺酮：属分离性强镇痛静脉麻醉药，其特点是体表镇痛作用强，麻醉中咽喉反射存在，但复苏慢。临床主要用于体表小手术的麻醉以及全身麻醉的诱导。

（3）地西泮类：临床常用的是咪达唑仑，其作用强度为地西泮的 1.5 ~ 2.0 倍，诱导剂量为 0.2 ~ 0.3 mg/kg，静脉注射后迅速起效。

（4）异丙酚：属于超短效静脉麻醉药，临床主要用于全身麻醉的诱导与维持，以及人工流产等短小手术的麻醉。复苏迅速，苏醒后无后遗症。

（5）辅助性麻醉镇痛药：临床最常用的是芬太尼，属于人工合成的强镇痛药，作用强度是吗啡的 50 ~ 100 倍。大剂量用药可出现呼吸抑制，对循环无明显抑制。剂量超过 50 μg/kg 时可抑制插管和手术刺激引起的应激反应。以往也有使用吗啡的，但不良反应较大，目前临床已很少使用，仅用于术前用药和术后硬膜外镇痛。

（6）肌松药：根据作用机理的不同主要分为两类：去极化肌松药和非去极化肌松药。去极化肌松药以琥珀胆碱为代表，起效快，肌松完全且短暂，主要用于全麻时的气管插管。非去极化肌松药以筒箭毒碱为代表，主要用于麻醉中辅助肌松。常用的非去极化肌松药有维库溴铵、哌库溴铵、阿曲库铵、罗库溴铵及泮库溴铵。

二、吸入麻醉方法

（一）分类

吸入麻醉按麻醉通气系统和新鲜气流量两种方法进行分类。按麻醉通气系统分类是指根据呼吸气体与空气接触方式、重复吸入程度以及有无二氧化碳吸收装置等进行分类，可分为开放法、半开放法、半紧闭法和紧闭法。按新鲜气流量分类目前尚无统一标准。

（二）吸入麻醉的实施

吸入麻醉的实施应包括麻醉前准备、麻醉诱导、麻醉维持和麻醉复苏。

（1）麻醉前准备：主要包括：①患者身体与心理的准备；②麻醉前评估；③麻醉方法的选择；④相应设备的准备和检查；⑤合理的麻醉前用药；⑥根据吸入麻醉诱导本身的特点向患者做好解释工作及呼吸道的准备。

（2）麻醉诱导：是患者从清醒转入麻醉状态的过程，此时机体各器官功能受麻醉药影响出现亢进或抑制，是麻醉过程中的危险阶段。实施吸入麻醉诱导前，应监测心电图、血压和血氧饱和度，并记录麻醉前的基础值。麻醉诱导分浓度递增慢诱导法和高浓度快诱导法。单纯的吸入麻醉诱导适用于不宜用静脉麻醉及不易保持静脉开放的小儿，嗜酒者以及体格强壮者不宜应用。

（3）麻醉维持：麻醉维持期间应满足手术要求，维持患者无痛、无意识，肌松弛及器官功能正常，抑制应激反应，及时纠正水、电解质紊乱及酸碱失衡，补足血容量。目前低流量吸入麻醉是维持麻醉的主要方法。术中应根据手术特点、术前用药情况以及患者对麻醉和手术刺激的反应来调节麻醉深度。麻醉深度的判定见表 3-1。

表 3-1　麻醉深度的判定

麻醉深度	判定标准
意识消失	由清醒至呼之无反应，痛觉存在
兴奋抑制	呼吸不规则，屏气、喉痉挛，心律失常，痛觉过敏
浅麻醉	呼吸规则，窦性心律，血压略降，对强刺激有呼吸加强、血压升高和躯体运动反应
中度麻醉	呼吸抑制，血压下降，强刺激时仍有呼吸、循环等反应，但较弱
深麻醉	呼吸极度抑制直至停止，严重低血压、心律失常，直至心脏停搏

（4）麻醉复苏：复苏与诱导相反，是患者从麻醉状态转向清醒的过程。手术操作结束后，用高流量纯氧来快速冲洗患者及回路里的残余麻醉药。吸入麻醉药洗出越干净越有利于苏醒过程的平衡和患者的恢复，过多的残余可导致患者烦躁、呕吐，甚至抑制呼吸。在洗出吸入性麻醉药的同时，经静脉给予少量的麻醉性镇痛药可增加患者对气管导管的耐受，并有利于吸入药尽早排出，同时还可减轻拔管时的应激反应，对防止苏醒早期躁动也有良好效果。

三、静脉麻醉方法

静脉麻醉最突出的优点是无须经气道给药，不污染手术间。缺点是：①无任何一种静脉麻醉药能单独满足麻醉的需要；②可控性不如吸入麻醉；③药物代谢受肝肾功能影响；④个体差异较大；⑤无法连续监测血药浓度变化。

（一）分类

（1）按给药方式进行分类：包括单次给药、间断给药和连续给药，后者又包括人工设置和计算机设置给药速度。

（2）按具体用药进行分类：包括硫喷妥钠静脉麻醉、羟丁酸钠静脉麻醉、氯胺酮静脉麻醉、丙泊酚。

（二）常用麻醉方法

（1）氯胺酮分离麻醉：分次肌注法通常仅用于小儿短小手术的麻醉，常用量为 4 ~ 10 mg/kg 肌肉注射。静脉给药法适用范围同肌肉给药法，但剂量小。通常首次量为 1 ~ 2 mg/kg，追加量为首次量的

1/2 ～ 3/4。

（2）异丙酚静脉麻醉：用于麻醉诱导时，按 2.0 ～ 2.5 mg/kg 缓慢静脉注射，同时严密观测血压，若血压下降明显，应立即停药或在肌松药辅助下行气管内插管。也可用于静脉麻醉、异丙酚诱导后，按 2 ～ 12mg/（kg・h）持续给药，同时加用麻醉镇痛药和肌松弛药。

四、全身麻醉常见并发症的防治

（一）呼吸系统

（1）呼吸暂停：多见于未行气管插管的静脉全身麻醉者，尤其使用硫喷妥纳、异丙酚或氯胺酮施行门诊小手术、眼科手术、人工流产及各种内镜检查者；也见于全身麻醉者苏醒拔管后，系因苏醒不完全，麻醉药、肌松药及镇痛药、镇静药的残余作用以致发生于手术刺激结束后呼吸暂停（伤害性刺激本身具有呼吸兴奋作用）。临床表现为胸腹部无呼吸动作，发绀。一旦发生，务必立即施行人工呼吸，必要时可在肌松药辅助下气管内插管行人工呼吸。预防：麻醉中加强监测，备好各项急救物品，麻醉中用药尽可能采用注射泵缓慢推注。

（2）上呼吸道梗阻：见于气管内插管失败、极度肥胖、静脉麻醉未行气管内插管、胃内容物误吸及喉痉挛者。患者往往在自主呼吸时出现三凹症。务必预防在先。一旦发生则应立即处理：置入口咽或鼻咽通气道或立即人工呼吸。舌下坠所致之梗阻者，托起下颌，头偏向一侧；喉痉挛或反流物所致者，注射肌松药同时行气管内插管。

（3）急性支气管痉挛：好发于既往有哮喘或对某些麻醉药过敏者，气管内导管插入过深致反复刺激隆突或诱导期麻醉过浅也可诱发。患者表现为呼吸阻力极大，两肺下叶或全肺布满哮鸣音，严重者气道压异常增高可大于 3.92 kPa（40 cmH_2O）。处理：在保证循环稳定的情况下，快速加深麻醉，松弛支气管平滑肌；经气管或静脉注入利多卡因、氨茶碱、皮质激素、平喘气雾剂等。预防：避免使用易诱发支气管痉挛的药物，如吗啡、箭毒、阿曲库铵等；选用较细的气管导管及避免插管过深或在插管后经气管导管注入利多卡因。均有良好的预防和治疗作用。

（4）肺不张：多见于胸腔及上腹部术后患者。主要是术后咳痰不力、分泌物阻塞支气管所致，也可与单侧支气管插管、吸入麻醉药所致区域性肺不张有关。患者表现为持续性低氧血症；听诊肺不张区域呼吸音遥远、减低以致完全消失，X 线检查可见肺影缩小。治疗：在完善镇痛的基础上，做深呼吸和用力咳痰。若为痰液阻塞，可在纤维支气管镜下经逐个支气管口吸出痰液，并进行冲洗。也可再次麻醉后经气管内插管冲洗并吸引。预防：避免支气管插管、术后有效镇痛，鼓励患者咳痰和深呼吸。

（5）肺梗死：多见于骨盆、下肢骨折后长期卧床的老年患者。患者于麻醉后翻身时出现血压急剧下降、心搏减慢至停止、颈静脉怒张、发绀等症状，往往是深静脉血栓阻塞于肺动脉所致。抢救极为困难，应及时开胸做心脏按压，并行肺动脉切开取栓。预防：对原有血脂高、血液黏稠度大的老年患者，术前口服阿司匹林；麻醉诱导后翻身时动作宜轻柔。

（二）循环系统

（1）高血压：是全身麻醉中最常见的并发症，除原发性高血压者外，多与麻醉浅、镇痛药用量不足、未能及时控制手术刺激引起的强烈应激反应有关。故术中应加强观察、记录。当患者血压大于 18.7/12.0 kPa（140/90 mmHg）时，即应处理，包括加深麻醉、应用降压药和其他心血管药物。预防：由于高血压患者长期服用血管收缩、利尿药及麻醉后血管扩张，多数患者为相对循环血量不足，故诱导期应在快速补液扩容的基础上逐渐加深麻醉。

（2）低血压：以往血压正常者以麻醉中血压小于 10.7/6.7 kPa（80/50 mmHg）、有高血压史者以血压下降超过术前血压的 30% 为低血压的标准。麻醉中引起低血压的原因，包括麻醉药引起的血管扩张、术中器官牵拉所致的迷走反射、大血管破裂引起的大失血以及术中长时间容量补充不足或不及时等。应根据手术刺激强度，调整麻醉状态；根据失血量，快速输注晶体和胶体液，酌情输血。血压急剧下降者，快速输血输液仍不足以纠正低血压时，应及时使用升压药。预防：施行全麻前后应给予一定量的容量负荷，并采用联合诱导、复合麻醉，避免大剂量、长时间使用单一麻醉药。

（3）室性心律失常：也可因麻醉药对心脏起搏系统的抑制、麻醉和手术造成的全身低氧、高或低碳酸血症、心肌缺血而诱发。对频发室性早搏以及室颤者，应予药物治疗同时电击除颤。预防：术前纠正电解质紊乱，特别是严重低钾者；麻醉诱导气管插管过程中，注意维持血流动力学平稳，避免插管操作所致心血管反应引起的心肌负荷过度；对术前有偶发或频发室性早搏者，可于诱导的同时静脉注射利多卡因 1 mg/kg; 麻醉中避免低氧、过度通气或通气不足。

（4）心搏停止：是全身麻醉中最严重的并发症。前述呼吸、循环系统的各项并发症，如未及时发现和处理，均可导致心搏停止。需立即施行心肺复苏。预防：严格遵守操作流程，杜绝因差错而引起的意外；严密监测，建立预警概念。

（三）术后恶心呕吐

恶心呕吐为最常见的并发症，发生率在 26% ～ 70% 不等，多见于上消化道手术、年轻女性、吸入麻醉及术后以吗啡为主要镇痛药物的患者。全麻术后发生的恶心呕吐，可用枢复宁（昂丹司琼）、胃复安（甲氧氯普胺）或异丙酚治疗。预防：术前经肌肉或静脉注射胃复安、氟哌利多、枢复宁、咪达唑仑等均有一定效果。

（四）术后苏醒延迟与躁动

常见原因为吸入麻醉药洗出不彻底及低体温。苏醒期躁动与苏醒延迟有关，多与苏醒不完全和镇痛不足有关。治疗：使用异丙酚 1.0 ～ 1.5 mg/kg 使患者意识消失，自主呼吸受抑，改用呼吸机高流量氧洗出吸入麻醉药；对躁动者可在应用异丙酚的同时，给予芬太尼 0.05 mg 或其他镇痛药。预防：正确施行苏醒期操作并于拔管前应用肌松药拮抗剂、补充镇痛药及避免低体温。

五、全身麻醉的护理

（1）平卧，头偏向一侧（若为患儿则在肩部垫一薄枕，使头适当后仰），以保持呼吸道通畅，防止舌根后坠而阻塞呼吸道。清醒后卧位按相应疾病护理常规要求执行。

（2）全身麻醉但非消化道手术患者，术后 6 h 完全清醒且无恶心呕吐，可先给流质，以后根据情况逐步改为半流质或普食。胃肠道手术患者，一般待肛门排气后才开始给少量流质，3 d 后可给全量流质。

（3）严密监护至患者完全清醒，观察并记录病情变化，测意识、瞳孔、血压、脉搏、呼吸、血氧饱和度每 15 ～ 30 min 一次。清醒后，每 2 h 测量一次至病情稳定。麻醉未醒前注意约束患者肢体，以防抓伤；妥善固定各管道，确保通畅。

（4）根据患者病情调节输液速度，并维持其通畅，防止液体外渗。

（5）冬季保暖，注意防烫伤；夏季防暑。

（6）加强基础护理，鼓励患者咳嗽及深呼吸，防止并发症。

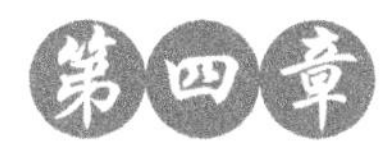

口腔颌面外科门诊及病房常见疾病的护理

第一节　口腔颌面外科门诊常见疾病的护理

一、急救的护理

（一）晕厥（syncope）的护理

1. 概念

晕厥俗称昏倒，是一过性脑缺血缺氧所引起的短暂的意识丧失。一般由紧张、恐惧、饥饿、疲劳、疼痛或体位改变引起。根据病因不同，可分为心源性晕厥、反射性晕厥、直立性低血压晕厥及其他晕厥等。在口腔科临床治疗中反射性晕厥（多为血管迷走抑制性晕厥）、直立性低血压晕厥、低血糖性晕厥、急精神性晕厥非常常见，而心源性晕厥最为严重。

2. 判断

面色苍白、出冷汗、眼前发黑、胸部发闷、恶心、脉弱而缓、血压下降，甚至意识丧失而昏倒在任何场所。

3. 护理措施

（1）立即停止操作，放平椅位，或就地置患者于头低脚高位。

（2）松解衣领，判断有无意识，测量血压和脉搏。

（3）口服或静脉推注葡萄糖注射液。

（4）意识丧失者，可给酒精嗅闻，指压水沟、合谷穴。

（5）针对造成晕厥的原因进一步处理。如为心源性晕厥则立即吸氧，心电监护，必要时开放静脉通路。

（6）多数患者平卧 5 ~ 6 min 症状自行好转，晕厥发作的危险在于跌撞造成的外伤，当患者脸色苍白、出冷汗、神志不清时，立即让患者蹲下，再使其躺倒。

4. 健康教育

（1）治疗前做好患者的心理护理，消除紧张恐惧心理。

（2）了解患者治疗前夜睡眠情况，体虚疲劳程度。

（3）对未进早餐及近中午拔牙患者，指导其进餐后再拔牙。

（4）实施下牙槽神经阻滞麻醉时要准确仔细。

（5）年老体弱患者治疗后，在牙椅上休息 30 min 后再离开。

（二）窒息（asphyxia）的护理

1. 概念

窒息是指急性呼吸道梗阻。口腔颌面部是呼吸道上端，受伤后由于组织移位、出血、碎牙、骨片、异物或分泌物误吸常可造成窒息。按发生的原因分为阻塞性窒息和吸入性窒息两类。

2. 判断

（1）前驱症状：烦躁不安、出汗、鼻翼翕动、喉鸣音。

（2）窒息未及时解除，则表现呼吸困难，胸骨上窝、锁骨下窝、剑突下和肋间隙明显凹陷，口唇青紫、发绀。

（3）抢救不及时，脉搏弱而快，血压下降，瞳孔散大，直接导致死亡。

3. 护理措施

窒息救治的关键是早期发现与及时处理，应争分夺秒就地抢救。对阻塞性窒息的患者，应根据具体情况，采取下列措施：

（1）因血块及分泌物等阻塞咽喉部者，护理人员应迅速用手掏出或用吸引器吸出阻塞物，将患者头偏向一侧或采取俯卧位，便于分泌物外流。

（2）因舌后坠而引起窒息者，应配合医生在舌尖后约 2 cm 处用粗线穿过全层舌组织，将舌牵拉出口外并妥善固定。

（3）因上颌骨骨折段下垂移位而窒息者，护理人员在迅速清除口内分泌物或异物后，可就地取材采用筷子、小木棒、压舌板等，横放在两侧前磨牙部位，将上颌骨向上提，并将两端固定于头部绷带上。通过这样简单的固定，即可解除窒息，并可达到部分止血的目的。

（4）因咽部肿胀压迫呼吸道者，可以由口腔或鼻腔插入通气导管，以解除窒息。如情况紧急，又无适当通气导管，可用 15 号以上粗针头由环甲筋膜刺入气管内。如仍通气不足，可同时插入 2 ~ 3 根，随后做气管切开术。

（5）对吸入性窒息的患者，应立即进行气管切开术，通过气管导管，迅速吸出血性分泌物及其他异物，恢复呼吸道通畅。这类患者在解除窒息后，应严密注意防治肺部并发症。

（三）休克（shock）的护理

1. 概念

休克是由多种原因引起有效循环血量锐减而导致维持生命的重要器官、组织的血液灌注不足，从而在临床上出现一系列症状和体征。口腔颌面部创伤患者发生的休克，主要是出血性或创伤性休克。单纯颌面部损伤发生休克的机会不多，常伴发其他部位严重损伤而引起。

2. 判断

（1）代偿期：精神紧张或烦躁、面色苍白、手足湿冷、心率加快、过度换气等。血压正常或稍高。

（2）失代偿期：表情淡漠、反应迟钝、口唇肢端发绀、出冷汗、脉细速、血压下降。重者，四肢厥冷，血压、脉搏测不出，无尿。

3. 护理措施

（1）立即取仰卧中凹位，将患者头偏向一侧。

（2）迅速建立两条静脉通路，查血型及交叉配血，尽快补充血容量。

（3）松解患者衣扣，保持气道通畅，给予氧气吸入。

（4）监测生命体征变化，详细记录病情发展和液体出入量。

（5）保持周围环境安静，尽可能少搬动或扰动患者，适当保暖。

（6）遵医嘱用药并观察用药后反应。

（7）维持水、电解质和酸碱平衡。

4. 注意事项

颌面部创伤休克的急救中，不要应用吗啡，因吗啡有抑制呼吸的作用，而颌面部创伤患者易发生呼吸障碍，吗啡又可使瞳孔缩小，妨碍观察颅脑损伤的病情变化。

（四）心搏骤停（cardiac arrest）的护理

1. 概念

心搏骤停是指各种原因导致的心脏射血功能的突然终止。心搏骤停的病因主要包括心源性病因和非心源性病因。心源性病因是指由心脏本身病变所致的心脏骤停，如冠状动脉粥样硬化性心脏病、心肌梗死和心肌病等，是心脏骤停的主要原因。非心源性病因是指由其他因素引起的心脏骤停，包括严重创伤、各种休克、手术及诊疗操作中的意外等。

2. 判断

（1）突然意识丧失或伴有全身短暂的抽搐，患者昏倒于各种场合。

（2）大动脉搏动消失。

（3）呼吸骤停或呼吸断续，呈叹息样或抽泣样，继而停止。

（4）双侧瞳孔散大。

（5）面色苍白或转为发绀。

心搏骤停时，最可靠的临床征象是意识丧失伴大动脉搏动消失。通常成人检查颈动脉，儿童检查股动脉，婴儿检查肱动脉或股动脉。

3. 护理措施

心肺脑复苏（cardio pulmonary cerebral resuscitation，CPCR）是使心搏、呼吸骤停的患者迅速恢复循环、呼吸和脑功能的抢救措施。心肺复苏（cardio pulmonary resuscitation，CPR）是针对心跳、呼吸骤停所采取的急救措施，即应用胸外心脏按压或其他方法形成暂时的人工循环并恢复心脏自主搏动，用人工呼吸代替自主呼吸并恢复自主呼吸，从而达到挽救生命的目的。脑复苏是心肺功能恢复后，针对保护和恢复中枢神经系统功能的治疗，加强对脑细胞损伤的防治和促进脑功能的恢复，脑功能的恢复程度决定患者的生存质量。

完整的心肺脑复苏包括基础生命支持（basic life support，BLS）、高级心血管生命支持（advanced cardiovascular life support，ACLS）和综合的心搏骤停后治疗（integrated post-cardiac arrest care）3 部分。

基础生命支持（BLS）又称初期复苏处理或现场复苏，是挽救生命的关键，具体操作流程如下：

1）在评估安全情况下，快速识别和判断心搏骤停。

（1）判断患者反应：轻拍患者双肩部，靠近耳边大声呼叫：“喂！你怎么了”同时观察口唇、鼻翼和胸腹部起伏情况判断有无呼吸，应在 10 s 内完成。

（2）启动急救反应系统：院外拨打“120”，院内呼叫急救小组。置患者于复苏体位，即仰卧于坚实的平面上，使头、颈、躯干平直无扭曲，将双上肢放于身体两侧，解开衣服，暴露胸壁。

2）循环支持（circulation）

指用人工的方法通过胸膜腔内压或直接挤压心脏产生血流，为冠状动脉、脑及其他重要脏器提供血液灌注。

（1）判断颈动脉脉搏：食指和中指并拢，从患者气管正中部（男性可先触及喉结），向旁滑移 2 ~ 3 cm，在胸锁乳突肌内侧轻触颈动脉搏动。如触摸不到动脉搏动，即可判定心搏已经停止，应立即行胸外心脏按压。

（2）胸外心脏按压

①按压部位：成人和儿童按压部位在胸部正中，胸骨的下半部，两乳头连线中点的胸骨处。婴儿在两乳头连线中点胸骨处稍下方。

②按压方法：施救者一只手的掌根部紧贴在两乳头连线中点胸骨处，另一只手掌叠加其上，两手手指交叉相扣，指尖向上抬起，双肩在患者胸骨正上方，双臂伸直，以髋关节为支点，用上半身的力量垂直向下用力快速按压。儿童可用单手按压，婴儿用 2 根手指或双手拇指环绕按压。

③按压频率和深度：按压频率 100 ~ 120 次／分，按压深度 5 ~ 6 cm。8 岁以下儿童患者按压深度至少达到胸廓前后径的 1/3，婴儿大约 4 cm，儿童大约 5 cm。

④尽量减少按压中断，或将中断控制在 10 s 内。

⑤按压和放松时间基本相等，连续按压 30 次，每次按压后要保证胸廓充分回弹到正常，但手掌根部不能离开胸壁。在按压间歇期避免倚靠在患者身上。

3）开放气道（airway）

首先松解衣领及裤带，清除口中分泌物、呕吐物、固体异物、义齿等。

方法 1：仰头抬颏法（head tilt-chin lift）：适于没有头、颈部创伤者。施救者一只手小鱼际置于患者前额，使头部后仰；另一只手的食指与中指置于下颌骨近下颏或下颌角处，抬起下颏。

方法 2：托颌法（jaw thrust）：用于疑似头、颈部创伤者。施救者位于患者头部后方，肘部支撑在患者躺的平面上，双手置于患者头部两侧，拇指放在下颏处，其余四指紧握下颌角，用力向前、向上托起下颌。

4）人工呼吸（breathing）

如果患者没有呼吸或为无效呼吸（仅仅是叹息），应立即做口对口（鼻）、球囊－面罩等人工呼吸方法，首次人工通气 2 次，每次应在 1 s 钟以上，保证有足够的气体进入肺部，人工呼吸频率为 10 ~ 12 次／分，即每 5 ~ 6 s 给予人工通气 1 次，儿童和婴儿 12 ~ 20 次／分。

（1）口对口人工呼吸：在保证患者气道通畅和患者口部能张开的前提下进行，施救者用按于前额一手的拇指与食指捏闭患者的鼻孔，张开口贴紧患者口部（完全包住，婴儿连同鼻一块包住），正常呼吸下，缓慢吹气 2 次，每次吹气至患者胸部上抬后，即与患者口部脱离，轻轻抬起头部，同时放松捏鼻的手指，让患者胸廓回弹呼出气体。

（2）球囊－面罩通气：保证患者气道畅通，施救者位于患者头部后方，用 CE 手法将面罩扣住口鼻，即拇指和食指呈“C”形紧压面罩，其余三指呈“E”形紧托下颌，另一只手规律挤压球囊，提供足够的吸气，呼气时间（1 ：1.5 ~ 1 ：2）。

胸外心脏按压与人工通气比例为 30 ：2。对于儿童和婴儿，双人施救时比例为 15 ：2。每完成 30 次按压和 2 次通气为 1 个循环，完成 5 个循环或 2 min 后对患者进行评估。

5）早期除颤（defibrillation，D）

早期除颤是终止室颤和无脉室速最有效的方法。对院外目击现场有自动体外除颤仪（AED），应尽快在 3 ~ 5 min 内使用。非目击的心搏骤停（>4 min），先进行 5 个循环 30 ：2 的复苏，然后除颤，除颤后立即再给予 5 个循环的复苏后检查，必要时再次除颤。

6）心肺复苏有效指标

（1）颈动脉搏动恢复。

（2）自主呼吸出现。

（3）面色由发绀转为红润。

（4）有眼球活动，睫毛反射与对光反射出现，甚至手脚开始抽动。

（5）瞳孔由散大开始回缩。

4. 注意事项

（1）抢救心搏骤停时，不要等待静听心音和心电图检查的证实。安置患者体位时要注意保护颈部。判定患者颈动脉搏动时，触摸颈动脉用力不要过大，以免妨碍头部血供，检查时间不要超过 10 s。胸外心脏按压时，应平稳、有规律地进行，不能冲击式地猛压。每次人工呼吸后（单人 CPR）行胸外心脏按压时，应重新定位。按压时肘部不要弯曲，否则压力减弱。两手掌应重叠放置，手指离开胸壁，以免造成肋骨及肋软骨骨折。

（2）按压者的更换：双人或有多个复苏者时，每 2 min 更换按压和通气角色，换人时间应在 5 s 内完成，以保证有效的胸外心脏按压。

（3）预防胃胀气：防止胃胀气的发生，吹气时间要长，气流速度要慢，从而降低最大吸气压。

（4）终止现场 CPR 的条件

①自主呼吸及心跳已有良好恢复。

②有其他接受 CPR 训练合格人员接替抢救，或有医生到场承担了复苏工作。

③到场的医生确定患者已经死亡。

④继续复苏会将自身和他人至于危险境地时。

二、牙拔除术的护理

（一）适应证

（1）牙体病损：牙体组织龋坏或破损严重，用现有的修复手段已无法恢复和利用者可拔除。

（2）根尖周病：根尖周病变不能用根管治疗、根尖切除等方法治愈者可拔除。

（3）牙周病：晚期牙周病、牙周骨组织支持大部分丧失，采用常规和手术治疗已无法取得牙齿的稳固和功能。

（4）牙外伤：冠折通常经过治疗处理是可以保留的。根中 1/3 折断一般为拔牙适应证。

（5）错位牙：影响功能、美观，造成邻近组织病变或邻牙龋坏，不能用正畸等方法恢复正常位置者均可考虑拔除。

（6）额外牙：额外牙常会引起正常牙的萌出障碍或错位，造成错𬌗畸形，常为拔牙适应证。

（7）埋伏牙、阻生牙：引起邻牙牙根吸收、冠周炎、牙列不齐、邻牙龋坏均应拔除。

（8）滞留乳牙：影响恒牙萌出者应拔除。

（9）治疗需要：因正畸治疗需要进行减数的牙；因义齿修复需要拔除的牙；囊肿或良性肿瘤累及的牙，可能影响治疗效果者均为拔牙适应证。

（10）病灶牙：引起颌骨骨髓炎、牙源性上颌窦炎等局部病变的病灶牙为拔牙适应证。

（11）骨折：颌骨骨折线上的牙或牙槽突骨折所累及的牙，应根据牙本身情况而定，尽可能保留。

（二）禁忌证

（1）重症高血压、心力衰竭、心肌梗死及心绞痛频繁发作患者。

（2）患有血友病、白血病、恶性贫血及坏血病等血液病患者。

（3）口腔恶性肿瘤患者，牙位于恶性肿瘤病变区，不可单纯拔牙。

（4）患有糖尿病血糖未经控制的患者。

（5）患有口腔颌面部急性感染的患者；疲劳过度、饥饿、紧张恐惧及妇女月经期者。

（6）易流产或易早产的孕妇；严重的慢性疾病者。

牙拔除术的禁忌证有相对性。禁忌证受全身系统状况、口腔局部情况、患者精神心理状况、医生水平、设备药物条件等综合影响。在一定程度上，拔牙的禁忌证是可以转化的。某疾病经综合处理后，在一定的监控条件下可以实施拔牙手术。

（三）术前准备

（1）物品准备：0.2% 碘附棉球、棉球、一次性检查盘、牙挺、牙钳、刮匙、骨凿、骨锤、分离器、骨膜剥离子、注射器、一次性针头、局麻药（2% 利多卡因或复方阿替卡因注射液）。

（2）患者准备：必要时拍 X 线片、做心电图。

（四）治疗流程及护理配合

（1）核对患者病历及患者姓名→安排患者坐在治疗椅上→系好胸巾→调整椅位及光源，拔除上颌牙时患者头部应稍后仰，张口时上颌牙的颌平面与地面成 45°，拔除下颌牙时颌平面与地面平行。备好麻醉药（询问有无过敏史），指导配戴眼镜或有活动义齿患者应取下放好，护士位于患者左侧。

（2）核对牙位，询问过敏史，准备麻醉物品，检查 STA（无痛麻醉系统）运转是否正常，检查无痛麻醉针是否在有效期内，并进行安装。

（3）传递 0.2% 碘附棉球，传递麻药注射器，麻药注射后，嘱患者闭口休息，不可随意活动，告知患者麻药注射后的反应，如有心慌、局部瘙痒等不良反应及时告知医护人员。

（4）根据不同牙齿传递相关拔牙器械，如需要增大牙周围间隙或劈开牙齿时应先告知患者，使其有思想准备。手术过程中，观察患者面色、情绪及病情变化，适时调节灯光保持术区明亮。

（5）拔牙后传递刮匙、无菌棉球，嘱患者咬紧，必要时准备缝合物品，整理用物。

（6）加强心理护理，缓解患者的心理紧张情绪，发放拔牙健康处方，详细介绍拔牙后的注意事项。

（五）健康教育

（1）拔牙术后压迫止血的棉卷应咬 30 min 后自行吐掉。

（2）有出血倾向的患者，拔牙后不要马上离开，待 30 min 后，经医生检查确认安全后再离开。

（3）拔牙后 1 ~ 2 d，唾液中带少许血丝属正常现象，如出血较多应及时就诊。

（4）拔牙当天不要刷牙漱口，不用拔牙侧咀嚼食物，不用舌舔伤口，更不可反复吸吮、吐唾液，以免破坏凝血块。牙后 2 h 后方可进食，不宜进食辛辣刺激及过热食物。

（5）拔牙后不影响正常工作生活，但应避免剧烈运动。吸烟、饮酒会影响伤口愈合。

（6）阻生齿拔除后 24 h 内，拔牙侧可进行冷敷，减轻出血和肿胀。如拔牙创口有缝线，则需 1 周拆线。

（7）根据医生建议，术后服用抗生素和止痛药。如肿胀明显、张口困难或炎症较重，应及时复诊。

（8）拔牙术后 1 个月请于修复或种植科就诊，确定进一步治疗计划或开始修复治疗。

（9）拔牙创口缝线 7 ~ 9 d 拆除。

三、智齿冠周炎冲洗术的护理

（一）概念

智齿冠周炎是指智齿（第三磨牙）萌出不全或阻生时，牙冠周围软组织发生的炎症。临床上以下颌智齿冠周炎多见，上颌智齿冠周炎少见。其治疗以局部处理为重点，局部又以清除龈袋内食物碎屑、坏死组织和脓液为主。

（二）物品准备

一次性检查盘、5 mL 注射器、10 mL 注射液、冲洗针头、0.9% 生理盐水、3% 过氧化氢、碘甘油。

（三）治疗流程及护理配合

（1）核对患者病历及患者姓名→安排患者坐在治疗椅上→系好胸巾→调整椅位及光源。

（2）准备 3% 过氧化氢 5 mL 和 0.9% 生理盐水 10 mL，分别连接弯钝冲洗接头。

（3）协助医生对冠周炎盲袋用 3% 过氧化氢和 0.9% 生理盐水进行反复冲洗，至冲洗流出液清亮为止，局部醮干，用探针将碘甘油送入盲袋内。

（4）若需全身应用抗生素者，应做好用药指导。

（四）健康教育

（1）嘱患者休息，进流质饮食，禁食刺激性食物，治疗期间戒烟戒酒。

（2）宣传冠周炎的发病原因及早期治疗的重要性，对病灶牙遵医嘱应及早拔除，防止冠周炎再发。

（3）嘱患者用含漱液漱口，每日数次，保持口腔清洁。

四、颌面部软组织损伤清创术的护理

（一）概念

清创术是面部预防创口感染和促进愈合的基本方法，一般原则是伤后越早进行清创越好，总的原则是 6 ~ 8 h 内进行，对于颌面部创口，由于血液循环丰富、组织抗感染能力强，因此，可以不拘泥于这个时间，超出这个时间的创口仍可以做清创处理和早期缝合创口。口腔颌面部损伤的伤员只要全身条件允许，应尽量对局部伤口进行早期外科处理，即清创术。

（二）适应证

口腔颌面部损伤伤员生命体征稳定，口腔颌面部擦伤、挫裂伤、刺伤、割裂伤、撕脱伤、咬伤、贯穿伤等。

（三）物品准备

生理盐水、3% 过氧化氢、0.5% 氯己定棉球、碘附棉球、无菌手套、无菌纱布、局麻药、注射器、引流条（必要时）、油纱、小切包、一次性针头、美容缝合线、吸引器管。

（四）治疗流程及护理配合

（1）核对患者病历及患者姓名→安排患者坐在治疗椅上→系好胸巾→调整椅位及光源。

（2）准备麻药，询问患者有无过敏史、高血压、心脏病等疾病。一般均可在局麻下进行，小儿或不合作的患者考虑全麻。

（3）冲洗创口：用3%过氧化氢和生理盐水彻底冲洗创口，力求将异物和血块去除干净，头部下面放一污物桶，以防冲洗液流入地面。

（4）清理创口：冲洗后行创口周围皮肤消毒，备0.5%氯己定棉球，铺巾，进行清创处理。

（5）缝合创口：注意检查活跃的小血点及断裂的血管，彻底结扎或缝合结扎止血，然后按层对位缝合。如果创口污染严重或已感染，缝合时应安置引流条。

（6）遵医嘱肌肉注射破伤风抗毒素（TAT）1 500 IU或人破伤风免疫球蛋白250 IU。

（7）应用广谱抗生素，预防和控制感染。

（五）健康教育

（1）口内创口嘱患者保持口腔卫生，使用含漱液漱口。

（2）颌面部创口术后根据病情1 ~ 2 d换一次。

（3）一般术后7 d拆线，感染创口根据具体病情决定。

五、牙再植术的护理

（一）概念

牙再植术是将脱位的牙经处理后，原位植入牙槽窝内，以达到恢复咀嚼、语言功能与面容的目的。牙再植术分即刻和延期再植，后者极少应用。

（二）适应证

外伤牙脱落，经处理后方可再植；误拔的健康牙齿应立即再植；再植牙一般以年龄小、牙根尚未发育充分完全、根尖孔呈喇叭状效果良好。

（三）物品准备

（1）一般物品：一次性检查盘、无菌生理盐水、0.5%氯己定棉球、庆大霉素、无菌手套、牙弓夹板、钢丝、止血钳、钢丝剪刀、切断钳子、开口器、刮匙、吸唾管、吸唾器。

（2）牙体准备：外伤脱落的牙齿用无菌生理盐水清洗干净，置庆大霉素液中浸泡15 ~ 30 min。

（四）治疗流程及护理配合

（1）患者准备：核对患者病历及患者姓名→安排患者坐在治疗椅上→系好胸巾→调整椅位及光源→向患者讲明牙再植术的手术方法及术后注意事项，以取得合作。

（2）牙的处理：在无菌条件下进行，自抗生素液中取出牙，用生理盐水纱布保护。

（3）受植区的处理：递0.5%氯己定棉球消毒口周及黏膜，彻底清理牙槽窝，注意保护牙周膜。

（4）植牙：上开口器，将准备好的牙按一定方向植入，请患者做正中咬合，防止早接触，使牙齿根尖完全复位。

（5）固定与调整：按顺序传递钢丝、止血钳、钢丝剪刀等牙齿固定器械，术中随时吸唾。

（五）健康教育

（1）常规给予广谱抗生素药物，以预防感染。

（2）注意口腔清洁，可用含漱液漱口，软毛牙刷刷牙，避免损伤再植牙。

（3）术后进流食逐渐改半流食、软食、普食，禁用再植牙咀嚼，4 ~ 6周拆除固定。

（4）术后定期复查，宜每周1次，检查固定是否可靠。

（5）术后应拍X线片，留作复查对比用。

六、牙槽脓肿切开术的护理

（一）概念

急性牙槽脓肿多为急性炎症发展而来，出现牙齿松动，叩击痛。根尖脓肿时表现为自发性、持续性跳痛，发展为骨膜下脓肿时疼痛剧烈，当脓液溶解骨膜引起黏膜下脓肿时，疼痛则减轻。慢性牙槽脓肿有时叩击痛，瘘管排脓不畅时可引起亚急性发作，症状同急“性牙槽脓肿”。

（二）物品准备

一次性检查盘、刀柄、11 号刀、蚊式钳、引流条、0.5%氯己定、局麻药、干棉球、5 mL 注射器、无菌手套、无菌头帽。

（三）治疗流程及护理配合

（1）核对患者病历及患者姓名→安排患者坐在治疗椅上→系好胸巾→调整椅位及光源→做好心理护理→减轻患者紧张与害怕心理。

（2）准备麻药，询问患者有无过敏史。

（3）严格遵守和执行无菌技术操作。

（4）手术过程中观察患者病情变化，出现异常及时报告医生。

（5）根据急性牙槽脓肿的症状与体征，遵医嘱进行消炎、止痛治疗，开放髓腔或切开引流时，传递所需器械及用物。

（6）炎症消退后，对不能保留的牙齿，嘱患者予以尽早拔除。

（7）治疗后→医生（护士协助）嘱患者治疗后注意事项→整理用物→处理器械→洗手→将物品放原处备用。

（四）健康教育

（1）切开后不能用力漱口，只能用漱口液轻轻含漱，避免切开处引流条脱出。

（2）定期更换引流条。

（3）向患者介绍牙槽脓肿的发病原因，让其了解对牙病早期治疗的重要性。

七、平阳霉素注射治疗口腔颌面部脉管性疾病的护理

（一）概述

口腔颌面部脉管性疾病的发病率很高，其中大多数发生在颌面部皮肤、皮下组织及口腔黏膜，如唇、舌、口底等部位。多发生在婴幼儿时期，为了保持面部功能和美观，一般不宜手术切除，常用平阳霉素注射治疗。

（二）术前准备

（1）物品准备：5 mL 或 10 mL 注射器、0.2% 碘附棉球、无菌纱布、无菌手套、5 号无菌针头、一次性检查盘。

（2）患者准备：常规术前检查，血常规，出、凝血时间，乙肝五项，测血压，拍胸片，做心电图，做好患者心理护理，避免患者紧张情绪，询问药物过敏史。

（3）药品准备：2% 利多卡因注射液、0.9% 生理盐水、平阳霉素 8 mg。

（三）配制方法

0.9% 生理盐水 2.5 mL ＋ 2% 利多卡因注射液 2.5 mL ＋平阳霉素 8 mg。

（四）治疗流程及护理配合

（1）核对患者病历及患者姓名→安排患者坐在治疗椅上→系好胸巾→调整椅位及光源，向家属或本人耐心解释治疗方法及可能出现的问题，如局部肿胀、疼痛、出血及黏膜坏死，以及可能出现呼吸及进食困难等症状。向患者说明该治疗的预后及治疗的效果，使患者消除紧张恐惧心理，以最佳的心理状态积极配合治疗和护理。

（2）配制药品。

（3）协助医生摆好体位。

（4）注射过程中协助医生固定头部，严密观察患儿（患者）的病情变化，口腔颌面部血运丰富，局部注射后肿胀明显，一般 24 h 之内最严重，3 ~ 5 d 均能减退或消失，又因口腔是呼吸道的开端，特别是舌根及口底血管瘤注射后，易发生呼吸道阻塞，造成呼吸困难甚至窒息。一旦出现呼吸困难立即就地抢救。同时还应观察皮肤的颜色、黏膜坏死脱落的程度、有无牙龈出血及疼痛等。

（五）注意事项

嘱患者或其家属压迫注射部位 30 min，第一次注射治疗的患者需留院观察 2 h，遵医嘱口服抗生素 3 ~ 5 d，注意口腔卫生，鼓励患者多进水及高蛋白、高维生素、高热量饮食，增加抵抗力，促进康复，2 周后复诊。

第二节　口腔颌面外科门诊手术室常见疾病的护理

一、阻生齿拔除术的护理

阻生牙是由于邻牙、骨或软组织的阻碍而只能部分萌出或完全不能萌出，且以后也不能萌出的牙齿。常见下颌第三磨牙、上颌第三磨牙、上颌尖牙及上颌前部埋伏额外牙。

（一）适应证

（1）引起冠周炎的阻生齿。

（2）阻生牙龋坏或导致邻牙龋坏。

（3）食物嵌塞的无功能阻生牙。

（4）阻生牙压迫导致邻牙牙根吸收。

（5）阻生牙压迫导致邻牙牙周组织吸收。

（6）阻生牙导致牙源性囊肿或肿瘤。

（7）因正畸需要保证正畸治疗的效果。

（8）可能为颞下颌关节紊乱病诱因的阻生牙。

（9）因完全骨阻生而被疑为原因不明的神经痛或可疑为病灶牙者。

（10）正颌手术需要。

（11）预防下颌骨骨折。

（二）术前准备

（1）物品准备：检查器（口镜、镊子、探针）、无菌手套、麻药、0.2% 碘附棉球、0.5% 氯己定棉球、干棉球、纱布、护目镜、无菌敷料、冲洗器、强力吸引器、吸引器管、吸引器接头、针头、注射器、无痛局麻仪、手术器械包（刀柄、刀片、剪刀、持针器、颊拉钩、阻生牙擘用车针、止血钳、缝合针线、止血材料、骨膜分离器、高速仰角手机、牙龈分离器、牙挺、刮匙）。

（2）患者准备：常规术前检查，血常规，出、凝血时间，乙肝五项，拍 X 线片，测血压，必要时做心电图、拍 CT。

（三）手术流程及护理配合

（1）核对患者病历及患者姓名，询问过敏史，准备手术知情同意书，准备手术物品。

（2）安排患者坐在治疗椅上或仰卧在手术台上，消毒手术区域，铺无菌敷料，调整治疗椅或手术台高度及光源，告知患者不可以用手接触面部，如有不适请举手示意。必要时口角处涂液状石蜡，避免术中过分牵拉造成损伤。

（3）核对牙位：准备麻醉物品，检查 STA（无痛麻醉仪）运转是否正常，检查无痛麻醉针是否在有效期内，并进行装。

（4）麻醉注射后，嘱患者休息，不可随意活动，告知患者麻药注射后的反应，如有心慌、局部瘙痒等不良反应及时告知医护人员。

（5）切开、翻瓣：嘱患者配合医生张口，头不要摇动，将颊拉钩传递给医生，暴露术区，递手术刀、骨膜分离器，安装强力吸引管，吸出术区血液，保持术野清晰。

（6）去骨：用高速手机去骨时，告知患者有响声和振动勿担心。

（7）分牙：吸出术区血液，保持术野清晰。

（8）增隙、挺松，递牙挺拔出患牙。

（9）拔牙后处理：递送刮匙、止血钳，盐水冲洗，递止血敷料压迫止血

（10）缝合：将夹好的缝针及缝合线传递给医生进行缝合。

（11）递送干棉球或纱布压迫止血。

（12）清洁口周，整理用物，术后指导。

（四）健康教育

（1）拔牙术后压迫止血的棉卷应咬 30 min 后自行吐掉。

（2）有出血倾向的患者，拔牙后不要马上离开，待 30 min 后，确认安全后再离开。

（3）拔牙后 1 ~ 2 d，唾液中带少许血丝属正常现象，如出血较多应及时就诊。

（4）拔牙当天不刷牙漱口，不用拔牙侧咀嚼食物，不用舌舔伤口，更不可反复吸吮、吐唾液，以免破坏凝血块。拔牙后 2 h 后方可进食，不宜进食辛辣刺激及过热食物。

（5）拔牙后不影响正常工作生活，避免剧烈运动。吸烟、饮酒会影响伤口愈合。

（6）阻生牙拔除后 24 h 内，拔牙侧可进行冷敷，减轻出血和肿胀。如拔牙创口有缝线，则根据缝合线种类，告知患者，可吸收线 1 个月左右脱落，普通丝线 7 ~ 9 d 到口外门诊拆除。

（7）根据医生建议，术后服用抗生素和止痛药。如肿胀明显、张口困难或炎症较重，应及时复诊。

（8）拔牙术后 1 个月，请到修复科或种植科就诊，确定进一步治疗计划或开始修复治疗。

二、牙槽突修整术的护理

（一）概念

矫正牙槽突各种妨碍义齿戴入和就位的畸形；去除牙槽突区突出的尖或嵴，防止引起局部疼痛；去除突出的骨结节或倒凹；矫正上前牙槽突的前突。

（二）适应证

（1）上、下颌牙槽骨骨尖或骨嵴，用手指稍按压即感明显疼痛。

（2）上颌牙槽骨前突。

（3）拔牙术后的牙槽骨修整，宜在拔牙术后 2 ~ 3 个月进行。

（4）预成义齿修复者，应在拔牙的同时修整牙槽骨。

（三）术前准备

（1）物品准备：手术器械包（刀柄、刀片、剪刀、止血钳、持针器）、缝合针线、无菌手套、0.2% 碘附棉球、0.5% 氯己定棉球、纱布、骨凿、锤子、骨锉、局麻药、骨膜剥离子、咬骨钳、口镜、拉钩、冲洗器、吸引器、吸引器管、吸引器接头、针头、注射器。

（2）特殊用品准备：骨钻（根据需要选用）。

（3）患者准备：同“阻生齿拔除术的护理”。

（四）手术流程及护理配合

（1）根据修复科病志记录确定手术部位，置患者于仰卧位。

（2）此手术多为老年人，术前了解好患者全身情况，如心脏、血压和血糖及局麻药过敏史等情况，做好术前检查和心理疏导。

（3）麻醉：局部浸润麻醉，嘱患者不要紧张。

（4）切口：递拉钩、手术刀。

（5）去骨：用骨凿去骨时，护士在击锤时，用力要轻，以免去骨过多，特别是上颌结节倒凹不能去骨过多，以免影响义齿的固位。递骨锉，修整不平整位置。

（6）缝合：递备好的持针器、剪刀。

（7）递送纱布压迫止血。

（8）清洁口周，整理用物，术后指导。

（9）术中要密切观察患者全身情况，若有异常及时向医生报告并做出相应的处置。

（五）健康教育

（1）嘱患者术后不吃过硬或过热的食物，饭后漱口，保持口腔卫生。

（2）嘱患者术后 7 ~ 9 d 拆线，术后 4 周可做义齿修复。

三、舌、唇系带延长术的护理

（一）概述

小儿舌系带过短或其附着点前移，舌前伸或上抬时受限，舌前伸时，舌尖部呈“W”形或不能触及上前牙腭部，影响舌运动，常伴有发音功能障碍；唇系带的固连常延伸至两中切牙之间，表现为两牙间隙过大。

（二）适应证

（1）舌系带过短，影响舌正常活动者。

（2）舌系带过短，舌前伸时系带与下切牙切缘摩擦，可能导致压疮性溃疡者。

（3）老年患者因牙缺失，牙槽嵴萎缩，系带附而接近于牙槽嵴而影响义齿的固位。

（4）小儿舌系带过短，宜在 2 岁时修整。

（三）术前准备

（1）物品准备：小切包（刀柄、刀片，剪刀，止血钳）、无菌手套、开口器、0.2% 碘附棉球、0.5% 氯已定棉球、纱布、4–0 可吸收线、麻药、口镜、吸引器、吸引器管、接头、针头、注射器。

（2）患者准备：常规术前检查，血常规，出、凝血时间，乙肝五项，测血压，拍胸片，必要时做心电图。

（四）手术流程及护理配合

（1）术前检查合格后与患儿家属沟通，取得家长的理解和配合。

（2）保持患儿的口腔卫生。

（3）麻醉方式：局部浸润麻醉或全麻（安全起见多主张全麻）。

（4）手术体位：仰卧位。

（5）此种手术多为学龄前儿童，术中常有哭闹现象，护士应配合医生用敷布裹紧患儿，术中适当固定患儿头部、四肢，防止手术过程中划伤面部。

（6）放置开口器时，捏紧患儿的鼻孔使其张嘴，趁机将开口器放入患儿一侧的上下牙齿之间并调整好合适的开口度，注意开口器前端要有纱布保护，避免损伤患儿的牙齿及嘴唇。

（7）术中观察患儿呼吸情况。及时吸出口腔内血液，保证术野清晰。

（8）局部浸润麻醉，护士传递 0.2% 碘附棉球、麻药注射器。

（9）递小止血钳夹持舌系带与舌腹相交点并上提舌尖→传递手术刀或组织剪→传递缝合针线。

（10）术毕用纱布压迫伤口数分钟，若无渗血方可离开。

（11）术后医生（护士协助）嘱患儿或家属手术后注意事项。

（12）整理用物→处理器械→洗手→将物品放原处备用。

（五）健康教育

（1）嘱患儿术后 30 min 内咬住纱布止血，之后可进食冷饮，有助于止血、消肿、止痛。

（2）1 周内进食以流食为主，注意保持口腔卫生。

（3）因麻醉原因，舌的感觉、灵敏度暂时丧失，注意勿使患儿咬伤舌部。如发生咬伤，及时来院就诊。

（4）嘱家长禁止患儿用手牵拉缝合线头，以免伤口裂开。

（5）指导家长对患儿进行语音训练（术后 1 个月开始）。

四、颌面部小肿物切除术的护理

（一）概念

口腔颌面部常见的小肿物有：痣、乳头状瘤、皮脂腺囊肿、牙龈瘤、黏液囊肿、小型脉管畸形等。

（二）术前准备

（1）物品准备：无菌手套、画线笔、吸引器、吸引器管、吸引接头、局麻药、针头、注射器、0.2% 碘附棉球、0.5% 氯己定棉球、纱布、手术器械包（刀柄、刀片、剪刀、止血钳）、双极电凝、病理瓶、5–0 可吸收线、6–0 美容线、病理检查单。

（2）患者准备：常规术前检查，血常规，出、凝血时间，乙肝五项，拍 X 线片，做彩超，测血压，必要时测血糖，做心电图。

（三）手术流程及护理配合

（1）麻醉方式：局部浸润麻醉。

（2）切口：肿物切口设计，注意应沿着皮纹方向且尽量在隐蔽处，避开面神经或唾液腺导管等重要结构，在眉、眼、口鼻处，应防止直线切口瘢痕收缩后引起畸形，影响美观及功能。

（3）缝合：颌面部切口采取 6–0 美容线，皮肤创口 5 ~ 7 d 拆线，以减少瘢痕的形成；黏膜创口可 9 d 拆线。

（4）若肿物为脉管性疾病（血管瘤、血管畸形、淋巴管畸形等），手术过程中出血会较多，护士注意协助止血。

（5）术中切下的组织，若需做病理检查时，应在标本瓶上标明患者姓名、性别、年龄等。连同病理检查单一同交病理科。

（四）健康教育

（1）手术后护士协助医生按不同部位给予包扎，嘱患者术后第一天换药，以后间隔 2 ~ 3 d 换药一次。

（2）要注意口腔卫生，经常漱口，不吃过热食物。

（3）若有肿胀、出血等不适，应及时就诊。

五、颌骨囊肿刮治术的护理

（一）概念

颌骨囊肿根据组织来源和发病部位而分类。由成牙组织或牙的上皮或上皮剩余演变而来的，称为牙源性颌骨囊肿。由胚胎时期的残余上皮所致的囊肿和由损伤所致的血外渗液囊肿以及动脉瘤样骨囊肿等称为非牙源性颌骨囊肿。

（二）术前准备

（1）物品准备：无菌手套、拉钩、手术器械包、局麻药、0.2% 碘附棉球、0.5% 氯己定棉球、纱布、骨膜剥离子、口镜、吸引器、吸引器管、吸引器接头、骨锤、牙挺、高速手机、10% 碘酊、咬骨钳、刮匙、生理盐水、5 mL 注射器冲洗器、碘仿油纱。

（2）患者准备：同“阻生齿拔除术的护理”。

（三）手术流程及护理配合

（1）核对患者病历及患者姓名→安排患者仰卧于手术台上或坐在治疗椅上→消毒手术区域，铺无菌敷料、系好胸巾→调整手术台或椅位高度及光源→做好心理护理，了解患者的全身情况及麻醉过敏史。

（2）麻醉方式：局部浸润麻醉。

（3）拍 X 线片：以正确估计囊肿范围、囊肿与周围结构的关系，以及囊肿累及的牙齿情况。

（4）切口：一般多在唇颊侧黏膜做切口，切口根据囊肿的大小和部位不同，仅分为弧形、角形、梯形切口等。

（5）翻瓣：用骨膜剥离子将囊肿表面的黏骨膜翻起，骨膜与囊壁有粘连时，可做锐剥离。

（6）去骨：去骨是为了暴露囊肿，要注意勿损伤需要保留的牙齿及邻近骨组织。护士击锤时，用力要适宜，方向不能偏离。

（7）刮除囊肿：用骨膜剥离子自囊壁与骨壁间插入，以骨壁作支点，将囊肿完整取出。

（8）清理创口：进行搔刮，对合并感染的创口，在搔刮时要有计划地分区进行，以免遗留囊壁。

（9）缝合：协助医生用生理盐水彻底冲洗后，一般都应力争严密缝合口内伤口，若有合并感染者可放置引流条 1 ~ 2 d。对于大颌骨囊肿，刮除后骨腔可用碘仿纱条填塞，4 ~ 5 d 可分次撤出。

（10）术后创区加压包扎 2 ~ 3 d。

（四）健康教育

（1）术后嘱患者休息 30 min 再离开。

（2）嘱患者进温凉的流食或半流食，若下颌骨较大囊肿者，不要咬硬物，以免造成继发骨折。

（3）嘱患者保持口腔清洁，指导漱口水的使用方法。

（4）术后遵医嘱应用抗生素。

六、埋伏牙牵引术的护理

（一）目的

协助正畸科使完全未萌出的牙齿移动到正常位置。

（二）术前准备

（1）物品准备：检查器（口镜、镊子、探针）、无菌手套、麻药、0.2% 碘附棉球、0.5% 氯己定棉球、干棉球、纱布、护目镜、无菌敷料、冲洗器、吸引器、吸引器管、吸引器接头、针头、注射器、手术器械包、骨膜分离器、拉钩。

（2）患者准备：常规术前检查，血常规，出、凝血时间，乙肝五项，拍 X 线片，做 CT，测血压，必要时做心电图。

（三）手术流程及护理配合

（1）核对患者病历及患者姓名→了解患者的全身情况及麻醉过敏史→安排患者仰卧于手术台上→消毒手术区域，铺无菌敷料→调整手术台高度及光源，做好心理护理。

（2）核对牙位。

（3）麻醉方式：局部浸润麻醉。

（4）切开、翻瓣：嘱患者配合医生张口，头不要摇动；递拉钩，暴露手术区域；递手术刀、骨膜分离器，暴露患牙。

（5）协助正畸科医生固定牵引装置，若患牙处渗血，先止血。

（6）缝合时将牵引装置游离端暴露。

（7）清洁口周，整理用物，术后指导。

（四）健康教育

（1）嘱患者术后不吃过硬或过热的食物，饭后漱口，保持口腔卫生，注意保护牵引装置游离端。

（2）嘱患者术后 7 ~ 9 d 拆线。

第三节　口腔颌面外科病房常见疾病的护理

一、颌面部疾病外科手术的术前准备及术后护理

（一）术前准备

1. 心理及精神准备

（1）患者对手术一般都有恐惧和顾虑，术前做好患者的心理护理非常重要。同时，患者是家庭社

会的一员，需要家属亲友的支持和理解，因此也要做好家属亲友的解释工作。

（2）口腔颌面部手术后可有不同程度的面部畸形，术前必须解释清楚，使患者能正确对待。对整形的患者特别要告知手术后效果可能小理想，以免期望值过高而失望，对术后需行鼻饲的患者应向患者耐心说明鼻饲的目的以便取得合作。

（3）术前注意倾听患者及家属对手术的想法、要求和提出的问题，做好解释工作。

2. 一般准备

（1）查看患者所有检查是否完全（血常规，出、凝血时间，血小板计数，肝功能，心电图，胸片等），备好带入手术室的手术辅助用品。

（2）手术前 1 d 应洗澡理发，做好个人卫生。

（3）手术前 1 d 应行药物试敏并记录结果。

（4）手术前 1 d 通知患者开始禁食、水的时间，并保证患者休息睡眠。准备流食如奶、蛋白粉等和进食用具、一次性护理垫、垃圾袋、卫生纸等。

（5）嘱患者术前将贵重物品交家属或护理人员代为保管，卸掉身上所佩戴的金属饰物（包括手表），并于手术当日早晨进行检查。术前用药应在患者排尿后给予，给药后嘱患者在床上活动等待手术室来接，不要随意离开。

（6）术前 1 周应戒烟酒，大手术者术前应训练床上大小便，避免术后由于体位改变而引起的排便困难。此外，应训练患者深呼吸，学会有效咳嗽，防止术后坠积性肺炎的发生。

3. 皮肤准备

（1）理发：如涉及头皮部或额瓣转移手术须剃光头，腮腺区手术等需剃发至耳上、后三横指或遵医嘱用消毒水洗头。

（2）面部手术时要剃胡须，鼻唇部手术应剪去鼻毛，眼部手术剪去睫毛时与患者取得沟通，眉毛是否剃去应根据手术需要遵医嘱。

（3）植骨患者术前常规备皮外，取肋骨及胸大肌、背阔肌皮瓣时要剃腋毛，取髂骨及腹部皮瓣时要剃阴毛。

（4）腹部及大腿取皮均要剃阴毛（大腿外侧取皮除外）。

（5）行前臂皮瓣移植以及皮管移植至手腕等部位时应注意剪去指甲，去除甲垢准备皮肤时应注意：①手术区皮肤准备是避免创口感染的一项重要措施，故准备皮肤范围应大于手术区。②注意保暖，③防止剃破皮肤，引起感染。

（二）术后护理

（1）患者同病房时要了解手术过程中情况，与麻醉师或手术室护士交接清楚，连接好心电监护仪及固定好各种引流管。

（2）患者全麻未清醒时应有专人护理，严密观察体温、脉搏、呼吸及血压等生命体征及神志、意识的变化；血压一般每 15 ～ 30 min 测试一次，待患者病情稳定后或麻醉清醒后可酌情减少测量次数至病情平稳。

（3）未清醒患者应平卧，头偏向一侧，防止口腔分泌物、渗出物、呕吐物等吸入气管并保持呼吸道通畅，及时清除口腔内及鼻腔内分泌物。

（4）全麻清醒 6 h 后无呕吐，可给少量温开水或流食，以后可根据手术不同情况采用鼻饲流食或进半流食。

（5）注意保持各种引流管的通畅，严密观察各种引流量、色、质的变化，如有变化及时汇报医生。

（6）正确填写各种护理记录，详细记录 24 h 出入水量。

（7）严密观察患者排泄物及呕吐物的颜色变化，特别是大手术患者术后尤应注意并发应激性胃溃疡。

（8）对不同部位手术患者应注意观察创口渗血情况，发现渗血较多时应及时通知医生处理。

（9）患者排尿困难常因全麻、腰麻等引起或因尿道括约肌痉挛、卧床不适而不能自行排尿，可行下腹热敷，必要时可行导尿，已行留置导尿者要注意导尿管是否通畅，记录尿量。

（10）若留有麻醉气管插管或通气导管，应待患者完全清醒后方可拔除。

（11）注意患者口腔护理，防止霉菌及口疮发生。

（12）长期卧床患者注意皮肤护理，防止压疮发生。按手术需要改变患者体位，更换体位时应嘱患者配合，以免影响皮瓣血运。

（13）长期进食流食的患者要警惕跌倒坠床的发生，指导患者及家属逐渐增加活动量，同时应监测离子情况，防止发生离子紊乱。

（14）术后 3 d 内往往会有术后吸收热出现，做好患者的健康教育，减轻患者的担忧，若体温超过 38.5℃，应遵医嘱及时应用退热药物，并做好用药记录及效果观察。

附：对行颜面部美容手术可用消毒水洗头，即分别在手术前 1 d 下午及晚上用 0.1% 氯己定溶液洗头 1 次，用无菌治疗巾擦干后戴上无菌帽，睡前在枕头上铺 2 块无菌治疗巾，手术的早晨按上述方法再洗头 1 次，擦干后将头发理好戴上无菌帽。洗头时勿使消毒液流入眼内、耳内，以免引起不适。

二、负压引流的护理

（1）使用负压引流：注意保持负压状态，观察有无漏气，若有异常及时通知医生更换，使用中心负压吸引装置应注意管道连接方法正确，保持管道通畅

（2）保持负压引流通畅：注意患者行走、起卧时保持负压引流不打折、扭曲。确保创口处的引流通道应保持从高到低，以利于最佳引流，随时检查引流管内有无血凝块阻塞。

（3）观察记录引流液量：密切观察引流液量，并将每天 24 h 的引流量记录在病历上。一般术后 12 h 内不超过 300 mL。若是超过 300 mL 或短时间内引流过快、过量、呈鲜红色应注意静脉或动脉有无出血；若无引流物流出或流出甚少而面颈部肿胀明显，甚至影响呼吸，可能为引流管阻塞或放置于创口部分的引流管位置不佳影响引流所致，应通知医生及时处理。

（4）观察引流物颜色：正常情况下引流物颜色逐渐变淡，24 h 引流量逐渐变少，若引流液为乳白色，应考虑为乳糜漏（术中损伤胸导管或淋巴导管所致）应及时通知医生，拔除负压引流局部加压包扎。

（5）维持适当的负压吸引力：负压吸引力应在 13.3 ~ 16 kPa（100 ~ 200 mmHg）。负压吸引力过大会，导致静脉回流被压迫闭锁；负压吸引过小，会使创腔内积液不能及时吸出而影响创口的愈合。

（6）拔除引流管：根据创口情况一般术后 3 d，24 h 引流少于 30 mL 时即可拔除负压引流管，并行创口加压包扎。拔除引流管后，护士应继续观察创口肿胀情况。

（7）行中心负压吸引装置者，引流瓶内的引流量不应超过引流瓶的 2/3，注意及时倒掉，以免阻塞中心负压吸引系统。

三、颈淋巴清扫术的护理

（一）术前护理

（1）同“颌面部疾病外科手术的术前准备及术后护理”。

（2）备皮范围包括面颊部、颈部、耳周及锁骨上下。

（3）行同期双侧颈淋巴清扫术时，根据病情做好预防性气管切开术的准备。并应使患者家属充分了解手术的危险性及预后。

（4）根据手术的范围做好充分的输血准备。

（5）术前须彻底控制呼吸道感染病灶。

（二）术后护理

（1）密切观察血压、脉搏以及呼吸情况，保持呼吸道通畅，警惕颈部血肿的发生。

（2）术后适当补液，防止水与电解质平衡失调。同期双侧颈清扫者，需适当限制出入水量，应加强饮食护理，早日经口进食较为安全。

（3）严密观察负压引流，正常情况下色泽变淡，24 h 引流量应逐渐减少，术后引流液色泽鲜红

不变，发生血肿或有明显乳糜状液漏出时，应通知医生重新清创找出血点及漏出处，加以结扎或用纱条填塞。

（4）行同期双侧颈淋巴清扫术者，应早期自胃管给氢氧化铝乳剂，以减少应激性溃疡的发生率。

（5）术后应取半卧体位，有助于头部静脉回流，尤以双侧颈淋巴清扫术者更应注意。创口愈合后，尤其在副神经未保留者，应嘱患者及早进行上臂及肩部的功能锻炼，以减少肩部肌萎缩和减轻不适症状。

四、口腔颌面部间隙感染的护理

（一）概述

口腔、颜面、颈部深面的解剖结构均有致密的筋膜包绕。在这些解剖结构的筋膜之间有数量不等而又彼此连接的疏松结缔组织或脂肪组织填充。由于感染常沿这些阻力薄弱的间隙结构扩散，故称口腔颌面部间隙感染。口腔颌面部间隙感染均为继发性，常见为牙源性或腺源性感染扩散所致。

（二）治疗原则

颌面部间隙感染应进行综合治疗，包括全身支持疗法、对症治疗、脓肿形成后即应切开引流。

（三）术前准备

物品准备：5 号刀（11 号刀）、3% 过氧化氢或 1 ∶ 5 000 高锰酸钾溶液、1% 醋酸或 0.1% ~ 0.5% 多黏菌素、0.2% ~ 0.5% 庆大霉素溶液、橡胶管或引流条、细菌培养试管。

（四）护理措施

（1）感染较轻者应适当休息。严重感染的急性期应卧床休息，注意静养，尽量少说话，减少局部活动，避免不良刺激。一般应置于单间病房，限制患者病区活动，减少疾病传播。

（2）注意观察患者全身情况及情绪变化，做好患者心理护理。

（3）口腔护理：患者因高热、脱水、进食困难及唾液分泌减少均可引起口腔炎或腮腺炎，故应保持口腔清洁，按病情需要每日进行口腔护理 2 ~ 3 次。

（4）饮食护理：给予高热量易消化的半流食或全流食，补充必要的营养——水分、电解质和各种维生素，保证电解质的平衡。张口受限者，采取吸管进食。

（5）患者入院后应视具体情况，遵医嘱给予心电监护，并备好急救设施，如氧气、气管插管用物等，及时建立静脉通道，遵医嘱用药。

（6）观察病情：密切观察患者的面部肿胀程度和呼吸情况，有无端坐呼吸及睡眠情况等，观察用药反应，严密观察患者生命体征，尤其是血氧饱和度，对患者的面部表情及有无脑膜刺激症状做准确记录，发现异常及时通知医生对症处理。

（7）对症护理：高热者按高热护理，休克者按休克常规护理，如出现呼吸困难或有窒息症状时，应及早行气管切开，保证呼吸道通畅，再行局部切开引流。

（8）严格遵守无菌操作原则，认真执行各项消毒隔离制度，以预防继发感染和交叉感染的发生。

（9）对重度感染患者准备急救药品及器材，如：升压药、呼吸兴奋剂、氧气、气管切开包等，以备急救。

（10）遵医嘱进行血培养和脓培养，如为多重耐药菌感染，则应做好隔离防护和卫生安全。患者出院后要做好终末消毒和病室细菌监测，监测合格者方可收治下一位患者。

（五）健康教育

（1）向患者介绍口腔颌面部间隙感染的原因，感染控制后应及时处理病灶牙，对不能保留的患牙及早拔除。

（2）注意预防和治疗小儿上呼吸道感染。对小儿患者，注意保暖，及时更换衣服，预防和治疗上呼吸道感染。

（3）加强口腔保健及卫生宣教，增强体质，积极做好龋病和牙周病的防治工作，做到早期发现、早期治疗，以保护牙颌系统的健康，防止或减少牙源性感染。

（4）加强劳动保护，避免发生损伤，对面部的急性感染，特别是疖痈应严禁搔抓、挤压等刺激，以免感染扩散，若发生感染及时到医院就诊。

五、颌骨骨髓炎的护理

（一）概念

颌骨骨髓炎是由细菌感染以及物理或化学因素使颌骨产生的炎性病变。临床上以牙源性感染引起的化脓性颌骨骨髓炎多见，特异性骨髓炎较少。

（二）治疗原则

在炎症初期采取积极有效的治疗，如药物治疗、物理疗法和外科治疗，以控制感染的发展。如延误治疗，则形成广泛的死骨，造成颌骨骨质缺损。

（三）术前准备

（1）术前遵医嘱进行抗生素治疗。

（2）行牙弓夹板颌间结扎固定者，按其术前准备。

（3）行下颌骨摘除术者，为防止舌后坠而发生窒息可能，术前或术毕行气管切开，按气管切开护理准备。

（4）对死骨摘除术造成骨质缺损者，需行血管化骨瓣修复缺损，按骨移植修复术术前准备。

（5）根据手术需要遵医嘱备血待用。

（四）护理措施

（1）严格执行治疗方案：合理按时应用抗生素，及时观察引流液的色、质、量的变化，及时记录。

（2）保证患者足够的休息与睡眠，为患者提供舒适安静的环境。

（3）口腔护理：因病理性骨折手术或摘除死骨术后用钢丝夹板固定颌骨的患者，要注意口腔清洁，可采用加压冲洗法，用 20 mL 注射器抽取温生理盐水或 1.5% ~ 2% 过氧化氢溶液，将冲洗头放入磨牙后区，进行反复冲洗，边冲洗边用吸引器将口腔内冲洗液吸出，并指导患者用幼儿牙刷将牙齿的外侧面进行刷洗。

（4）饮食护理：进营养丰富的流食或软食；颌间结扎者，可将吸管放入磨牙后区吸吮进食，或用 20 mL 注射器将流食从胃管缓缓注入，每次注入量 250 ~ 300 mL 为宜。高热及失水者，给予静脉输入生理盐水、葡萄糖溶液等，以维持体液和电解质平衡。

（5）物理治疗：为促进伤口愈合，改善局部血运及张口度，术后遵医嘱给予理疗和高压氧治疗。

（五）健康教育

（1）结扎丝及牙弓夹板除去后，告知患者可逐渐练习张闭口动作，直至功能恢复正常为止。

（2）告知患者练习时要有耐心和毅力，勿吃坚硬食物，但要保证营养摄入以利康复。

（3）急性骨髓炎的恢复期及慢性骨髓炎久病虚弱，应适当补充高热量、高蛋白、高维生素饮食增加机体抗病能力。

六、下颌骨植骨术的护理

（一）术前准备

1. 术区皮肤准备

术前 1 d 常规备皮，自体供骨区必须用肥皂水彻底清洗干净；检查头面颈部皮肤有无慢性化脓性炎症，如毛囊炎等。

2. 患者准备

（1）术前 1 周应做牙周洁治，每日漱口，保证口腔卫生。

（2）术前 3 d 即开始应用抗生素，按医嘱做好输血准备。

（3）术前 1 d 给予牙弓夹板颌间结扎或制备好斜面导板。

（4）按“颌面部疾病外科手术的术前准备”做术前护理。

（二）护理措施

（1）心理护理：应耐心做好解释工作，鼓励患者增强战胜疾病的信心。

（2）做好全麻清醒前后的护理，严密观察患者呼吸情况，如气管切开者，应按气管切开护理进行。

（3）与口内相通者，术后 7 ～ 10 d 内鼻饲流质，以后改经口进流食。

（4）术后第 1 d 行颌间结扎固定术。

（5）口腔护理：给予口腔冲洗 1 ～ 2 次／日。

（6）饮食护理：给予鼻饲流食，给予高蛋白、高热量、高维生素饮食，保证营养摄入，增加机体抵抗力。

（7）取骨术护理：取髂骨者给予腹带包扎伤口，沙袋（1 kg）加压包扎 24 h，腹带包扎 48 ～ 72 h。取腓骨处保持患肢抬高 15°，同时观察供骨创口处敷料包扎有无渗出、松脱或引流量的变化，并记录量、色、质。

（8）保证患者平卧，适度半卧位及离床活动，以减少供骨区负担过重引起出血、血肿。

（9）同前文介绍的“负压引流的护理”讲述的护理措施。

（三）健康教育

（1）保持口腔清洁，知道患者正确的使用漱口水。

（2）知道患者术后随诊时间，出现问题及时就诊。

（3）指导患者进行开口度训练，义齿修复时间。

（4）供骨处适度活动，活动要循序渐进，遵医嘱观察足背动脉搏动情况。

第五章

呼吸系统疾病的护理

第一节　肺炎的护理

肺炎是指终末气道、肺泡和肺间质的炎症，可由病原微生物（细菌、病毒、真菌、寄生虫等）、理化因素（放射性损伤、化学物质、过敏反应等）等引起。

一、流行病学

尽管新的强效抗生素不断投入应用，但肺炎的发病率和病死率仍然很高，其原因可能有如下几点：病原体变迁；病原学诊断困难；不合理应用抗生素引起细菌耐药性增高；易感人群结构改变，如社会人口老龄化、吸烟人群的低龄化、医院获得性肺炎发病率增高、部分人群贫困化加剧等。老年人、伴有基础疾病或免疫功能低下者，如慢阻肺、应用免疫抑制剂、久病体衰、糖尿病、尿毒症、艾滋病等并发肺炎时病死率高。

二、病因与分类

以感染为最常见病因，如细菌、病毒、真菌、寄生虫等。还有理化因素、免疫损伤、过敏及药物等。

（一）按病因分类

病因学分类对于肺炎的资料有决定性意义。

1. 细菌性肺炎

肺炎链球菌、金黄色葡萄球菌、甲型溶血性链球菌等需氧革兰阳性球菌；肺炎克雷白杆菌、流感嗜血杆菌、铜绿假单胞菌等需氧革兰阴性杆菌；棒状杆菌、梭形杆菌等厌氧杆菌。

2. 非典型病原体所致肺炎

支原体、军团菌和衣原体等。

3. 病毒性肺炎

甲型和乙型流感病毒、腺病毒、呼吸道合胞病毒、冠状病毒等。病毒侵入细支气管上皮引起细支气管炎，波及肺间质与肺泡可导致肺炎。病变吸收后可留有肺纤维化。

4. 真菌性肺炎

白念珠菌、曲菌、放射菌等。

5. 其他病原体所致肺炎

立克次体（如Q热立克次体）、弓形虫（如鼠弓形虫）、原虫（如卡氏肺囊虫）、寄生虫（如肺包虫、肺吸虫、肺血吸虫）等。

6. 理化因素所致的肺炎

放射性损伤引起的放射性肺炎，重者可发展为肺广泛纤维化。胃酸吸入引起的化学性肺炎；吸入刺激性气体、液体等化学物质，亦可引起化学性肺炎，重者出现呼吸衰竭。过敏源引起机体的变态反应或异常免疫反应时，也可出现轻重不一的呼吸系统症状。

（二）按患病环境和宿主状态分类

由于病因学分类在技术及实施上有困难，而在不同环境和不同宿主所发生的肺炎病原体分布和临床表现有不同的特点，处理和预后也有差异。因此，按患病环境分类可协助肺炎的诊治，已广泛应用于临床。可以将肺炎分为如下几种。

1. 社区获得性肺炎（community acquired pneumonia，CAP）

本病也称院外肺炎，是指在医院外罹患的感染性肺实质炎症，包括有明确潜伏期的病原体感染而在入院后平均潜伏期内发病的肺炎。传播途径为吸入飞沫、空气或血源传播。致病菌中肺炎链球菌比例虽在下降，但仍为最主要的病原体；非典型病原体所占的比例在增加；耐药菌普遍。

2. 医院获得性肺炎（hospital acquired pneumonia，HAP）

医院获得性肺炎简称医院内肺炎，是指患者在入院时既不存在，也不处于潜伏期，而是在住院 48 h 后发生的感染，也包括出院后 48 h 内发生的肺炎。其中以呼吸机相关肺炎最为多见，治疗和预防较困难。误吸口咽部定植菌是 HAP 最主要的发病机制。常见病原体为肺炎链球菌、流感嗜血杆菌、金黄色葡萄球菌、铜绿假单胞菌、大肠杆菌、肺炎克雷白杆菌。除了医院，在老年护理院和慢性病护理院生活的人群肺炎易感性亦高，临床特征和病因学分布介于 CAP 和 HAP 之间，可按 HAP 处理。

（三）按解剖分类

1. 大叶性肺炎（肺泡性肺炎）

病原体先在肺泡引起炎症，经肺泡间孔（Cohn 孔）向其他肺泡扩散，致使病变累及单个、多个肺叶或整个肺段。主要表现为肺实质炎症，通常不累及支气管，最常见的致病菌为肺炎链球菌。

2. 小叶性肺炎（支气管肺炎）

病变起于支气管或细支气管，继而累及终末细支气管和肺泡。病灶可融合成片状或大片状，密度深浅不一，且不受肺叶和肺段限制，区别于大叶性肺炎。致病菌多为肺炎链球菌、葡萄球菌、病毒、肺炎支原体以及军团菌等。

3. 间质性肺炎

以肺间质炎症为主，包括支气管壁、支气管周围间质组织及肺泡壁。由于病变在肺间质，所以呼吸道症状较轻，异常体征较少。致病菌多为细菌、支原体、衣原体、病毒或卡氏肺囊虫等引起。X 线检查通常表现为肺下部的不规则条索状阴影。

三、诊断要点

（一）肺炎的诊断

根据症状、体征、实验室及胸部 X 线等检查可确定肺炎诊断。

1. 症状和体征

一般急性起病，典型表现为突然畏寒、发热，或先有短暂“上呼吸道感染”史，咳嗽、咳痰或原有呼吸道症状加重，并出现脓性痰或血痰，伴或不伴胸痛。触觉语颤增强，胸部病变区叩诊呈浊音或实音，听诊有肺泡呼吸音减弱，或管样呼吸音，消散期可听到湿啰音。

2. 实验室及其他检查

（1）胸部 X 线：以肺泡浸润为主。呈肺叶、段分布的炎性浸润影，或呈片状或条索状影，密度不均匀，沿支气管分布。另外，也可见两肺弥漫性浸润影，伴空洞或大疱者。病变吸收与年龄、免疫状态和病原体有关，如超过 1 个月未完全吸收者，多与伴有慢性支气管炎、肺气肿等基础疾病有关。

（2）实验室检查：①细菌性肺炎可见血白细胞计数和中性粒细胞增高，并有核左移，或细胞内见中毒颗粒。年老体弱、酗酒、免疫功能低下者白细胞计数可不增高，但中性粒细胞比例仍高。②病原学检查：痰涂片革兰染色有助于初步诊断，但易受咽喉部寄殖菌污染。为避免上呼吸道污染，应在漱口后取深部咳出的痰液送检，或经纤支镜取标本检查，结合细菌培养，诊断敏感性较高。必要时做血液、胸腔积液细菌培养，以明确诊断。

（3）血清学检查补体结合试验适用于衣原体感染。间接免疫荧光抗体检查多用于军团菌肺炎等。

（二）评估严重程度

如果肺炎诊断成立，评估病情的严重程度对于决定是在门诊还是入院甚至重症监护室治疗至关重要。肺炎的严重性取决于三个主要因素：局部炎症程度、肺部炎症的播散和全身炎症反应程度。此外，患者有以下危险因素会增加肺炎的严重程度和死亡危险。

1. 病史

年龄 65 岁以上；存在基础疾病或相关因素，如慢阻肺、糖尿病、慢性心脏病、肾衰竭、慢性肝病、一年内住过院、疑有误吸、神智异常、脾切除术、长期酗酒或营养不良。

2. 体征

呼吸频率 > 30 次 / 分；脉搏≥ 120 次 / 分；血压 < 90/60 mmHg；体温≥ 40℃或体温≤ 35℃；意识障碍；存在肺外感染病灶如脑膜炎，甚至败血症。

3. 实验室和影像学

血白细胞计数 > 20×10^9/L 或血白细胞计数 < 4×10^9/L，或中性粒细胞计数 < 1×10^9/L；呼吸空气时 PaO_2 < 60 mmHg、氧合指数（PaO_2/FiO_2）< 300，或 $PaCO_2$ > 50 mmHg；血肌酐 > 106 μmol/L 或血尿素氮 > 7.1 mmol/L；血红蛋白 < 90 g/L 或血细胞比容 < 0.30；血浆蛋白 < 25 g/L；感染中毒症或有弥散性血管内凝血的证据，如血培养阳性、代谢性酸中毒、凝血酶原时间和部分活动的凝血活酶时间延长、血小板减少；X 线胸片病变累及一个肺叶以上、出现空洞、病灶迅速扩散或出现胸腔积液。

许多国家制定了重症肺炎的诊断标准，虽有所不同，但均注重肺部病变的范围、器官灌注和氧合状态。我国制定的重症肺炎标准如下：①意识障碍；②呼吸频率 > 30 次 / 分；③ PaO_2 < 60 mmHg、PaO_2/FiO_2 < 300，需行机械通气治疗；④血压 < 90/60 mmHg；⑤胸片显示双侧或多肺叶受累，或入院 48 h 内病变扩大 50% 以上；⑥少尿，尿量 < 20 mL/h，或尿量 < 80 mL/4 h 或急性肾衰竭需要透析治疗。

（三）确定病原体

明确病原体有助于临床治疗。最常见检测方法是痰标本涂片镜检和细菌培养，可帮助确定致病菌。但由于口咽部存在大量定植菌，经口咳痰的标本易受污染，必要时可经人工气道吸引或经纤维支气管镜通过防污染样本毛刷获取标本。有胸腔积液时应做培养。疑有菌血症时应采血做血培养。此外还可以通过血清学方法检测抗体以得出病原学诊断。

四、治疗要点

（一）抗感染治疗

抗感染治疗是肺炎治疗的最主要环节。选用抗生素应遵循抗菌药物治疗原则，即对病原体给予针对性治疗；根据本地区肺炎病原体的流行病学资料，按社区获得性肺炎或医院感染肺炎选择抗生素进行经验性治疗，再根据病情演变和病原学检查结果进行调整。抗生素治疗后 48 ~ 72 h 应对病情进行评价，治疗有效表现为体温下降、症状改善、白细胞逐渐降低或恢复正常，而 X 线胸片病灶吸收较迟。

（二）对症和支持治疗

包括去痰、降温、吸氧、维持水和电解质平衡、改善营养及加强机体免疫功能等治疗。

（三）预防并及时处理并发症

肺炎球菌肺炎、葡萄球菌肺炎、革兰阴性杆菌肺炎等出现严重败血症或毒血症可并发感染性休克，应及时给予抗休克治疗。

五、鉴别诊断

（一）肺结核

浸润性肺结核与轻型肺炎相似，但前者发病缓慢，中毒症状相对较轻，可反复咯血，病灶常位于肺尖，X 线检查其病灶有特征性。干酪性肺炎多有长期发热、乏力和消瘦症状，X 线呈大片密度增高阴影，其中有多个不规则的薄壁空洞，对侧肺常有播散病灶。痰结核菌阳性，病程长，抗结核治疗有效。

（二）其他病原菌引起的肺炎

1. 金黄色葡萄球菌肺炎

常发生于儿童或年老体弱者，中毒症状严重，身体其他部位有化脓性病灶，如疖、痈等；咳粉红色乳样或脓性痰；肺部X线检查具有特征性，常为多发性病灶，且在短期内变化很大，常迅速扩展，多并发气胸、脓胸；痰培养可发现凝固酶阳性的金黄色葡萄球菌。

2. 克雷白杆菌肺炎

多见于年老体弱者，起病急骤，中毒症状重，咳棕色胶冻样痰；严重者可有谵妄、黄疸、肺水肿、休克、呼吸衰竭等；X线表现为肺叶实变，其中有蜂窝状透亮区，叶间隙下坠，痰涂片或培养可找到克雷白杆菌。

3. 其他

革兰阴性杆菌肺炎多发生于年老体弱、慢性心肺疾病或免疫缺陷患者，常为院内获得性感染。通过临床观察和细菌学检查，鉴别诊断一般不难。

4. 病毒、支原体等引起的肺炎

病情较轻，白细胞常无明显增加。痰液病原体分离和血清免疫学试验有助于诊断。

（三）肺癌

患者年龄多较大，起病缓慢，常有刺激性咳嗽和少量咯血，无明显全身中毒症状，血白细胞计数不高，若痰中发现癌细胞可以确诊。肺癌可伴发阻塞性肺炎，若经抗生素治疗后肺部炎症迟迟不消散，或暂时消散后又出现者，应密切随访，必要时进一步做CT、MRI、纤维支气管镜、痰脱落细胞等检查，以免贻误诊断。

（四）急性肺脓肿

早期临床表现与肺炎球菌肺炎相似。但随病程进展，咳出大量脓臭痰为肺脓肿的特征。X线显示脓腔及液平面。

（五）其他肺炎

伴剧烈的胸痛时，应与渗出性胸膜炎、肺梗死鉴别。相关的体征及X线影像有助于鉴别。肺梗死常有静脉血栓形成的基础，咯血较多见，很少出现口角疱疹。下叶肺炎可能出现腹部症状，应通过X线、B超等检查确诊，应与急性胆囊炎、膈下脓肿、阑尾炎等进行鉴别。

六、护理

（一）评估

1. 健康史

（1）患病及治疗经过：询问本病的有关病因，如：有无着凉、淋雨、劳累等诱因，有无上呼吸道感染史；有无慢性阻塞性肺疾病、糖尿病等慢性基础疾病；是否使用过抗生素、激素、免疫抑制剂等；是否吸烟、吸烟量多少。

（2）目前病情与一般状况：确定患者现存的主要症状，有无寒战、高热、咳嗽、咳痰、胸痛等。日常活动与休息、饮食、排便是否规律，是否有食欲减退、恶心、呕吐、腹泻等表现。

2. 身体评估

（1）题般状态：判断患者意识是否清楚，有无烦躁、嗜睡、反复惊厥、表情淡漠等意识障碍；有无急性病容，面颊绯红，鼻翼扇动等表现；有无生命体征异常，如呼吸频率加快和节律异常、血压下降、体温升高或下降等。

（2）皮肤、淋巴结：有无面颊绯红、口唇发绀、皮肤黏膜出血、浅表淋巴结肿大。

（3）胸部：患者呼吸时有无三凹征；有无呼吸频率、节律异常；胸部压痛、有无叩诊实音或浊音；有无肺泡呼吸音减弱或消失、异常支气管呼吸音、干湿啰音、胸膜摩擦音等。

3. 实验室及其他检查

（1）血常规有无白细胞计数升高、中性粒细胞增高及核左移、淋巴细胞升高。

（2）胸部X线检查：有无肺纹理增粗、炎性浸润影等。

（3）痰培养：有无细菌生长，药敏试验结果如何。

（4）血气分析：病变范围较大时，是否有 PaO_2 减低和（或）$PaCO_2$ 升高。

4. 心理－社会状况

（1）评估患者对健康的认识和对生活的态度。

（2）评估患者和家属对疾病的认识，了解自我护理的态度和能力。

（3）评估家庭的关系、照顾能力、禁忌对收入、支付医疗费用的能力的评估。

（4）个人应对状况。

（二）护理措施

1. 体温过高

（1）休息与环境：发热患者应卧床休息，以减少氧耗量，缓解头痛、肌肉酸痛等症状。室内应阳光充足、空气新鲜，室内通风每日2次，每次15 ~ 30 min，但要注意避免患者受凉。病房环境保持整齐、清洁、安静和舒适并适当限制探视。室温为18 ~ 20℃，湿度50% ~ 60%，以防止因空气过于干燥，降低气管纤毛运动的功能，导致排痰不畅。

（2）口腔护理：由于水分消耗过多及胃肠道消化吸收障碍，导致体液不足，唾液分泌减少，引起口腔黏膜干燥、口唇干裂、炎症，甚至口腔溃疡，应定时清洁口腔，做好口腔护理，鼓励患者在清晨、餐后及睡前漱口，或协助患者漱口。口唇疱疹者局部涂抗病毒软膏，防止继发感染。

（3）饮食与补充水分：提供高热量、高蛋白质、高维生素、易消化的流质或半流质食物，以补充高热引起的营养物质消耗。鼓励患者多饮水，1 ~ 2 L/d，以保证足够的入量并有利于痰液稀释。轻症者无须静脉补液，失水明显者可遵医嘱静脉补液，保持血钠 < 145mmol/L，尿比重 < 1.020，补充丢失的水和盐，加快毒素排泄和热量散发，尤其是食欲差或不能进食者。心脏病或老年人应注意补液速度，避免过快导致急性肺水肿。

（4）降温护理：监测体温，体温在37.2℃以上者，每日测4次体温：体温在39℃以上者，应每4 h测体温一次，遵医嘱给予药物降温，或采用酒精擦浴、冰袋、冰帽等物理降温措施，30 ~ 60 min后复测体温。有谵妄、意识障碍时应加床挡，防止坠床。儿童要预防高热惊厥，不宜用阿司匹林或其他解热药，以免大汗、脱水和干扰热型观察。患者出汗时，及时协助擦汗、更换衣服和被褥，保持皮肤的清洁和干燥，避免受凉。

（5）病情观察：监测并记录生命体征，以便观察热型，协助医生明确诊断。了解血常规、红细胞比容、电解质等变化，在患者大量出汗、食欲不振及呕吐时，应密切观察有无脱水现象。观察患者末梢循环情况，高热而四肢厥冷、发绀等提示病情加重。重症肺炎者不一定有高热，重点观察儿童、老年人、久病体弱者的病情变化。

（6）用药护理遵医嘱使用抗生素，观察疗效和副作用。应用头孢唑啉钠（先锋V号）可出现发热、皮疹、胃肠道不适等副作用，偶见白细胞减少和丙氨酸氨基转移酶增高；喹诺酮类药（氧氟沙星、环丙沙星）偶见皮疹、恶心等；氨基糖苷类抗生素有肾、耳毒性，老年人或肾功能减退者，应特别注意观察是否有耳鸣、头昏、唇舌发麻等不良反应的出现。

2. 保持呼吸道通畅

（1）环境：为患者提供安静、整洁、舒适的病房，保持室内空气新鲜、洁净，注意通风。维持合适的室温（18 ~ 20℃）和湿度（50% ~ 60%），以充分发挥呼吸道的自然防御功能。

（2）饮食护理：慢性咳嗽者，能量消耗增加，应给予高蛋白质、高维生素、足够热量的饮食。注意患者的饮食习惯，避免油腻、辛辣刺激性食物，影响呼吸道防御能力。每天饮水1 500 mL以上，足够的水分可保证呼吸道黏膜的湿润和病变黏膜的修复，有利于痰液稀释和排出。

（3）病情观察：密切观察咳嗽、咳痰情况，详细记录痰液的颜色、性质、气味和量，如肺炎球菌肺炎呈铁锈色痰，克雷白杆菌肺炎典型痰液为砖红色胶冻状，厌氧菌感染者痰液多有恶臭味等。最好在用抗生素前留取痰标本，痰液采集后应在10 min内接种培养。

（4）促进有效排痰：①深呼吸和有效咳嗽：指导患者掌握有效咳嗽的正确方法：使患者尽可能采用坐位，先进行深而慢的呼吸 5 ~ 6 次，后深吸气至膈肌完全下降，屏气 3 ~ 5 s，继而缩唇（噘嘴），缓慢地通过口腔将肺内气体呼出，再深吸一口气后屏气 3 ~ 5 s，身体前倾进行 2 ~ 3 次短促有力的咳嗽，咳嗽同时收缩腹肌，或用手按压上腹部，帮助痰液咳出。也可让患者取俯卧屈膝位，借助膈肌、腹肌收缩，增加腹压，咳出痰液。②吸入疗法：雾化治疗，可在雾化液中加入痰溶解剂，抗生素、平喘药等，达到去痰、消炎、止咳、平喘的作用，一般以 10 ~ 20 min 为宜。

（5）对症护理：患者胸痛时，常随呼吸、咳嗽而加重，可采取侧卧位，或用宽胶布固定胸廓，指导其在咳嗽以及深呼吸时用手按压患侧胸部缓解疼痛；必要时可用少量可待因。有低氧血症（PaO_2 < 60 mmHg）或发绀者予以鼻导管或面罩给氧。

3. 潜在并发症：感染性休克

（1）病情监测：①生命体征：有无心率加快、脉搏细速、血压下降、脉压变小、体温不升或高热、呼吸困难等，必要时进行心电监护。②精神和意识状态：有无精神萎靡、表情淡漠、烦躁不安、神志模糊等。③皮肤、黏膜：有无发绀、肢端湿冷。④出入量：有无尿量减少，疑有休克应测每小时尿量及尿比重。⑤实验室检查：有无血气分析等指标的改变。

（2）感染性休克抢救配合：发现异常情况，立即通知医生，并备好物品，积极配合抢救。

①体位：患者取仰卧中凹位，抬高头胸部约 20° 、抬高下肢约 30° ，有利于呼吸和静脉血回流。

②吸氧：给予中、高流量吸氧，维持 PaO_2 > 60 mmHg，改善缺氧状况。

③补充血容量：快速建立两条静脉通道，遵医嘱给予低分子右旋糖酐或平衡盐液以维持有效血容量，降低血液黏滞度，防止弥散性血管内凝血（DIC）；随时监测患者一般情况、血压、尿量、尿比重、血细胞比容等；监测中心静脉压，作为调整补液速度的指标，中心静脉压 < 5 cmH_2O 可放心输液，达到 10 cmH_2O 应慎重，输液不宜过快，以免诱发急性心力衰竭。提示血容量已补足的依据：口唇红润、肢端温暖、收缩压 > 90 mmHg、尿量 > 30 mL/h 以上。如血容量已补足，尿量 < 400 mL/d，比重 < 1.018，应及时报告医生，注意有无急性肾衰竭。

④纠正水、电解质和酸碱失衡：监测和纠正钾、钠、氯和酸碱失衡。常用 5% 的碳酸氧钠静脉滴注，输液不宜过多过快，以免引起血管内碱中毒。碱性药物配伍禁忌较多，一般应单独输入。

⑤用药护理：遵医嘱输入多巴胺、间羟胺（阿拉明）等血管活性药物。应根据血压随时调节滴速，以维持收缩压在 90 ~ 100 mmHg 为宜，保证重要器官的血液供应，改善微循环，注意防止液体溢出血管外引起局部组织坏死：联合使用广谱抗生素控制感染时，应注意药物疗效和副作用；糖皮质激素有抗炎抗休克作用，增强人体对有害刺激的耐受力，有利于缓解症状，改善病情，可在有效抗生素使用的情况下短期应用，如氢化可的松 100 ~ 200 mg 或地塞米松 5 ~ 10 mg 静脉滴注，重症休克可加大剂量。

4. 睡眠型态紊乱

（1）评估导致患者睡眠型态紊乱的具体原因（属于病理生理、心理或情境哪一方面的因素）。患者睡眠型态，如早醒、入睡困难、易醒、多梦等。及时与医生沟通，遵医嘱用药。

（2）尽量减少或消除影响患者睡眠型态的相关因素，如躯体、精神不适；及时妥善处理好患者的排泄问题。协助医生调整影响睡眠的药物种类、剂量或给药时间。为患者安排合理的运动、活动及减少白天卧床、睡眠时间。帮助患者适应生活方式或环境的改变。夜间患者睡眠时，除必要的观察和操作外，不宜干扰患者。

5. 活动

（1）鼓励患者充分卧床休息。

（2）将患者经常使用的日常生活用品（如卫生纸、茶杯等）放在患者容易拿取的地方。

（3）指导陪护协助其日常生活，以减少能量消耗。

（4）帮助患者树立信心，提高生活自理能力。

（5）指导患者使用床栏、扶手等辅助设施，以节省体力和避免摔伤。

（6）鼓励患者尽量进行能耐受的身体活动。

6. 保护皮肤完整性

（1）定期对患者进行压疮风险评估。

（2）病情允许者，鼓励下床活动。

（3）按时翻身拍背，避免局部长期受压，更换体位时应观察受压部位的皮肤情况。

（4）避免托、拉、拽等动作，防止皮肤擦伤。

（5）持续使用气垫床，骨隆突部位可垫气圈或海绵垫。

（6）保持床铺平整、清洁，干燥、无皱褶、无渣屑，避免局部刺激。

（7）长期卧床者要保持肢体处于功能位。

（8）鼓励摄入充足的营养物质和水分。

7. 心理护理

护士应主动询问患者的需求，鼓励患者说出内心感受。以通俗易懂的语言耐心地给患者讲解疾病的相关知识，解释各种症状和不适的原因，各项检查、护理操作的目的，程序和配合要点，告知患者大部分肺炎球菌肺炎预后良好，消除患者焦虑，紧张情绪，树立战胜疾病的信心。运用良好的护理沟通技巧，耐心倾听患者的主诉，允许其有适量的情绪宣泄，以防恶劣情绪爆发而影响身体健康。严重焦虑时，条件允许可将其安置在安静舒适的房间，避免干扰，周围的设施要简单、安全，专人陪护。

8. 营养失调：低于机体需要量

（1）监测并记录患者的进食量。

（2）按医嘱使用能够增加患者食欲的药物。

（3）必要时请营养科会诊，制定患者饮食计划。

（4）根据患者的病因制定相应的护理措施。

（5）鼓励适当活动以增加营养物质的代谢和作用，从而增加食欲。

（6）防止餐前发生不愉快或痛苦的事件；提供良好的就餐环境。

9. 知识缺乏

（1）通过交谈了解患者对疾病和未来生活方式的顾虑，给予耐心解释或指导。

（2）鼓励患者有规律地进行锻炼。

（3）用通俗易懂的语言向患者讲解疾病相关知识，直至理解和掌握。

（4）鼓励患者提出问题，耐心给予解答。

七、健康指导

（一）疾病预防指导

指导患者及家属了解肺炎的病因和诱因。避免受凉、淋雨、吸烟、酗酒，防止过度疲劳。参加体育锻炼，防止感冒，增强体质。有皮肤痈、伤口感染、毛囊炎、蜂窝织炎时应及时治疗，尤其是免疫功能低下者（糖尿病、血液病、HIV 感染、肝硬化、营养不良、儿童等）和慢阻肺、支气管扩张者。

慢性病、长期卧床、年老体弱者，应注意经常改变体位、翻身、拍背，咳出气道痰液，必要时可注射肺炎疫苗。

（二）疾病知识指导

向患者介绍肺炎的发病原因、诱发因素、简单的发病机制、典型的表现、主要的治疗方法、该病的发展方向和可能发生的并发症。建议患者进行自我症状监测，早期发现，早期治疗；指导患者遵医嘱按时服药，了解药物的疗效、用法、疗程和副作用，防止自行停药或减量，定期随访。出现发热、心率增快、咳嗽、咳痰、胸痛等症状时，应及时就诊。

（三）休息与活动指导

发热者要卧床休息，注意保暖，保持室内空气清新，鼓励患者每隔 1 h 进行深呼吸和有效咳嗽。卧床患者应注意翻身，每 4 h 为患者叩背排痰一次。恢复期应增加休息时间，适当活动，坚持深呼吸锻炼至少 4 ~ 6 周，这样可以减少肺不张的发生；还要避免呼吸道的刺激，如吸烟、灰尘、化学飞沫等；尽可能避免去人群拥挤的地方或接触已有呼吸道感染的患者。

（四）心理指导

肺炎患者发病时出现发热、胸痛、咳嗽、咳痰等不适感，常因疼痛而害怕咳嗽，而影响愈后，应积极鼓励并给予帮助，并告诉患者肺炎经积极治疗后一般可彻底治愈，以减轻患者的焦虑，取得配合。

（五）出院指导

肺炎虽可治愈，但若不注意，易复发。应坚持锻炼身体，增强体质，提高机体抵抗力。

保持生活规律、心情愉快，季节交换时避免受凉。避免过度疲劳，天气变化时及时增减衣服，感冒流行时少去公共场所，尽早防治上呼吸道感染。如有高热、寒战、胸痛，应立即就诊。

第二节　慢性阻塞性肺疾病的护理

慢性阻塞性肺疾病（chronic obstructive pulmonary disease，COPD）简称慢阻肺，是以气流受限为特征的肺部疾病，其气流受限多呈进行性发展。慢阻肺主要累及肺部，与肺对有害气体或有害颗粒的异常炎症反应有关。一些已知病因或具有特征性病理表现的气流受限疾病，如支气管扩张症、肺结核、弥漫性泛细支气管炎和闭塞性细支气管炎等均不属于慢阻肺。

慢阻肺是一种严重危害人类健康的常见病、多发病，严重影响患者的生命质量，病死率较高，给患者、家庭以及社会带来沉重的经济负担。我国对 7 个地区 20 245 名成年人进行调查，结果显示 40 岁以上人群中慢阻肺的患病率高达 8.2%。据“全球疾病负担研究项目（The Global Burden of Disease Study）”估计，2020 年慢阻肺将位居全球死亡原因的第 3 位。世界银行和世界卫生组织的资料表明，至 2020 年慢阻肺将位居世界疾病经济负担的第 5 位。

一、病因

慢阻肺确切的病因不清楚。

（一）吸烟

吸烟是慢阻肺最常见危险因素。烟草中含尼古丁、焦油和氢氰酸等化学物质，可以损伤气道上皮细胞，使纤毛运动减退和巨噬细胞吞噬功能降低；支气管黏液腺肥大，杯状细胞增生，黏液分泌增多，使气道净化能力下降；支气管黏膜充血水肿，黏液积聚，容易继发感染，慢性炎症及吸烟刺激黏膜下感受器，使副交感神经功能亢进，引起支气管平滑肌收缩，气流受限，烟草、烟雾还可使氧自由基产生增多，诱导中性粒细胞释放蛋白酶，抑制抗蛋白酶系统，破坏肺弹力纤维，诱发肺气肿形成。国外较多流行病学研究结果表明，吸烟人群肺功能异常的发生率与不吸烟人群相比明显升高。吸烟年龄越早，吸烟量越大，则发病率越高。

（二）职业性粉尘和化学物质

当职业性粉尘（二氧化硅、煤尘、棉尘等）及化学物质（烟雾、过敏源、工业废气和室内空气污染等）的浓度过大或接触时间过久，均可导致慢阻肺的发生。接触某些特殊物质、刺激性物质、有机粉尘及过敏源也可使气道反应性增加。

（三）空气污染

空气中的二氧化硫、二氧化氮、氯及臭氧等，为细菌感染创造条件。氯、氧化氮和二氧化硫等化学气体对气管黏膜有刺激和细胞毒性作用。空气中的烟尘或二氧化硫明显增加时，慢阻肺急性发作显著增多。其他粉尘也刺激支气管黏膜，使气道清除功能遭受损害，为细菌入侵创造了条件。

（四）生物燃料烟雾

生物燃料是指柴草、木头、木炭、庄稼秆和动物粪便等，其烟雾的主要有害成分包括碳氧化物、氮氧化物、硫氧化物和未燃烧完全的碳氢化合物颗粒与多环有机化合物等。使用生物燃料烹饪时产生的大量烟雾可能是不吸烟妇女发生慢阻肺的重要原因。生物燃料所产生的室内空气污染与吸烟具有协同作用。

（五）感染

呼吸道感染是慢阻肺发病和加剧的另一个重要因素，病毒和（或）细菌感染是慢阻肺急性加重的常见原因。儿童期重度下呼吸道感染与成年时肺功能降低、呼吸系统症状的发生有关。

（六）蛋白酶－抗蛋白酶失衡

蛋白水解酶对组织有损伤、破坏作用；抗蛋白酶对弹性蛋白酶等多种蛋白酶具有抑制功能，其中 α_1－抗胰蛋白酶（α_1-AT）是活性最强的一种，蛋白酶和抗蛋白酶维持平衡是保证肺组织正常结构免受损伤和破坏的主要因素，蛋白酶增多或抗蛋白酶不足均可导致组织结构破坏产生肺气肿。

（七）氧化应激

慢阻肺患者肺部氧化剂来源分内源性和外源性两种。内源性主要为巨噬细胞和中性粒细胞等炎症细胞释放的氧自由基，外源性主要是烟雾和空气污染。氧化物可持续损害细胞膜，引起抗蛋白酶失活、黏液过度分泌，促进炎症反应等。

（八）社会经济地位

慢阻肺的发病与患者的社会经济地位相关，室内外空气污染程度不同、营养状况等与社会经济地位的差异也许有一定内在联系。低体重指数也与慢阻肺的发病有关，体重指数越低，慢阻肺的患病率越高。吸烟和体重指数对慢阻肺存在交互作用。

（九）其他

如自主神经功能失调、呼吸道防御功能及免疫力降低、气温变化、营养不良等都可能参与慢阻肺的发生、发展。

二、病理生理

慢阻肺的病理改变主要表现为慢性支气管炎及肺气肿的病理变化。支气管黏膜上皮细胞变性、坏死、溃疡形成，纤毛倒伏、变短、不齐、粘连、部分脱落，缓解期黏膜上皮修复、增生，鳞状上皮化生、肉芽肿形成，杯状细胞数目增多、肥大、分泌亢进，腔内分泌物潴留，基底膜变厚、坏死，支气管腺体增生、肥大，腺体肥厚与支气管壁厚度比值常大于 0.55 ~ 0.79（正常值为 0.4 以下）。

各级支气管壁有各类炎症细胞浸润，以浆细胞、淋巴细胞为主，急性发作期可见到大量中性粒细胞，严重者为化脓性炎症，黏膜充血、水肿、变性坏死和溃疡形成，基底部肉芽组织和机化纤维组织增生导致管腔狭窄，炎症导致气道壁的损伤和修复过程反复循环发生，修复过程导致气道壁的结构重塑，胶原含量增加及瘢痕形成，这些病理改变是慢阻肺气流受限的主要病理基础之一。

肺气肿的病理改变可见肺过度膨胀，弹性减退，外观灰白或苍白，表面可见多个大小不一的大泡，镜检见肺泡壁变薄，肺泡腔扩大，破裂或形成大泡，血液供应减少，弹力纤维网破坏，细支气管壁有炎症细胞浸润，管壁黏液腺及杯状细胞增生、肥大，纤毛上皮破损，纤毛减少，有的管腔纤细狭窄或扭曲扩张，管腔内有痰液存留，细支气管的血管内膜可增厚或管腔闭塞，按累及肺小叶的部位，可将阻塞性肺气肿分为小叶中央型、全小叶型及介于两者之间的混合型三类，其中以小叶中央型为多见，小叶中央型是由于终末细支气管或一级呼吸性细支气管炎症导致管腔狭窄，其远端的二级呼吸性细支气管呈囊状扩张，其特点是囊状扩张的呼吸性细支气管位于二级小叶的中央区，全小叶型是呼吸性细支气管狭窄引起所属终末肺组织，即肺泡管一肺泡囊及肺泡的扩张。其特点是气肿囊腔较小，遍布于肺小叶内，有时两种类型同时存在于一个肺内，称为混合型肺气肿，多在小叶中央型基础上，并发小叶周边区肺组织膨胀。

在慢阻肺的肺部病理学改变基础上，出现相应的慢阻肺特征性病理生理学改变，包括黏液高分泌、纤毛功能失调、小气道炎症、纤维化及管腔内渗出、气流受限和气体陷闭引起的肺过度充气、气体交换异常、肺动脉高压和肺心病，以及全身的不良效应。黏液高分泌和纤毛功能失调导致慢性咳嗽和多痰，这些症状可出现在其他症状和病理生理异常发生之前。肺泡附着的破坏使小气道维持开放能力受损，这在气流受限的发展中也有一定的作用。

随着慢阻肺的进展，外周气道阻塞、肺实质破坏和肺血管异常等降低了肺气体交换能力，产生低氧血症，并可出现高碳酸血症。长期慢性缺氧可导致肺血管广泛收缩和肺动脉高压，常伴有血管内膜增生，某些血管发生纤维化和闭塞，导致肺循环的结构重组。慢阻肺晚期出现肺动脉高压，进而产生慢性肺源性心脏病及心力衰竭，提示预后不良。

慢阻肺可以导致全身不良效应，包括全身炎症反应和骨骼肌功能不良，并促进或加重并发症的发生等，全身炎症表现有全身氧化负荷异常增高、循环血液中促炎症细胞因子浓度异常增高及炎症细胞异常活化等，骨骼肌功能不良表现为骨骼肌重量逐渐减轻等。慢阻肺的全身不良效应可使患者的活动能力受限加剧，生命质量下降，预后变差，因此它具有重要的临床意义。

三、临床表现

（一）症状

1. 慢性咳嗽

通常为首发症状，初起咳嗽呈间歇性，晨间起床时咳嗽明显。以后早晚或整日均有咳嗽，但夜间咳嗽并不显著，少数病例咳嗽不伴有咳痰，也有少数病例虽有明显气流受限但无咳嗽症状。

2. 咳痰

一般为白色黏液或浆液性泡沫样痰，偶可带血丝，清晨排痰较多，急性发作期痰量增多，可有脓性痰。

3. 气短或呼吸困难

早期仅在劳动、上楼或爬坡时出现，后逐渐加重，晚期在穿衣、洗漱、进食等日常活动甚至休息时也感到气短，是慢阻肺的标志性症状。

4. 喘息和胸闷

部分患者特别是重度患者或急性加重时出现喘息。

5. 其他

晚期患者常见体重下降、营养不良、食欲减退等。

（二）体征

早期可无异常体征，随疾病进展出现以下体征。

1. 视诊

桶状胸，呼吸变浅，频率增快，严重者可有缩唇呼吸等。

2. 触诊

双侧语颤减弱或消失。

3. 叩诊

过清音，心浊音界缩小，肺肝界降低。

4. 听诊

双肺呼吸音可减低，呼气延长，可闻及干啰音，双肺底或其他肺野可闻及湿啰音，心音遥远，剑突部心音较清晰、响亮。

（三）病史

1. 危险因素

吸烟史、职业性或环境有害物质接触史。

2. 既往史

包括哮喘史、过敏史、儿童时期呼吸道感染及其他呼吸系统疾病。

3. 家族史

慢阻肺有家族聚集倾向。

4. 发病年龄和好发季节

多于中年以后发病，症状好发于秋冬、寒冷季节，常有反复呼吸道感染及急性加重史，随着病情进展，急性加重愈渐频繁。

5. 并发症

心脏病、骨质疏松、骨骼肌肉疾病和肺癌等。

6. 慢阻肺对患者生命质量的影响

多为活动能力受限、劳动力丧失、抑郁和焦虑等。

7. 慢性肺源性心脏病史

慢阻肺后期出现低氧血症和（或）高碳酸血症，可合并慢性肺源性心脏病和右心衰竭。

（四）慢阻肺的病程分期

1. 急性加重期

呼吸道症状超过日常变异范围的持续恶化，需改变药物治疗方案，在疾病过程中，常有短期内咳嗽、咳痰、气短和（或）喘息加重，痰量增多，脓性或黏液脓性痰，可伴有发热等炎症明显加重的表现。

2. 稳定期

咳嗽、咳痰和气短等症状稳定或症状轻微，病情基本恢复到急性加重前的状态。

（五）并发症

（1）慢性呼吸衰竭：常在慢阻肺急性加重时发生，其症状明显加重，发生低氧血症和（或）高碳酸血症，可具有缺氧和二氧化碳潴留的临床表现。

（2）自发性气胸：如有突然加重的呼吸困难，并伴有明显的发绀，患侧肺部叩诊为鼓音，听诊呼吸音减弱或消失，应考虑并发自发性气胸，通过 X 线检查可以确诊。

（3）慢性肺源性心脏病：由于慢阻肺肺病变引起肺血管床减少及缺氧致肺动脉痉挛，血管重塑，导致肺动脉高压，右心室肥厚扩大，最终发生右心功能不全。

（4）胃溃疡。

（5）睡眠呼吸障碍。

（6）继发性红细胞增多症。

四、辅助检查

（一）肺功能检查

判断有无气流受限，是诊断慢阻肺的“金标准”，对其严重程度评价、疾病进展、评估预后和治疗反应有重要意义。第一秒用力呼气容积占用力肺活量百分比（FEV_1/FVC）是评价气流受限的一项敏感指标，吸入支气管舒张剂后，$FEV_1/FVC < 70\%$ 并排除其他疾病引起的气流受限即可确诊。肺总量（TLC）、功能残气量（FRC）和残气量（RV）增高，肺活量（VC）降低，表明肺过度充气。

（二）胸部 X 线检查

X 线检查对确定肺部并发症及其与其他疾病（如肺间质纤维化、肺结核等）的鉴别具有重要意义。慢阻肺早期 X 线胸片可无明显变化，以后出现肺纹理增多和紊乱等非特征性改变。慢阻肺主要 X 线征象为肺过度充气，表现为肺容积增大，胸腔前后径增长，肋骨走向变平，肺野透亮度增高，横膈位置低平，心脏悬垂狭长，肺门血管纹理呈残根状，肺野外周血管纹理纤细、稀少等，有时可见肺大疱形成。慢阻肺并发肺动脉高压和肺源性心脏病时，除右心增大的 X 线特征外，还可有肺动脉圆锥膨隆，肺门血管影扩大及右下肺动脉增宽等。

（三）胸部 CT 检查

CT 检查不作为慢阻肺的常规检查，高分辨率 CT 对有疑问病例的鉴别诊断有一定意义。

（四）动脉血气分析

早期无异常，晚期可出现低氧血症、高碳酸血症、酸碱平衡失调以及呼吸衰竭等改变。

（五）其他

慢阻肺的急性加重常因微生物感染诱发，当合并细菌感染时，血白细胞计数增高，中性粒细胞核左移，痰细菌培养可检出病原菌；常见病原菌为肺炎链球菌、流感嗜血杆菌、卡他莫拉菌等，病程较长，而且出现肺结构损伤者，易合并铜绿假单孢菌感染，长期吸入糖皮质激素者易合并真菌感染。

五、诊断

慢阻肺的诊断应根据临床表现、危险因素接触史、体征及实验室检查等资料，综合分析确定。任何有呼吸困难、慢性咳嗽或咳痰，且有暴露于危险因素病史的患者，临床上都需要考虑慢阻肺的诊断。诊断慢阻肺需要进行肺功能检查，吸入支气管舒张剂后 $FEV_1/FVC < 70\%$ 即可明确存在持续的气流受限，在排除了其他疾病后可确诊为慢阻肺。因此，持续存在的气流受限是诊断慢阻肺的必备条件。肺功能检查是诊断慢阻肺的“金标准”。凡具有吸烟史和（或）环境职业污染及生物燃料接触史，临床上有呼吸困难或咳嗽、咳痰病史者，均应进行肺功能检查。慢阻肺患者早期轻度气流受限时可有或无临床症状。胸部 X 线检查有助于确定肺过度充气的程度及其与其他肺部疾病的鉴别。

六、治疗

（一）稳定期治疗

1. 教育与管理

劝导患者戒烟，这是减慢肺功能损害最有效的措施。对吸烟患者采取多种宣教措施，有条件者可以考虑使用辅助药物。减少职业性粉尘和化学物质吸入，对于从事接触职业粉尘的人群如煤矿、金属矿、棉纺织业、化工行业及某些机械加工等工作人员应做好劳动保护。

2. 支气管舒张药

这是现有控制慢阻肺症状的主要措施。

（1）抗胆碱能药：这是慢阻肺常用的药物，主要品种为异丙托溴铵气雾剂，雾化吸入，起效较沙丁胺醇慢，持续 6 ~ 8 h，每次 40 ~ 80 μg（每喷 20 μg），每天 3 ~ 4 次。

（2）β_2 肾上腺素受体激动剂：主要有沙丁胺醇气雾剂，每次 100 ~ 200 μg（1 ~ 2 喷），雾化吸入，疗效持续 4 ~ 5 h，每 24 h 不超过 8 ~ 12 喷。特布他林气雾剂亦有同样作用。

（3）茶碱类：①茶碱缓释或控释片，0.2 g，早、晚各一次；②氨茶碱，0.1 g，每日 3 次。

3. 去痰药

对痰不易咳出者常用药物有盐酸氨溴索，30 mg，每日 3 次，或羧甲司坦 0.5 g，每日 3 次。

4. 糖皮质激素

5. 长期家庭氧疗（LTOT）

对慢阻肺慢性呼吸衰竭者可提高生活质量和生存率。LTOT 指征：① $PaO_2 \leq 55$ mmHg 或 $SaO_2 \leq 88\%$，有或没有高碳酸血症。② PaO_2 50 ~ 60mmHg，或 $SaO_2 < 89\%$，并有肺动脉高压、心力衰竭水肿或红细胞增多症（血细胞比容 0.55）。一般用鼻导管吸氧，氧流量为 1 ~ 2 L/min，吸氧时间 > 15 h/d。目的是使患者在静息状态下，达到 $PaO_2 \geq 60$ mmHg 和（或）使 SaO_2 升至 90%。

6. 通气支持

无创通气已广泛用于极重度慢阻肺稳定期患者。无创通气联合长期氧疗对某些患者，尤其是在日间有明显高碳酸血症的患者或许有一定益处。无创通气可以改善生存率但不能改善生命质量。慢阻肺合并阻塞性睡眠呼吸暂停综合征的患者，应用持续正压通气在改善生存率和住院率方面有明确益处。

7. 康复治疗

康复治疗对进行性气流受限、严重呼吸困难而很少活动的慢阻肺患者，可以改善其活动能力，提高生命质量，这是慢阻肺患者一项重要的治疗措施。康复治疗包括呼吸生理治疗、肌肉训练、营养支持、精神治疗和教育等多方面措施。呼吸生理治疗包括帮助患者咳嗽，用力呼气以促进分泌物清除；使患者放松，进行缩唇呼吸及避免快速浅表呼吸，可帮助患者克服急性呼吸困难。肌肉训练有全身性运动和呼吸肌锻炼，前者包括步行、登楼梯、踏车等，后者有腹式呼吸锻炼等。营养支持的要求应达到理想体重，同时避免摄入高糖类和高热量饮食，以免产生过多二氧化碳。

（二）急性加重期治疗

（1）确定急性加重期的原因及病情严重程度。最多见的是细菌或病毒感染。

（2）根据病情严重程度决定门诊或住院治疗。病情严重的慢阻肺急性加重患者需要住院治疗。

①症状明显加重，如突然出现静息状况下呼吸困难。

②重度慢阻肺。

③出现新的体征或原有体征加重如发绀、意识改变和外周水肿。

④有严重的伴随疾病（如心力衰竭或新近发生的心律失常）。

⑤初始治疗方案失败。

⑥高龄。

⑦诊断不明确。

⑧院外治疗无效或条件欠佳。

（3）支气管舒张药：药物同稳定期。有严重喘息症状者可给予较大剂量雾化吸入治疗，如应用沙丁胺醇 500μg 或异丙托溴铵 500μg，或沙丁胺醇 1 000μg 加异丙托溴铵 250 ~ 500μg 通过小型雾化吸入器给患者吸入治疗以缓解症状。

（4）控制性吸氧：发生低氧血症者可鼻导管吸氧，或通过文丘里（Venturi）面罩吸氧。鼻导管给氧时，吸入的氧浓度与给氧流量有关，估算公式为吸入氧浓度（%）= 21 + 4× 氧流量（L/min）。一般吸入氧浓度为 28% ~ 30%，应避免吸入氧浓度过高而引起二氧化碳潴留。

（5）抗生素：当患者呼吸困难加重、咳嗽伴痰量增加、有脓性痰时，应根据患者所在地常见病原菌类型及药物敏感情况积极选用抗生素治疗。如给予 β 内酰胺类 / β 内酰胺酶抑制剂，或给予第二代头孢菌素、大环内酯类或喹诺酮类。如门诊可用阿莫西林 / 克拉维酸、头孢唑肟 0.25 g，每日 3 次、头孢呋辛 0.5 g，每日 2 次、左氧氟沙星 0.2 g，每日 2 次、莫西沙星或加替沙星 0.4 g，每日 1 次；较重者可应用头孢曲松钠 2.0 g 加于生理盐水中静脉滴注，每日 1 次。住院患者可根据疾病严重程度和预计的病原菌更积极地给予抗生素，一般多静脉滴注给药。

（6）糖皮质激素：对需住院治疗的急性加重期患者可考虑口服泼尼松龙 30 ~ 40 mg/d，也可静脉给予甲泼尼龙，连续 5 ~ 7 d。

（7）辅助治疗在监测出入量和血电解质的情况下适当补充液体和电解质，注意维持液体和电解质平衡，注意补充营养，对不能进食者需经胃肠补充要素饮食或给予静脉高营养；对卧床、红细胞增多症或脱水的患者，无论是否有血栓栓塞性疾病史，均需考虑使用肝素或低分子肝素进行抗凝治疗。此外，还应注意痰液引流，积极排痰治疗（如刺激咳嗽、叩击胸部、体位引流和湿化气道等），识别及治疗并发症（如冠心病、糖尿病和高血压等）及其并发症（如休克、弥散性血管内凝血和上消化道出血等）。

（8）机械通气：可通过无创或有创方式实施机械通气，无论何种方式都只是生命支持的一种手段，在此条件下，通过药物治疗消除慢阻肺急性加重的原因，使急性呼吸衰竭得到逆转。进行机械通气的患者应同时进行动脉血气监测。

①无创通气根据病情需要可首选此方法，慢阻肺急性加重期患者应用无创通气可降低 $PaCO_2$，降低呼吸频率、呼吸困难程度，减少呼吸机相关肺炎等并发症和住院时间，更重要的是降低病死率和插管率。使用无创通气要掌握合理的操作方法，提高患者的依从性，避免漏气，通气压力应从低水平开始逐渐升至适当水平，还应采取其他有利于降低 $PaCO_2$ 的方法，提高无创通气效果。

②有创通气：在积极的药物和无创通气治疗后，患者的呼吸衰竭仍进行性恶化，出现危及生命的酸碱失衡和（或）意识改变时，宜用有创机械通气治疗，待病情好转后，可根据情况采用无创通气进行序贯治疗。

在决定终末期慢阻肺患者是否使用机械通气时，还需充分考虑到病情好转的可能性，患者本人及家属的意愿，以及强化治疗条件是否许可。使用最广泛的 3 种通气模式包括同步间歇指令通气（SIMV）、压力支持通气（PSV）和 SIMV 与 PSV 联合模式。由于慢阻肺患者广泛存在内源性呼气末正压，导致吸气功耗增加和人机不协调，因此，可常规加用适度的外源性呼气末正压，压力为内源性呼气末正压的 70% ~ 80%。慢阻肺患者的撤机过程可能会遇到困难，需设计和实施周密的撤机方案。无创通气也被用于帮助早期撤机，并取得初步的良好效果。

七、护理诊断 / 问题

1. 气体交换受损

与呼吸道阻塞、肺组织弹性降低、通气和换气功能障碍、分泌物过
多有关。

2. 活动无耐力

与疲劳、呼吸困难、肺功能下降引起慢性缺氧及活动时供氧不足有关。

3. 清理呼吸道无效

与呼吸道分泌物增多且黏稠、支气管痉挛、气道湿度降低有关。

4. 营养失调：低于机体需要量

与呼吸道感染致消耗增加、摄入减少、食欲降低、痰液增多、呼吸困难有关。

5. 焦虑

与疾病呈慢性过程、病情逐渐加重、经济状况有关。

6. 潜在并发症

肺部感染、自发性气胸、呼吸衰竭。

八、护理措施

1. 病情观察

观察患者咳嗽、咳痰，呼吸困难的程度，密切观察痰液的颜色、性状、量，以及咳痰是否顺畅。监测水、电解质及酸碱平衡状况，进行动脉血气分析。

2. 休息与活动

病情缓解期间，根据患者活动能力，进行适当的锻炼，以患者不感到疲劳、不加重症状为宜。可进行床上运动、打太极、慢跑、散步等。保持室内合适的温湿度。

3. 氧疗护理

对呼吸困难伴低氧血症者，采用鼻导管低流量持续给氧，1 ~ 2 L/min，每天氧疗时间不少于 15 h。氧疗有效的指标：患者呼吸频率减慢、呼吸困难减轻、心率减慢、发绀减轻、活动耐力增加。

4. 用药护理

遵医嘱给予抗感染治疗，应用支气管舒张药物和去痰药，观察药物疗效和不良反应。

5. 保持呼吸道通畅

（1）体位引流：①目的：借重力作用使痰液顺体位引出，保持气道通畅。②技巧：患者可取前倾或头低位，以 5 ~ 15 min 为宜，引流时护士协助叩击背部有助于排痰，极度衰弱、严重高血压、心力衰竭及意识不清等禁忌体位引流。

（2）有效咳嗽和排痰：①目的：避免无效咳嗽，减少体力消耗。②技巧：患者取坐位或侧卧位，叩击者手背隆起，手掌中空，手指弯曲，由下向上，由外向内轻轻叩击背部以助排痰。不可在乳房、脊柱、裸露的皮肤等部位叩打。

6. 呼吸功能锻炼

（1）腹式或膈式呼吸法　腹式呼吸法指呼吸时让腹部凸起，吐气时腹部凹入的呼吸法。患者可以选择立位、半卧或平卧位。两膝半屈或在膝下垫一个小枕头，使腹肌放松，两手分别放在前胸和上腹部，用鼻子缓慢吸气时，膈肌松弛，腹部的手有向上抬起的感觉，而胸部的手原位不动。呼气时腹肌收缩，腹部的手有下降感。患者可每天进行练习，每次做 8 ~ 10 次，每天训练 3 ~ 4 次为宜，逐渐养成平稳而缓慢的腹式呼吸习惯。需要注意的是，呼吸要深长而缓慢，尽量用鼻而不用口。训练腹式呼吸有助于增加通气量，降低呼吸频率，还可增加咳嗽、咳痰能力，缓解呼吸困难。

（2）缩唇呼气法：缩唇呼气法就是以鼻吸气，缩唇呼气，即在呼气时，胸部前倾，口唇缩成吹口哨状，使气体通过缩窄的口缓缓呼出。吸气与呼气时间比例为 1 ：2 或 1 ：3。要尽量做到深吸慢呼，

缩唇程度以不感到费力为适度。每分钟 7 ～ 8 次，每天锻炼两次，每次 10 ～ 20 min。目的是避免气道过早关闭，改善肺泡有效通气量。

（3）呼吸体操。

①单举呼吸：单手握拳并举起，举起时深吸气，放下时缓慢呼气（吸气：呼气 = 1 ：2 或 1 ：3）或做缩唇呼吸。

②托天呼吸：双手握拳，有节奏地缓慢举起并放下，举起时吸气或呼气，放下时呼气或吸气。

③蹲站呼吸：双手自然放松，做下蹲动作同时吸气，站立时缓慢呼气。

（4）深呼吸训练：深呼吸，就是胸腹式呼吸联合进行，可以排出肺内残气及其他代谢产物，吸入更多的新鲜空气，以供给各脏器所需的氧分，提高或改善脏器功能。深呼吸训练具体方法是，选择空气新鲜的地方，每日进行 2 ～ 3 次。胸腹式联合的深呼吸类似瑜伽运动中的呼吸操，深吸气时，先使腹部膨胀，然后使胸部膨胀，达到极限后，屏气几秒钟，逐渐呼出气体。呼气时，先收缩胸部，再收缩腹部，尽量排出肺内气体。反复进行吸气、呼气，每次 3 ～ 5 min。

7. 饮食护理

指导患者进高热量、高蛋白质、高维生素的软食，避免食用产气食物如豆类、土豆、胡萝卜、汽水等，避免食用易引起便秘的食物，如油煎食物、干果、坚果等，少量多餐；指导患者餐后不要平卧，有利于消化。患者便秘时，嘱其多饮水，多食纤维素多的食物和水果。提供良好的进餐环境，进食时半卧位，餐前、餐后漱口，以促进食欲。必要时静脉输液补充营养。

8. 心理护理

护理人员应主动与患者沟通，倾听患者的诉说、抱怨，关注患者心理状况，确认患者的焦虑程度。进行疾病相关知识的讲解，与患者及家属共同制定康复计划，增强患者战胜疾病的信心。指导患者缓解焦虑、分散注意力的方法，如外出散步、听轻音乐、做游戏、按摩，或培养 1 ～ 2 种兴趣、爱好等。

九、健康教育

1. 疾病知识指导

向患者及家属讲解慢阻肺相关知识，慢阻肺虽是不可逆的病变，但积极预防和治疗可减少急性发作，延缓病情，提高生命质量。指导患者避免各种可使病情加重的因素，劝导患者戒烟，避免粉尘和刺激性气体吸入，避免在通风不良的空间燃烧生物燃料，秋冬季节注射流感疫苗，避免到人群密集的地方，保持居室空气新鲜，发生上呼吸道感染时应积极治疗。

2. 饮食指导

向患者及家属宣传饮食治疗的意义和原则，鼓励患者进食，与患者及家属共同制定患者乐意接受的高维生素、高蛋白质、高热量的饮食计划。避免进食产气食物，以免腹部胀气，使膈肌上抬而影响肺部换气功能。做到少量多餐，避免进食引起便秘的食物。

3. 家庭氧疗

指导患者及家属家庭氧疗的方法，氧疗装置的清洁、消毒、更换等；注意用氧安全，做到四防“防火、防油、防热、防震”；了解氧疗的目的、必要性和注意事项。

4. 加强锻炼

根据自身情况选择适合自己的锻炼方式，如散步、慢跑、游泳、爬楼梯、爬山、打太极拳、跳舞，可通过做呼吸瑜伽、唱歌、吹口哨、吹笛子等进行肺功能锻炼。

5. 心理指导

指导患者保持心情舒畅，以积极的心态对待疾病，多进行有益身心愉悦的活动，以分散注意力，缓解焦虑。

6. 其他

教会患者自我监测病情的方法，告知患者出现气促、咳嗽、咳痰等症状明显或加重时，应及时就医，以防病情恶化。告知常用药物的正确使用方法，避免滥用药物。

第三节 肺结核的护理

一、概述

肺结核是结核分枝杆菌复合群引起的肺部疾病，具有慢性传染性的特点。它目前仍是严重危害人类健康的主要传染疾病。在全球传染病中，结核病仍是成年人的首要死因，世界卫生组织（WHO）在1993年宣布结核病处于“全球紧急状态”。1995—2010年，各国采用DOTS的结核病患者为5 500万人，约4 400万人疾病转归为治愈，约700万人免于死亡。目前，结核病的疫情成缓慢下降趋势，但是由于多耐药结核病（multidrug-resistant tuberculosis，MDT-TB）的增多，结核病仍然是危害人类健康的公共卫生问题。

在我国，结核病的疫情成“患病率高、死亡率高、耐药率高、年递减率低”特点。因此，结核病的防治仍然是需要高度重视的公共卫生及社会问题。

二、病因

结核病的病原菌是结核分枝杆菌复合群，包括结核分枝杆菌、牛分枝杆菌、非洲分枝杆菌和田鼠分枝杆菌。人类肺结核90%以上是结核分枝杆菌。典型的结核分枝杆菌是细长、稍弯曲、两端圆形的杆菌，痰标本中的结核分枝杆菌可呈现T、V、Y字形以及丝状、球状、棒状等多种形态。结核分枝杆菌可以存活数月。结核分枝杆菌具有抗酸性，因此又称抗酸杆菌。它生长缓慢，是需氧菌，适宜温度为37℃左右，其增代时间为14 ~ 20 h，培养时间是2 ~ 8周。结核分枝杆菌结构复杂，主要为类脂类、蛋白质和多糖。类脂类占总量的50% ~ 60%，其中蜡质约50%，与结核病的组织坏死、干酪液化、空洞发生以及结核变态反应有关。菌体蛋白质以结核形式存在，是结核菌素的主要成分，诱发皮肤变态反应。多糖类与血清反应等免疫应答有关。

结核病在人群中传播源主要是结核病患者，即痰涂片阳性者。传播方式主要是通过咳嗽、喷嚏、大笑、大声说话等方式将含有结核分枝杆菌的微滴排到空气中进行传播。飞沫传播是结核病重要的传播途径。传染性的大小取决于患者排出结核分枝杆菌量的多少及通风、换气的情况。

三、病理

结核病的基本病理变化是炎性渗出、增生和干酪样坏死、病理过程的特点是破坏与修复同时进行，因此三种病理变化多同时存在，也可以是其中某一种变化为主，并且相互转化。能否感染取决于结核分枝杆菌的感染量，毒力大小以及机体的抵抗力和变态反应状态。炎性渗出为主的病理改变，表现为局部中性粒细胞浸润，继之由巨噬细胞及淋巴细胞代替。组织充血、水肿和白细胞浸润，其中有结核分枝杆菌，通常出现在结核炎症的早期或病灶恶化时，经及时治疗，病变可以完全消散吸收；增生为主的病理改变，表现为结核结节的形成，为结核特征性病变，结节中间可有干酪样坏死。上皮细胞互相聚集融合形成多核巨细胞称为朗格汉斯巨细胞；干酪样坏死为主的病理改变，肉眼可见病灶呈黄灰色，质松而脆，状似干酪，因此得名。干酪病灶含菌量最大，传染性强，肺组织坏死已不可逆转。

四、临床表现

（一）症状

1. 呼吸系统症状

（1）咳嗽、咳痰：肺结核最常见的症状。大部分为干咳伴少量白色黏液痰。当空洞形成时，痰量增多；脓性痰出现在合并感染时；合并厌氧菌感染时为大量脓臭痰；刺激性咳嗽多合并支气管结核。

（2）咯血：多为小量咯血。咯血可分痰中带血、少量咯血（每日咯血量少于100 mL）、中等量咯血（每日咯血量100 ~ 500 mL）和大咯血（每日咯血量达500 mL以上）。少数患者可发生失血性休克。

（3）胸痛：病变累及壁层胸膜可有胸壁刺痛，伴随咳嗽和呼吸时加重。

（4）呼吸困难：多见于大量胸腔积液患者和于酪样肺炎，也可见于纤维空洞性肺结核。

2. 全身症状

最常见症状为发热，多为长期午后潮热，即下午或者傍晚开始升高，次日晨降至正常。若肺部病灶进展播散时，可出现不规则高热、畏寒等。部分患者可表现乏力，食欲减退和体重减轻。育龄女性可出现月经不调。

（二）体征

情况不一，取决于病变性质和范围。病变范围小或者位置深者多无异常体征。渗出性病变范围较大或者干酪样坏死时，可有肺实变体征，如触觉语颤增强、叩诊浊音、听诊闻及支气管呼吸音和细湿啰音。较大的空洞性病变听诊也可以闻及支气管呼吸音，当有较大范围的纤维条索形成时，气管向患侧移位，患侧胸廓塌陷、叩诊浊音、听诊呼吸音减弱并可闻及湿啰音。结核性胸膜炎可有胸腔积液体征：气管向健侧移位，患侧胸廓望诊饱满、触觉语颤减弱、叩诊实音、听诊呼吸音消失、支气管结核可有局限性哮鸣音。

少数患者可有类似风湿热样表现，称为结核性风湿症。多见于女性青少年。常累及四肢大关节，在受累关节附近可见结节性红斑或者环形红斑，间歇出现。

五、辅助检查

（一）结核菌素试验

结核菌素试验用于检出结核分枝杆菌感染，不能检出结核病。WHO 和国际防痨和肺病联合会推荐使用的结核菌素为纯蛋白衍化物（purified protein derivative，PPD），便于国际结核感染率的比较。通常在左前臂屈侧中部皮内注射 0.1 mL（5 IU），48 ~ 72 h 后测量皮肤硬结直径，而不是红晕的直径。硬结是特异性变态反应，红晕是非特异性变态反应。硬结直径≤ 4 mm 为阴性，5 ~ 9 mm 为弱阳性，硬结直径≥ 20 mm 或局部有水泡和淋巴管炎为强阳性。

结核菌素试验阳性仅仅表示曾经有结核分枝杆菌感染，并不一定是现症患者，若呈强阳性，常提示活动性结核病。结核菌素试验对婴幼儿的诊断价值大于成人，因年龄越小，自然感染率越低。3 岁以下强阳性反应者，应视为有新近感染的活动性结核病，应进行治疗。如果 2 年内结核菌素反应从 10 mm 以下增加至 10 mm 以上，并增加 6 mm 以上时，可认为有新近感染。

结核菌素试验阴性除见于未感染结核分枝杆菌外，还见于：结核感染后 4 ~ 8 周以内，处于变态反应前期；免疫力下降或免疫受抑制，如应用糖皮质激素或免疫抑制剂、淋巴细胞免疫系统缺陷、麻疹、百日咳、严重结核病和危重患者。

（二）痰结核分枝杆菌检查

痰结核分枝杆菌检查是确诊肺结核、制定化学治疗方案和考核治疗效果的主要依据。痰涂片抗酸染色镜检快速简便，若抗酸杆菌阳性，肺结核诊断基本可以成立。痰培养更精确，不但能了解结核分枝杆菌生长繁殖能力，还可作药物敏感试验与菌型鉴定。

（三）影像学检查

胸部 X 线检查是诊断肺结核的常规首选方法。可以发现早期轻微的结核病变，确定病变范围、部位、形态、密度与周围组织的关系、病变阴影的伴随影像；判断病变性质、有无活动性。有无空洞、空洞大小和洞壁特点等。诊断最常用影像学方法是正、侧位胸片，常能将心影、肺门、血管、纵隔等遮掩的病变以及中叶和舌叶的病变显示清晰。

CT 能提高分辨率，对病变细微特征进行评价，减少重叠影像，易发现隐匿的胸部和气管、支气管内病变，早期发现肺内粟粒阴影和减少微小病变的漏诊；能准确显示各型肺结核病变特点和性质，与支气管关系，空洞有无以及进展恶化和吸收好转的变化：能准确显示纵隔淋巴结有无肿大。常用于对肺结核的诊断以及与其他肺部疾病的鉴别诊断，也可用于引导穿刺、引流和介入治疗等。（见图 5–1 胸片）

（四）纤维支气管镜检查

常用于支气管结核和淋巴结支气管瘘的诊断。支气管结核表现为黏膜充血、溃疡、糜烂、组织增生、形成瘢痕和支气管狭窄，可以在病灶部位钳取活体组织进行病理学检查和结核分枝杆菌培养。对于肺内结核病灶，可以采集分泌物或冲洗液标本做病原体检查，也可以经支气管肺活检获取标本检查。

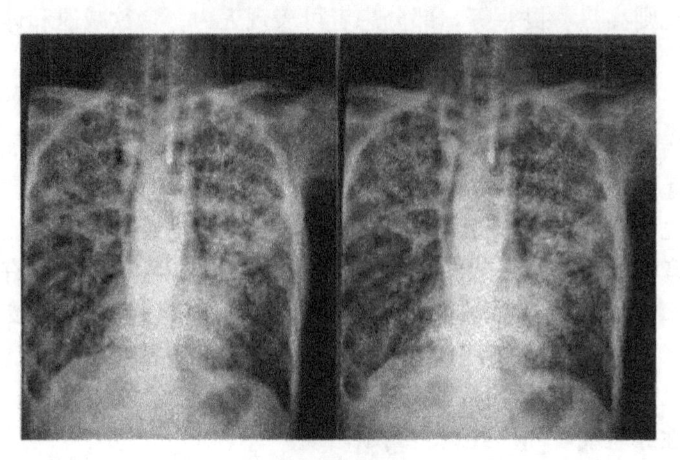

图 5-1 胸片

（五）γ－干扰素释放试验（interferon-gamma release assays，IGRASs）

通过特异性抗原 ESAT-6 和 GEP-10 与全血细胞共同孵育，然后检测 IGRAs 水平。此试验诊断结核感染的特异性明显高于 PPD 试验，但是由于成本较高等原因，目前多用于研究评价工作，未广泛推行。

六、治疗

合理的化学治疗可以使病灶内细菌消失，最终达到痊愈。传统的休息和营养疗法起到辅助作用。

（一）化学治疗

1. 治疗原则

治疗原则是早期、规律、全程、适量、联合。治疗方案分为强化和巩固阶段。化学治疗的主要作用：杀菌作用，临床上表现为痰菌迅速转阴；防止耐药菌的产生；灭菌。

2. 常用抗结核药物（表 5-1）

异烟肼（INH）和利福平（RFP）在细胞内、外均能达到杀菌作用。吡嗪酰胺能杀灭巨噬细胞内酸性环境中的结核分枝杆菌，是半杀菌剂。另有部分结核药将在常用抗结核药物剂量表格中简述，仅作了解。

表 5-1 常用抗结核药物

药名	缩写	每日剂量 /g	间歇疗法每日剂量 /g	主要不良反应
异烟肼	H,INH	0.3	0.3~0.6	周围神经炎，肝功能损害
利福平	R,RFP	0.45~0.6	0.6~0.9	肝功能损害，过敏反应
吡嗪酰胺	Z,PZA	1.5~2.0	2~3	胃产不适，肝功能损害，关节痛，高尿酸血症
乙胺丁醇	E, EMB	0.75~1.0	1.5~2.0	视神经炎
氧氟沙星	Ofx	0.6~0.8		肝、肾毒性，光敏反应
左氧氟沙星	Lfx	0. 6~0.75		肝、肾毒性，光敏反应
莫西沙星	Mfx	0.4		肝、肾毒性，光敏反应

3. 对症治疗

肺结核的一般症状在合理化疗下很快减轻或消失，无须特殊处理。咯血是肺结核常见症状，一般少量咯血时多以安慰患者、消除紧张、卧床休息为主，可给予氨甲苯酸等药物止血。大咯血时用垂体后叶素加入葡萄糖溶液中缓慢静脉注射。高血压、冠状动脉粥样硬化性心脏病、心力衰竭患者和孕妇禁用。对支气管动脉破坏造成的大咯血采用支气管动脉栓塞法。

4. 糖皮质激素治疗

糖皮质激素治疗肺结核主要是抗炎、抗毒作用。仅用于结核毒性症状严重者。必须确保在有效抗结核药物治疗的情况下使用。使用剂量依病情而定，一般用泼尼松口服，20 mg，顿服（“顿服”是指一次性服用），1 ~ 2 周，以后逐量递减，用药时间为 4 ~ 8 周。

5. 外科治疗

经合理化学治疗无效、多重耐药的后壁空洞、大块干酪灶、结核性脓胸、支气管胸膜瘘和大咯血保守治疗无效者可行外科手术治疗。

七、护理诊断 / 问题

（一）知识缺乏

结核病药物治疗知识的缺乏。

（二）营养失调：低于机体需要量

机体消耗增加，食欲减退，造成营养低于机体需要量。

（三）体温过高

结核分枝杆菌感染造成相关发热症状。

（四）疲劳

结核分枝杆菌感染后相关毒性症状。

（五）焦虑

不明疾病预后造成的心理焦虑。

（六）潜在并发症

咯血、窒息、胸腔积液、呼吸衰竭。

八、护理措施

（一）休息与活动

（1）肺结核患者症状明显，有咯血、高热等严重结核病毒性症状，或结核性胸膜炎伴有大量胸腔积液者，应卧床休息。

（2）恢复期可适当增加户外活动，比如散步、做操。

（3）症状轻的患者在坚持化学治疗的同时，可进行正常工作，但是，应当避免劳累和重体力劳动，保证充足睡眠和休息。

（4）痰涂片阴性和经有效抗结核治疗 4 周以上的患者，没有传染性或只有极低的传染性，应当鼓励患者过正常的家庭和社会生活，以减轻肺结核患者的社会隔离感和因患病带来的焦虑。

（二）药物治疗指导

（1）有计划、有目的地向患者及家属逐步介绍有关药物的相关治疗知识。

（2）强调早期、联合、适量、规律、全程化学治疗的重要性，为患者树立治愈疾病的信心，积极配合治疗。另外需要督促患者按医嘱按时服药、建立按时服药的好习惯。

（3）解释药物不良反应时，重视强调药物的治疗效果，使患者认识到药物的积极作用，认识到发生不良反应的可能性不大。鼓励患者坚持全程化学治疗、防止治疗失败而产生耐药结核病，增加治疗的困难和经济负担。若仍然出现不良反应时，如巩膜黄染、肝区疼痛、胃肠不适、眩晕、耳鸣等，要及时与医生联系，不可自行随意停药。一般不良反应症状经过治疗可以完全消失。

（三）加强营养

（1）制定全面的饮食营养计划，为结核病患者提供高热量、高蛋白质，高维生素的食物。蛋白质可以提供热量，还可以增加机体的抗病能力及机体的修复能力，患者饮食中应当含有鱼、肉、蛋、奶、豆制品等富含动植物蛋白的食物。食物中维生素 C 具有减轻血管渗透性的作用，可以促进渗出病灶的吸收；B 族维生素对神经系统及胃肠神经有调节作用，也可增进食欲，每天摄入一定量的新鲜蔬菜和水果，补充维生素。

（2）采用患者喜欢的烹饪方式来增进患者食欲，增加饮食品种，尽量保证患者进食时心情愉快，细嚼慢咽，促进食物的消化吸收。督促患者定期监测体重，判断营养状况。

（四）体温的护理

（1）每日定时监测患者体温，关注体温变化。

（2）为患者，更换干净床单，衣物，避免着凉。

（3）安慰患者，告知其发热和疾病相关的原因，缓解其紧张心理。

（五）其他

出现胸闷、发绀、呼吸困难等不适立即就医，积极治疗并发症。

九、健康指导

（一）控制传染源

早期发现患者并登记管理，及时给予合理治疗和良好的护理，是预防结核病的关键。肺结核病程长、易复发、具有传染性，必须长期随访。掌握患者从发病、治疗到治愈的全过程。

（二）切断传播途径

（1）痰涂片阳性患者住院期间需要进行呼吸道隔离，室内保证良好的通风，每天用紫外线消毒。

（2）注意个人卫生，严禁随地吐痰，不可面对他人打喷嚏或咳嗽，以防飞沫传播。咳嗽或打喷嚏时要用双层纸巾捂住口鼻，纸巾焚烧处理、留置于容器的痰液需经过灭菌处理才可以弃掉。接触痰液后用流水清洗双手。

（3）餐具煮沸消毒或用消毒液浸泡消毒，同桌共餐时使用公筷，以预防感染。

（4）被褥、书籍在烈日下暴晒 6 h 以上。

（5）患者外出时戴口罩。

（三）保护易感人群

（1）给未受过结核分枝杆菌感染的新生儿，儿童及青少年接种卡介苗（活的无毒力牛型结核分枝杆菌疫苗），使人体产生对结核分枝杆菌的获得性免疫力。卡介苗不能预防感染，但可减轻感染后的发病和病情。

（2）密切接触者应定期到医院进行有关检查，必要时给予预防性治疗。

（3）对受结核分枝杆菌感染的高危人群，如 HIV 感染者、硅沉着病、糖尿病等，可应用预防、化学性治疗。

（四）患者指导

（1）嘱患者戒烟、戒酒　保证营养补充；合理安排休息，避免劳累；避免情绪波动及呼吸道感染；住处应尽可能保持通风、干燥，有条件者可选择空气清新、气候温和处疗养，以促进身体的康复，增加抵抗疾病的能力。

（2）用药指导强调坚持用药的重要性，坚持规律、全程、合理用药，并且取得患者和家属的主动配合。

（3）定期复查：定期复查胸片和肝、肾功能，了解治疗效果和病情变化。

肺结核的病因明确，有成熟的预防和治疗手段，只要切实可行，本病大部分可获临床治愈。

第四节　气胸患者的护理

一、概述

胸膜腔内积气称为气胸。气胸的形成多由于肺组织、气管、支气管、食管破裂，空气逸入胸膜腔，或因胸壁伤口穿破胸膜，胸膜腔与外界沟通，空气进入所致。当胸膜腔因炎症、手术等原因发生粘连时，胸腔积气则会局限于某些区域，出现局限性气胸。

二、病因

根据气胸的性质，一般分为闭合性气胸、开放性气胸和张力性气胸三类。在胸部损伤中气胸的发生率仅次于肋骨骨折。

1. 闭合性气胸

多发生于肋骨骨折，由于肋骨的断端刺破肺，空气进入胸膜腔所致。

2. 开放性气胸

多发生于因刀刃、锐器、弹片或火器等导致的胸部穿透伤。胸膜腔通过胸壁伤口与外界大气相通，外界空气可随呼吸自由出入胸膜腔。

3. 张力性气胸

因为较大的肺泡破裂，较深较大的肺裂伤或支气管破裂所致。

三、病理生理

（一）闭合性气胸

胸膜腔内压仍低于大气压。胸膜腔积气决定伤侧肺萎陷的程度。随着胸腔内积气与肺萎陷程度增加，肺表面裂口缩小，直至吸气时也不开放，气胸则趋于稳定并可缓慢吸收。伤侧肺萎陷使肺呼吸面积减少，通气血流比率失衡，影响肺通气和换气功能。伤侧胸膜腔内压增高可引起纵隔向健侧移位。根据胸膜腔内积气的量与速度，轻者患者可无症状，重者有明显呼吸困难。体检可能发现伤侧胸廓饱满，呼吸活动度降低，气管向健侧移位，伤侧胸部叩诊呈鼓音，呼吸音降低。胸部 X 线检查可显示不同程度的肺萎陷和胸膜腔积气，有时可伴有少量胸腔积液。

气胸发生缓慢且积气量少的患者，不需要特殊处理，胸腔内积气一般可在 1 ~ 2 周内自行吸收。大量气胸需进行胸膜腔穿刺，或行胸腔闭式引流术，排除积气，促使肺尽早膨胀。

（二）开放性气胸

外界空气经胸壁伤口或软组织缺损处，呼吸自由进出胸膜腔。空气出入量与胸壁伤口大小有密切关系，伤口大于气管口径时，空气出入量多，胸膜腔内压几乎等于大气压，伤侧肺完全萎陷、丧失呼吸功能。伤侧胸内压力不均衡的周期性变化，可使纵隔在吸气时移向健侧，呼气时移向伤侧，成为纵隔扑动。纵隔扑动和移位影响静脉回心血流，引起循环障碍（见图 5-2 气胸 1）。

患者出现明显呼吸困难、鼻翼扇动、口唇发绀，颈静脉怒张、伤侧胸壁可见伴有气体进 1 出胸腔发出吸吮样声音的伤口，称为胸部吸吮伤口。气管向健侧移位，伤侧胸部叩诊呈鼓音，呼吸音消失，严重者伴有休克。胸部 X 线检查可见伤侧胸腔大量积气，肺萎陷，纵隔移向健侧。

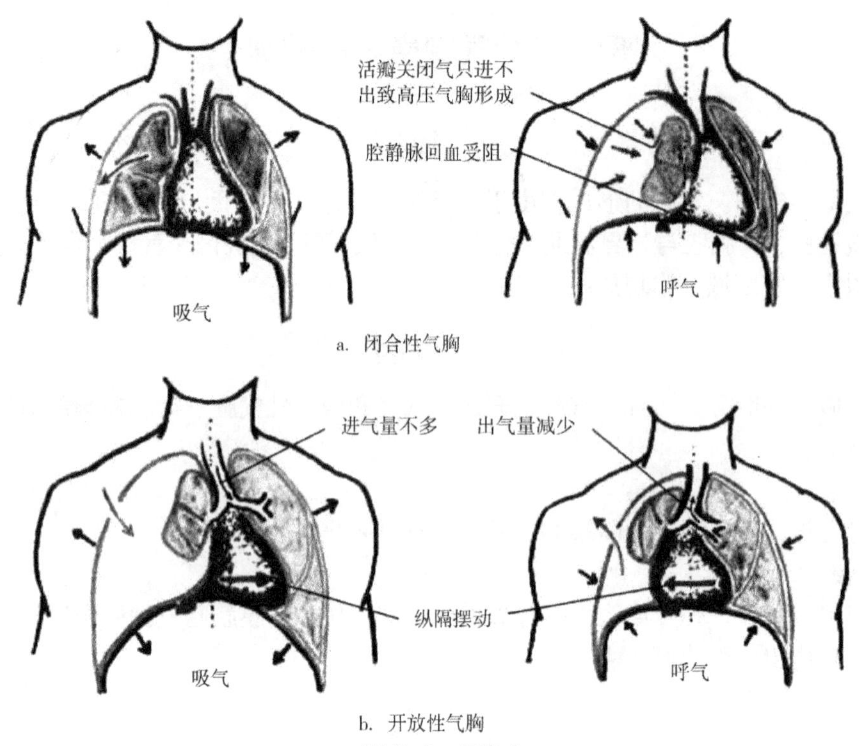

图 5-2 气胸 1

开放性气胸急救处理要点为，将开放性气胸立即变为闭合性气胸，赢得挽救生命的时间，并迅速转至医院。使用无菌敷料如凡士林纱布、棉垫或清洁器材，如塑料袋、衣物、碗杯等制作不透气敷料或压迫物，在伤员用力呼吸末封盖吸吮伤口，并加压包扎。转运途中如伤员呼吸困难加重或有张力性气胸表现，应在伤员呼气时开放密闭敷料，排出高压气体。送达医院进一步处理措施如下：给氧，补充血容量，纠正休克；清创、缝合胸壁伤口，并做胸腔闭式引流；给予抗生素，鼓励患者咳嗽排痰，预防感染。如怀疑有胸腔内脏器损伤或进行性出血，则需要行开胸探查手术。

（三）张力性气胸

气管、支气管或肺损伤处形成活瓣，气体随每次吸气进入胸膜腔并积累增多，导致胸膜腔压力高于大气压，称为张力性气胸，又称为高压性气胸。伤侧肺萎陷，纵隔显著向健侧移位，健侧肺受压，腔静脉回流障碍。高于大气压的胸膜腔内压，驱使气体经支气管、气管周围疏松结缔组织或壁层胸膜裂伤处，进入纵隔或胸壁软组织，形成纵隔气肿或面、颈、胸部的皮下气肿。

四、临床表现

（一）症状

1. 胸痛

部分患者可能因抬举重物、用力过猛、剧烈咳嗽、屏气或者大笑等诱因存在，多数患者发生在正常活动或安静休息时，偶有在睡眠中发生。患者突然感到一侧针刺样或刀割样胸痛，持续时间较短，继而出现胸闷、呼吸困难。

2. 呼吸困难

严重程度与有无肺基础疾病及肺功能状态、气胸发生速度、胸膜腔内积气量及压力三个因素有关。若气胸发生前肺功能良好，尤其是年轻人，即使肺压缩 80% 也无明显呼吸困难。如果原有肺功能减退，肺压缩 20% ~ 30% 即可出现呼吸困难，患者不能平卧或必须被迫卧位，以减轻呼吸困难。大量气胸，尤其是张力性气胸时，由于胸膜腔内压力骤增、患侧肺完全压缩、纵隔移位，可迅速出现呼吸循环障碍，表现为烦躁不安、挣扎坐起、胸闷、发绀、冷汗，脉速、虚脱、心律失常，甚至出现休克、意识丧失和呼吸衰竭。

3. 咳嗽

可出现不同程度的刺激性咳嗽，多是由于气体刺激胸膜腔所导致的。

（二）体征

和积气量相关，少量气胸时体征不明显。大量气胸时，出现呼吸增快，呼吸运动减弱，发绀，患侧胸膜膨隆；气管向健侧移位，肋间隙变宽，语颤减弱；叩诊时呈过清音或鼓音，心浊音界缩小或消失，右侧气胸时，肝浊音界下降；患侧呼吸音减弱或消失，左侧气胸或并发纵隔气肿时可存在左心缘处听见与心脏搏动一致的气泡破裂声，称为 Hamman 征。液气胸时，可闻及胸内振水声。

（三）并发症

皮下气肿、纵隔气肿、血气胸和脓气胸。

五、检查

X 线显示，大量气胸时，肺脏向肺门回缩，呈圆球形阴影。大量气胸或张力性气胸（见图 5-3 气胸 2）常显示纵隔及心脏向健侧移位。合并纵隔气肿在纵隔旁和心缘旁可见透光带。

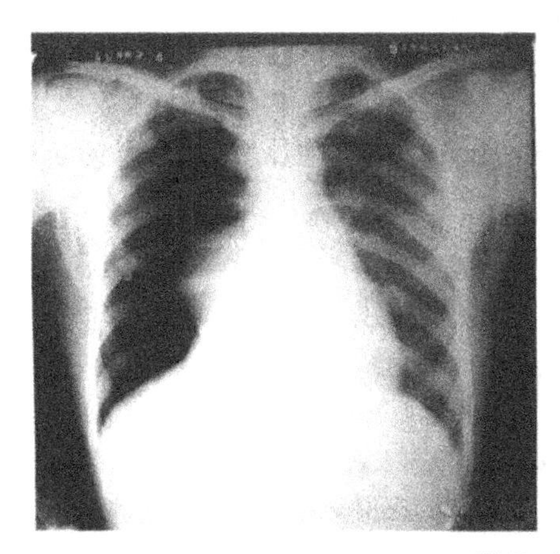

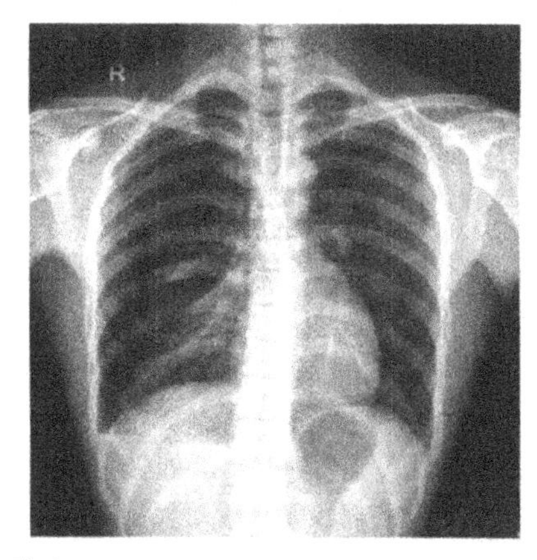

图 5-3 气胸 2

气胸时肺黏膜呈局限性包裹，有时气胸相互连通。气胸若延及下部胸腔，肋膈角变锐利。合并胸腔积液时，显示气液平面。CT 表现为胸膜腔内出现肺大疱与气胸的鉴别比 X 线胸片更敏感和准确。对气胸量大小的评价更为准确。气胸容量的大小可依据 X 线胸片判断。气液平面如图 5-4 所示。由于气胸容量近似于肺直径立方和单侧胸腔直径立方的比例［（单侧胸腔直径 3- 肺直径 3）/ 单侧胸腔直径 3］，在肺门水平侧胸壁到肺边缘的距离为 1 cm 时，约占单侧胸腔容量的 25%，2 cm 时为 50%。

六、治疗

气胸线

气液平面

图 5-4 气液平面

治疗目的是促进患侧肺复张、消除病因及减少复发。具体措施有保守治疗、胸腔闭式引流术、胸腔镜手术以及开胸手术。应根据气胸的类型和病因、发生频次、肺内压缩程度、病情状态及有无并发症等适当选择。部分轻症者可经保守治疗得到治愈，但多数需做胸腔闭式引流术帮助肺复张，少数患者（10% ~ 20%）需手术治疗。

影响肺复张的因素包括年龄、基础肺疾病、气胸类型、肺萎陷时间长短以及治疗措施等。老年人肺复张的时间通常较长；开放性气胸较闭合性气胸需时长；有基础肺疾病、肺萎陷时间长者肺复张的时间亦长；单纯卧床休息肺复张的时间显然较胸腔闭式引流术或胸腔穿刺抽气为长。有支气管胸膜瘘、脏层胸膜增厚、支气管阻塞者，均可妨碍肺复张，并易导致慢性持续性气胸。

（一）保守治疗

适用于稳定型小量气胸，首次发生症状较轻的闭合性气胸。应严格卧床休息，酌情予镇静、镇痛等药物。由于胸腔内气体分压和肺毛细血管内气体分压存在压力差，每日可自行吸收胸腔镜内气体容积（胸片的气胸面积）的 1.25% ~ 2.20%。高浓度吸氧可加快胸腔内气体吸收，经鼻导管或面罩吸入 10 L/min 氧气，可达到比较满意的疗效。保守治疗需密切监测病情改变，尤其在气胸发生后的 24 ~ 48 h 内。如患者年龄较大，并有肺基础疾病如慢阻肺，其胸膜破裂口愈合慢，呼吸困难等症状严重，即使气胸量较小，原则上亦不主张保守治疗。

（二）以抢救生命为治疗的首要原则

治疗包括封闭胸壁开放性伤口，通过胸膜腔闭式引流及胸腔穿刺抽气排出胸腔内积气和预防感染。

1. 胸腔闭式引流术的适应证

（1）中、大量气胸，开放性气胸，张力性气胸。

（2）胸腔穿刺术治疗后肺无法复张者。

（3）需使用机械通气或人工通气的气胸或血气胸者。

（4）拔除胸腔引流管后气胸或血胸复发者。

（5）剖胸手术，根据临床诊断确定安置引流管的部位，气胸引流一般在前胸壁锁骨中线第二肋间隙，血胸则在腋中线与腋后线第六或第七肋间隙。消毒后在局部胸壁全层做局部浸润麻醉，切开皮肤，钝性分离肌层，经肋骨上缘置入带侧孔的胸腔引流管（见图 5–5 引流）。

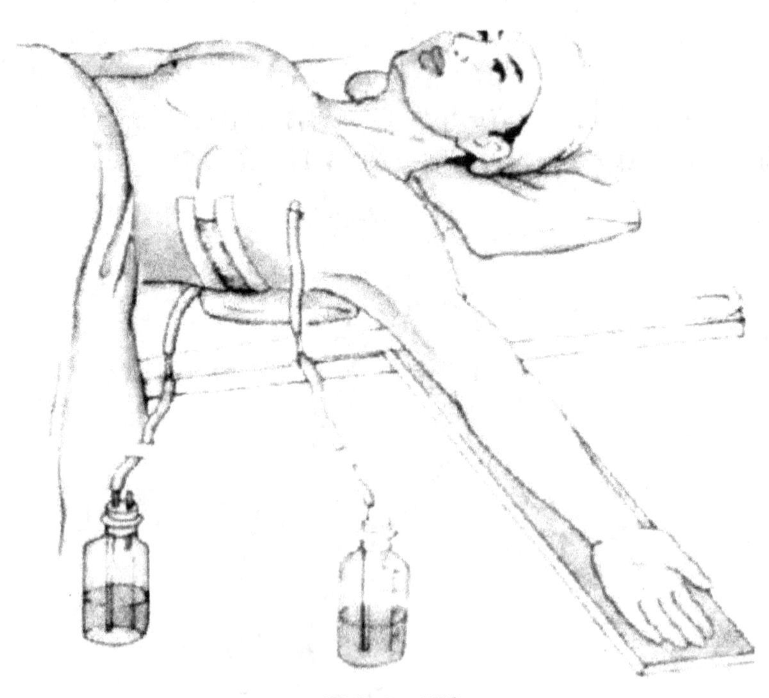

图 5–5　引流

引流管的侧孔应深入胸腔内 2 ~ 3 cm。引流管外接闭式引流装置，保证胸腔内气体、液体克服

3 ~ 4 cmH_2O 的压力能通畅引流出胸腔，而外界空气、液体不会吸入胸腔。术后经常挤压引流管以保持管腔通畅，记录每小时或 24 h 的引流量。引流后肺膨胀良好，已无气体和液体排出，可在患者深吸气屏气时拔除引流管，并封闭伤口。

2. 胸腔穿刺抽气

适用于小量气胸（20% 以上），呼吸困难较轻，心肺功能尚好的闭合性气胸患者。抽气可加速肺复张，迅速缓解症状。通常选择患侧胸部锁骨中线第二肋间为穿刺点，局限性气胸则要选择相应的穿刺部位。皮肤消毒后气胸针或细导管直接刺入胸腔，连接于 50 mL 或 100 mL 注射器或气胸机抽气并测压，直到患者呼吸困难缓解为止。一次抽气量不宜超过 1 000 mL，每日或隔日抽气一次。张力性气胸病情危急，应迅速解除胸腔内正压以避免发生严重并发症，如无条件紧急插管引流，亦需立即胸腔穿刺排气；无抽气设备时，为了抢救患者生命，可用粗针头迅速刺入胸膜腔以达到暂时减压的目的。可用粗注射针头，在其尾部扎上橡皮指套，指套末端剪一小裂缝，插入胸腔以临时排气，此时高压气体从小裂缝排出，待胸腔内压减至负压时，套囊即行塌陷，小裂缝关闭，外界空气即不能进入胸膜腔。

3. 化学性胸膜固定术

由于气胸复发率高，为了预防复发，可胸腔内注射硬化剂，产生无菌性胸膜炎症，使脏层和壁层胸膜粘连从而消灭胸膜腔间隙。此法适用于不宜手术或拒绝手术的下列患者：①持续性或复发性气胸；②双侧气胸；③合并肺大疱；④肺功能不全，不能耐受手术者。通常的硬化剂有滑石粉等，用生理盐水 60 ~ 100 mL 稀释后经胸腔导管注入，夹管 1 ~ 2 h 后引流，或经胸腔镜直视下喷洒粉剂。胸腔注入硬化剂前，尽可能使肺复张。为避免药物引起的局部剧痛，先注入适量利多卡因（标准剂量 200 mg），让患者转动体位，充分麻醉胸膜，15 ~ 20 min 后注入硬化剂。若一次无效，可重复注药。观察 1 ~ 3 d，经 X 线胸片证实气胸已吸收，可拔除引流管。此法成功率高，主要不良反应为胸痛、发热，滑石粉可引起急性呼吸窘迫综合征，应用时应注意。

4. 手术治疗

经内科治疗无效的气胸为手术适应证，主要适用于长期气胸、血气胸、双侧气胸、复发性气胸、张力性气胸引流失败者、胸膜增厚导致肺膨胀不全或多发性肺大疱者。手术治疗成功率高，复发率低。

（1）胸腔镜：直视下粘连带烙断术可促使受牵拉的破口关闭；对肺大疱或破裂口喷涂纤维蛋白胶或医用 ZT 胶；或用 Nd：YAG 激光或二氧化碳激光烧灼肺大疱，烧灼直径控制在 20 mm 以下。电视辅助胸腔镜手术可行肺大疱结扎、肺段或肺叶切除、具有微创、安全、不易复发等优点。

（2）开胸手术：如无禁忌，亦可考虑开胸修补破口，肺大疱结扎，手术过程中用纱布擦拭胸腔上部壁层胸膜，有助于促进胸膜粘连。若肺内原有明显病变，可考虑将肺叶或肺段切除。手术治疗远期效果最好，复发率最低。

5. 并发症及其处理

（1）脓气胸：由金黄色葡萄球菌、肺炎克雷白杆菌、铜绿假单胞菌、结核分枝杆菌以及多种厌氧菌引起的坏死性肺炎、肺脓肿以及干酪样肺炎并发脓气胸，脓气胸也可因胸穿或肋间插管引流所致医源性感染引起。病情多危重，常有支气管胸膜瘘形成。脓液中查到病原菌。除积极使用抗生素外，应插管引流，胸腔内生理盐水冲洗，必要时应根据具体情况考虑手术。

（2）血气胸：气胸伴有胸膜腔内出血常与胸膜粘连带内血管断裂有关，肺完全复张后，出血多能自行停止，若出血不止，除抽气排液及适当输血外，应考虑开胸结扎出血的血管。

（3）纵隔气肿与皮下气肿：由于肺泡破裂逸出的气体进入肺间质，形成间质性肺气肿。肺间质内的气体沿着血管鞘进入纵隔，甚至进入胸部或腹部皮下组织，导致皮下气肿。张力性气胸抽气或闭式引流后，亦可沿针孔或切口出现胸壁皮下气肿，或全身皮下气肿及纵隔气肿。大多数患者并无症状，但颈部可因皮下积气而变粗。气体集聚在纵隔间隙可压迫纵隔大血管，出现干咳、呼吸困难、呕吐及胸骨后疼痛，并向双肩或双臂放射。疼痛可因呼吸运动及吞咽运动而加剧。患者发绀、颈静脉怒张、脉速、低血压、心浊音界缩小或消失、心音遥远、心尖部可听到清晰的与心跳同步的“咔嗒”声（Hamman 征）。X 线检查可见纵隔旁或心缘旁（主要为左心缘）透明带。皮下气肿及纵隔气肿随胸腔内气体排出减压而自行吸收。吸入较高浓度的氧气可增加纵隔内氧浓度，有利于气肿消散。纵隔气肿张力过高影响呼吸及循环，可做胸骨上窝切开排气。

七、护理措施

（一）休息与卧位

急性自发性气胸患者应绝对卧床休息，避免用力、屏气、咳嗽等增加胸腔内压的活动。血压平稳者去半卧位，有利于呼吸、咳嗽排痰及胸腔引流。卧床期间、协助患者每 2 h 翻身 1 次，如有胸腔引流管，翻身时应注意防止引流管脱落。

（二）氧气吸入

根据患者缺氧的严重程度选择适当的吸氧方式和吸入氧流量，保证患者 $SaO_2 > 90\%$，对于选择保守治疗的患者，应给予高浓度吸氧，有利于促进胸膜腔内气体的吸收。

（三）病情观察

密切观察患者的呼吸频率、呼吸困难和缺氧的情况，治疗后患侧呼吸音的变化等；有无心率加快、血压下降等循环衰竭的征象；大量抽气或放置胸腔引流管后，如呼吸困难缓解后再次出现胸闷，并伴有顽固性咳嗽、患侧肺部出现湿啰音，应考虑复张性肺水肿的可能，立即报告主管医生进行处理。

（四）心理护理

患者由于疼痛和呼吸困难出现紧张、焦虑和恐惧等反应，导致耗氧量增加、呼吸浅快，从而加重呼吸困难和缺氧。因此当患者呼吸困难严重时需尽量在床边陪伴，解释病情及时回复患者的需求。在做各项检查、操作前向患者解释目的和效果，即使在非常紧急的情况下，也应在实施操作的同时简要进行解释，不应只顾执行治疗性护理而忽略患者的心理状态。

（五）排气患者的护理

协助医生做好胸腔抽气或胸腔闭式引流术的准备和配合工作，使肺尽早复张、减轻呼吸困难症状。

（六）胸腔闭式引流的护理

1. 术前准备

向患者简要说明排气疗法的目的、意义、过程及注意事项，取得患者配合以及理解。检查引流装置的密闭性。确保患者的胸腔和引流装置之间密闭。

2. 保证有效的引流

（1）确保引流装置安全　引流瓶搁置在患者胸部以下且不易踢到的地方，任何时候液面低于引流管胸腔出口平面 60 cm，防止瓶内液体反流进入胸腔。妥善固定引流管。

（2）观察引流管：①密切观察引流管内的水柱是否随呼吸上下波动以及有无气体自水封瓶液面逸出。必要时，请患者做深呼吸或咳嗽。如有波动，表示引流通畅。若水柱波动不明显，液面无气体逸出，患者无胸闷、呼吸困难等症状，可能肺组织已经恢复张力；若患者出现呼吸困难加重、发绀、大汗淋漓、胸闷、气管偏向健侧等症状，应立即通知医生紧急处理。②观察引流液的量、色和性状，并做好记录。

（3）防止胸腔积液或渗出物堵塞引流管：引流液黏稠或引流血液时，应根据病情定时捏挤引流管（由胸腔端向引流瓶端方向进行捏挤）。

（4）防止意外拔管：患者外出或下床活动时需要双钳夹闭引流管，防止意外脱落、漏气或引流液反流等意外情况。若胸腔引流管不慎滑出胸腔，立即嘱患者呼气或者憋气，同时迅速用凡士林纱布及胶布封闭引流口，并立即通知医生进行处理。

3. 引流装置及伤口护理

严格进行无菌操作，引流瓶上的排气管外端用纱布包扎好，避免空气中脏物进入引流瓶。每日更换引流瓶，更换时应注意连接管和接头的消毒，更换前双钳夹闭引流管近心端，更换完毕检查有无漏气，再解开双钳，以防止气体进入胸腔造成人为再次气胸。伤口有分泌物时随时更换敷料。

4. 肺功能锻炼

鼓励患者每 2 h 进行一次深呼吸、咳嗽和吹气球练习，以促进受压萎陷的肺扩张，加速胸腔内气体排出，促进肺复张。但是需要避免持续性剧烈咳嗽。

5. 拔管护理

拔管前做好患者和物品准备。拔管后注意观察有无胸闷、呼吸困难、切口有无漏气、出血、皮下气肿等。

八、健康教育

1. 坚持肺部基础疾病的治疗

向患者介绍：继发性自发性气胸的发生是由于肺组织有基础疾病的存在，因此遵医嘱积极治疗肺部基础疾病对于预防气胸的复发极为重要。

2. 避免气胸诱发因素

（1）避免抬举重物、剧烈咳嗽、屏气、用力排便等，并采取有效的预防便秘措施。

（2）注意劳逸结合，在气胸痊愈后的 1 个月内，不要进行剧烈运动，例如打球、跑步等。

（3）保持愉快心情、避免情绪波动。

（4）吸烟者需要戒烟。

3. 气胸复发时的处理

若出现突发性胸痛，随即感到胸闷、气急时，可能为气胸复发，需要立即就诊。

第五节　支气管哮喘的护理

一、概述

支气管哮喘简称哮喘，是一种以嗜酸性粒细胞和肥大细胞反应为主的气道变应性炎症和气道高反应为特征的疾病。气道阻塞不同程度的可逆性是本病的特点。临床变现为反复发作的呼气性呼吸困难伴哮鸣音，可自行或经治疗后缓解。为减少或避免哮喘发作，缓解期仍须进行病因治疗。近年来哮喘发病严重程度和病死率大致相同，约 40% 的患者有家族史。

二、病因

本病的病因较复杂，大多认为是一种多基因遗传病，受遗传因素、环境因素和神经因素等多种因素的影响。

（一）遗传因素

哮喘患者亲属患病率高于群体患病率，并且亲缘关系越近，患病率越高；患者病情越严重，其亲属患病率也越高。哮喘与遗传的关系已日益引起重视。根据家系资料，早期的研究大多认为哮喘是单基因遗传病，有学者认为是常染色体显性遗传的疾病，也有认为是常染色体隐性遗传的疾病。目前认为哮喘是一种多基因遗传病，其遗传度在 70% ~ 80%。多基因遗传病是位于不同染色体上多对致病基因共同作用所致，这些基因之间无明显的显隐性区别，各自对表现型的影响较弱，但有累加效应，发病受环境因素的影响较大。所以，支气管哮喘由若干作用微小但有累积效应的致病基因构成其遗传因素，这种由遗传基础决定个体患病的风险称为易感性。而由遗传因素和环境因素共同作用并决定个体是否易患哮喘的可能性则称为易患性。遗传度的大小可衡量遗传因素在其发病中的作用大小，遗传度越高则表示遗传因素在发病中所起的作用越大。许多调查资料表明，在一个家系中，患者数越多，其亲属患病率越高；患者病情越严重，其亲属患病率也越高。

（二）环境因素

哮喘的形成和反复发病，常是许多复杂因素综合作用的结果。

1. 吸入物

吸入物分为特异性和非特异性两种。前者如尘螨、花粉、真菌、动物毛屑等；非特异性吸入物如硫酸、二氧化硫、氯氨等。职业性哮喘的特异性吸入物如甲苯二异氰酸酯、邻苯二甲酸酐、乙二胺、青霉素、蛋白酶、淀粉酶、蚕丝、动物皮屑或排泄物等，此外，非特异性的尚有甲醛、甲酸等。

2. 感染

哮喘的形成和发作与反复发作呼吸道感染有关。在哮喘患者中，可存在有细菌、病毒、支原体等的特异性 IgE，如果吸入相应的抗原则可激发哮喘。在病毒感染后，可直接损害呼吸道上皮，致使呼吸道反应性增高。有学者认为病毒感染所产生的干扰素、IL–1 使嗜碱性粒细胞释放的组胺增多。在乳儿期，呼吸道病毒（尤其是呼吸道合胞病毒）感染后，表现哮喘症状者也甚多。由于寄生虫如蛔虫、钩虫引起的哮喘，在农村仍可见到。

3. 食物

由于饮食关系引起哮喘发作的现象常可见到，尤其是婴幼儿容易发生食物过敏，但随年龄的增长而逐渐减少。引起过敏最常见的食物是鱼类、虾蟹、蛋类、牛奶等。

4. 气候改变

当气温、气压和（或）空气中离子等改变时可诱发哮喘，故在寒冷季节或秋冬气候转变时发病较多。

5. 精神因素

患者情绪激动、紧张不安、怨怒等，都会促使哮喘发作，一般认为它是通过大脑皮层和迷走神经反射或过度换气所致。

6. 运动

有 70% ~ 80% 的哮喘患者在剧烈运动后诱发哮喘，称为运动诱发性哮喘，或称运动性哮喘。典型的病例是在运动 6 ~ 10 min，停止运动后 1 ~ 10 min 内支气管痉挛最明显，许多患者在 30 ~ 60 min 内自行恢复。运动后约有 1 h 的不应期，在此期间 40% ~ 50% 的患者再进行运动则不发生支气管痉挛。临床表现有咳嗽、胸闷、气急、喘鸣，听诊可闻及哮鸣音。有些患者运动后虽无典型的哮喘表现，但运动前后的肺功能测定能发现有支气管痉挛。本病多见于青少年。如果预先给予色甘酸钠、酮替芬或氨茶碱等，则可减轻或防止发作。有关研究认为，剧烈运动后因过度通气，致使气道黏膜的水分和热量丢失，呼吸道上皮暂时出现浓度过高，导致支气管平滑肌收缩。

7. 哮喘与药物

有些药物可引起哮喘发作，如普萘洛尔等因阻断 β_2– 肾上腺素能受体而引起哮喘。2.3% ~ 20% 哮喘患者因服用阿司匹林类药物而诱发哮喘，称为阿司匹林哮喘。患者因伴有鼻息肉和对阿司匹林耐受低下，因而又将其称为阿司匹林三联症。其临床特点是，服用阿司匹林可诱发剧烈哮喘，症状多在用药后 2 h 内出现，偶可晚至 2 ~ 4 h。患者对其他解热镇痛药和非甾体抗炎药可能有交叉反应；儿童哮喘患者发病多在 2 岁以前，但大多为中年患者，以 30 ~ 40 岁者居多；女性多于男性，男女之比约为 2 ∶ 3；发作无明显季节性，病情较重又顽固，大多对激素有依赖性；半数以上有鼻息肉，伴有常年性过敏性鼻炎和（或）鼻窦炎，鼻息肉切除术后有时哮喘症状加重或促发；常见吸入物变应原皮试多呈阴性反应；血清总 IgE 多正常；家族中较少有过敏性疾病的患者。关于其发病机制尚未完全阐明，有人认为患者的支气管环氧酶可能因一种传染性介质（可能是病毒）的影响，致使环氧酶易受阿司匹林类药物的抑制，即对阿司匹林不耐受。因此当对患者使用了阿司匹林类药物后，影响了花生四烯酸的代谢，抑制前列腺素的合成，使 $PGE_2/PGF_{2\alpha}$ 失调，白细胞三烯生成量增多，导致支气管平滑肌出现强而持久的收缩。

哮喘的重要特征是存在气道高反应性，研究表明，一些遗传因子控制着气道对环境刺激的反应，说明哮喘患者家属中存在气道高反应性的基础，故气道高反应性遗传在哮喘的遗传中起着重要作用。

（1）变态反应：支气管哮喘的发病与变态反应有关，已被公认的主要为 I 型变态反应。患者多为特异性体质，常伴有其他过敏性疾病，当变应原进入体内刺激机体后，可合成高滴度的特异性 IgE，并结合于肥大细胞和嗜碱性粒细胞表面的高亲和性 Fcε 受体（$Fc\varepsilon R_1$）；也能结合于某些 B 细胞、巨噬细胞、单核细胞、嗜酸粒细胞、NK 细胞及血小板表面的低亲和性 Fcε 受体（$Fc\varepsilon R_2$）。但是 $Fc\varepsilon R_2$

与 IgE 的亲和力比 Fc ε R_1 低 10 ~ 100 倍。如果过敏源再次进入体内，可与结合在 Fc ε R 上的 IgE 交联，合成并释放多种活性介质，致使支气管平滑肌收缩、黏液分泌增加、血管通透性增高和炎症细胞浸润等，炎症细胞在介质的作用下又可释放多种介质，使气道炎症加重。根据过敏源吸入后哮喘发生的时间，可分为速发型哮喘反应（IAR）、迟发型哮喘反应（LAR）和双相型哮喘反应（DAR）。IAR 几乎在吸入过敏源的同时立即发生反应，10 ~ 30 min 达高峰，在 2 h 左右逐渐恢复正常。LAR 则起病迟，6 h 发生，持续时间长，可达数天。某些较严重的哮喘患者与迟发型反应有密切关系，其临床症状重，肺功能受损明显而持久，常需吸入糖皮质激素等药物治疗后恢复。近年来，LAR 的临床重要性已引起人们的高度重视。LAR 的机制较复杂，与 IgE 介导的肥大细胞脱颗粒有关，主要因气道炎症所致，可能涉及肥大细胞的再脱颗粒和白三烯（LT）、前列腺素（PG）、血栓素（TX）等缓发介质的释放。有研究表明，肥大细胞脱颗粒反应不是免疫机制所特有，非免疫性刺激例如运动、冷空气、吸入二氧化硫等都可激活肥大细胞而释放颗粒。现认为哮喘是一种涉及多种炎症细胞相互作用、许多介质和细胞因子参与的一种慢性炎症疾病，LAR 是由于气道炎症反应的结果，肥大细胞则为原发效应细胞，而嗜酸性粒细胞、中性粒细胞、单核细胞、淋巴细胞和血小板等为继发效应系统，这些细胞又可释放大量炎性介质，激活气道靶器官，引起支气管平滑肌痉挛、微血管渗漏、黏膜水肿、黏液分泌亢进的神经反应兴奋，患者的气道反应性明显增高。临床上单用一般支气管扩张剂不易缓解，而应用皮质类固醇和色甘酸钠吸入治疗可预防 LAR 的发生。

关于支气管哮喘与Ⅲ型变态反应的关系现又提出争议。传统观点认为，外源性哮喘属Ⅰ型变态反应，表现为 IAR；而内源性哮喘属Ⅲ型变态反应（Arthus 现象），表现为 LAR。但也有研究结果表明，LAR 绝大多数继发于 IAR，LAR 对 IAR 有明显的依赖性。因此，并非所有 LAR 都是Ⅲ型变态反应。

（2）气道炎症：气道炎症是近年来哮喘发病机制研究领域的重要进展。支气管哮喘患者的气道炎症是一种由多种细胞特别是肥大细胞、嗜酸性粒细胞和 T 淋巴细胞参与，并有 50 多种炎症介质和 25 种以上细胞因子相互作用的气道慢性非特异性炎症。气道炎症是哮喘患者气道可逆性阻塞和非特异性支气管高反应性的重要决定因素。哮喘的气道炎症反应过程有三个阶段，即 IgE 激活和 Fc ε R 启动，炎症介质和细胞因子释放，以及黏附分子表达促使白细胞跨膜移动。当变应原进入机体后，B 细胞识别抗原并活化，其活化途径如下：T、B 细胞识别抗原不同表位分别表达激活；B 细胞内吞、处理抗原并结合主要组织相容性复合体（MHC Ⅱ），此复合体被 Th 识别后释放 IL-4、IL-5 进一步促进 B 细胞活化。被活化的 B 细胞产生相应的特异性 IgE 抗体，后者再与肥大细胞、嗜酸性粒细胞等交联，再在变应原的作用下产生、释放炎症介质。已知肥大细胞、嗜酸性粒细胞、中性粒细胞、上皮细胞、巨噬细胞和内皮细胞都有产生炎症介质的能力，根据介质产生的先后可分为快速释放性介质（如组胺）、继发产生性介质（PG、LT、PAF 等）和颗粒衍生介质（如肝素）三类。肥大细胞是气道炎症的主要原发效应细胞，肥大细胞激活后，可释放组胺、嗜酸性粒细胞趋化因子（ECF-A）、中性粒细胞趋化因子（NCF-A）、LT 等介质。肺泡巨噬细胞在始动哮喘炎症中也可能起重要作用，它被激活后可释放 TX、PG 和血小板活因子（PAF）等介质。ECF-A 使嗜酸性粒细胞趋化，并诱发释放主要碱基蛋白（MBP）、嗜酸性粒细胞阳离子蛋白（ECP）、嗜酸性粒细胞过氧化酶（EPO）、嗜酸性粒细胞神经毒素（EDN）、PAF、LTC_4 等，MBP、EPO 可使气道上皮细胞脱落，暴露感觉神经末梢，造成气道高反应性。MBP、EPO 又可激活肥大细胞释放介质。NCF-A 可使中性粒细胞趋化并释放 LT、PAF、PGS、氧自由基和溶酶体酶等，加重炎症反应。LTC_4 和 LTD_4 是极强的支气管收缩剂，并促使黏液分泌增多和血管通透性增加。LTB4 能使中性粒细胞、嗜酸性粒细胞的单核细胞趋化、聚集并分泌介质等。PGD_2、PGF_2、$PGF_{2\alpha}$、PGI_2 和 TX 均是强力的气道收缩剂。PAF 可收缩支气管和趋化、激活嗜酸性粒细胞等炎症细胞，诱发微血管渗出增多，是重要的哮喘炎症介质之一。近年来发现在气道上皮细胞及血管内皮细胞产生的内皮素（ET5）是引起气道收缩和重建的重要介质，ET_1 是迄今所知最强的支气管平滑肌收缩剂，其收缩强度是 LTD4 和神经激肽的 100 倍，是乙酰胆碱的 1 000 倍，ET 还有促进黏膜下腺体分泌和促进平滑肌和成纤维细胞增殖的效应。炎前细胞因子 TNF α 能刺激气道平滑肌细胞分泌 ET_1，这不仅加剧了平滑肌的收缩，还提高了气道平滑肌自身收缩反应性，并可导致由气道细胞异常增殖引起气道重建，可能成为慢性顽固性哮喘的重要原因。黏附分子（adhesion molecules，AMs）是一类能介导细胞间黏附的糖蛋白，现已有大量研究资料证实，黏附分子在哮喘发病中起重要作用，在气道炎症反应中，黏附分子介导白细胞与内皮细胞的黏附和跨内皮转移至炎症部位。

总之，哮喘的炎症反应有多种炎症细胞、炎症介质和细胞因子参与，其关系十分复杂，有待深入探讨。

（3）气道高反应性：气道反应性是指气道对各种化学、物理或药物刺激的收缩反应。气道高反应性（AHR）是指气道对正常不引起或仅引起轻度应答反应的非抗原性刺激物出现过度的气道收缩反应。气道高反应性是哮喘的重要特征之一。AHR 常有家族倾向，受遗传因素影响，但外因性的作用更为重要。目前普遍认为气道炎症是导致气道高反应性最重要的机制之一。当气道受到变应原或其他刺激后，由于多种炎症细胞、炎症介质和细胞因子的参与、气道上皮和上皮内神经的损害等导致 AHR。有人认为，气道基质细胞内皮素的自分泌及旁分泌，以及细胞因子特别是 TNF α 与内皮素相互作用在 AHR 的形成上有重要作用。此外，AHR 与 β-肾上腺能受体功能低下、胆碱能神经兴奋性增强和非肾上腺素能非胆碱能（NANC）神经的抑制功能缺陷有关。在病毒性呼吸道感染、SO_2、冷空气、干燥空气、低渗和高渗溶液等理化因素刺激下均可使气道反应性增高。气道高反应性程度与气道炎症密切相关，但两者并非等同。目前已公认 AHR 为支气管哮喘患者的共同病理生理特征，然而出现 AHR 者并非都是支气管哮喘，如长期吸烟、接触臭氧、病毒性上呼吸道感染、慢性阻塞性肺疾病、过敏性鼻炎、支气管扩张、热带肺嗜酸性粒细胞增多症和过敏性肺泡炎等患者也可出现 AHR，所以应该全面地理解 AHR 的临床意义。

（三）神经因素

支气管的自主神经支配很复杂，除以前所了解的胆碱能神经、肾上腺素能神经外，还存在非肾上腺素能非胆碱能（NANC）神经系统。

三、病理

气道的基本病理改变为肥大细胞、肺巨噬细胞、嗜酸性粒细胞、淋巴细胞与中性粒细胞浸润。气道黏膜上组织水肿，微血管通透性增加，支气管内分泌物储留，支气管平滑肌痉挛，纤毛上皮剥离，基底膜露出，杯状细胞增殖及支气管分泌物增加等病理改变，称为慢性剥脱性嗜酸性细胞性支气管炎。上述的改变可随气道炎症的程度而发生变化。若哮喘长期反复发作，则可进入气道不可逆性狭窄阶段，主要表现为支气管平滑肌的肌层肥厚，气道上皮细胞下的纤维化等致气道重建，周围肺组织对气道的支持作用消失。在发病早期，因病理的可逆性，解剖学上很少发现器质性改变。随着疾病发展，病理学变化逐渐明显。肺膨胀及肺气肿较为突出，肉眼可见，肺柔软疏松有弹性，支气管及细支气管内含有黏稠痰液及黏液栓。支气管壁增厚、黏膜充血肿胀形成皱襞，黏液栓塞局部可发现肺不张。

四、临床表现

支气管哮喘典型的表现是发作性伴有哮鸣音的呼气性呼吸困难。与哮喘相关的症状有咳嗽、喘息、胸闷、咳痰等。干咳或咳大量白色泡沫痰，严重者可呈强迫坐位或端坐呼吸，甚至出现发绀。哮喘症状可在数分钟内发作，经数小时至数天，用支气管扩张药可缓解或自行缓解。哮喘的发病特征如下。①发作性：当遇到诱发因素时呈发作性加重。②时间节律性：常在夜间及凌晨发作或加重。③季节性：常在冬春季节发作或加重。④可逆性：平喘药通常能缓解症状，可有明显的缓解期。认识这些特征，有利于哮喘的诊断与鉴别。

（一）护理体检

缓解期可无异常体征。发作期胸廓膨隆，叩诊呈过清音，多数患者双肺可闻及广泛的呼气相为主的哮鸣音，呼气音延长。严重哮喘发作时常有呼吸费力、大汗淋漓、发绀、胸膜反常运动、心率增快、奇脉等体征。

（二）运动性哮喘

有些青少年患者表现在运动时出现胸闷和呼吸困难，称为运动性哮喘。

（三）重症哮喘

严重的哮喘发作持续 24 h 以上，经一般支气管舒张剂治疗不能缓解者，称为重症哮喘，又称哮喘持续状态。常因呼吸道感染未控制，持续接触大量的过敏源，失水使痰液黏稠形成痰栓阻塞细支气管，治疗不当或突然停用糖皮质激素，精神过度紧张，并发自发性气胸或肺功能不全等因素引起。患者表现为极度呼吸困难、端坐呼吸、发绀明显、大汗淋漓、心慌、焦虑不安或意识障碍，甚至出现呼吸及循环衰竭。患者颈静脉怒张，胸廓饱满，呈吸气状，呼吸幅度小，叩诊呈过清音，心浊音界缩小，呼气时两肺可闻及哮鸣音，合并感染者肺部可闻及湿啰音。如呼吸微弱或痰栓阻塞支气管，哮鸣音可不明显。

五、辅助检查

（一）血液常规检查

部分患者发作时可有嗜酸性粒细胞增高，但多数不明显，如并发感染可有白细胞数增高，中性粒细胞比例增高。

（二）痰液涂片检查

可见较多嗜酸性粒细胞，如合并呼吸道细菌感染，痰液涂片革兰染色、细胞培养及药物敏感试验有助于病原菌的诊断及指导治疗。

（三）肺功能检查

缓解期肺通气功能多数在正常范围。在哮喘发作时，由于呼气流速受限，表现为第一秒用力呼气量（FEV_1），一秒率（FEV_1/FVC）、最大呼气中期流速（MMER）、呼出 50% 与 70% 肺活量时的最大呼气流量（MEF 50% 与 MEF 70%）以及呼气峰值流量（PEFR）均减少。可有用力肺活量减少、残气量增加、功能残气量和肺总量增加，残气占肺总量百分比增高。经过治疗后可逐渐恢复。

（四）血气分析

哮喘严重发作时可有缺氧，PaO_2 和 SaO_2 降低，由于过度通气可使 $PaCO_2$ 下降，pH 值上升，表现呼吸性碱中毒。如重症哮喘，病情进一步发展，气道阻塞严重，可有缺氧及 CO_2 潴留，$PaCO_2$ 上升，表现呼吸性酸中毒。如缺氧明显，可合并代谢性酸中毒。

六、治疗

目前尚无特效的治疗办法，但坚持长期规范化治疗可使哮喘症状得到良好控制，减少复发甚至不再发作。1994 年美国国立卫生研究院心肺血液研究所与 WHO 共同努力，制定了关于哮喘管理预防的全球策略，让长期使用少量或不用药物的患者活动不受限制，并能与正常人一样生活、工作和学习。治疗原则为，消除病因，控制急性发作，预防复发。

（一）消除病因

脱离过敏源，消除引起哮喘的刺激因子。

（二）控制急性发作

急性发作治疗的主要目的是尽快缓解气道阻塞，纠正低氧血症、恢复肺功能，预防进一步恶化或再次发作。治疗方案则依据病情的严重程度而定，可选择以下一种或多种药物。

1. 气管扩张剂

即 β_2 受体兴奋剂。此类药物主要通过兴奋 β_2 受体，舒张支气管平滑肌。稳定细胞膜。短效的 β_2 受体兴奋剂兴奋支气管平滑肌的作用强，起效快（吸入后数分钟即发生作用），能迅速控制哮喘的急性发作。常用的 β_2 受体兴奋剂有沙丁胺醇（又名舒喘灵，喘乐宁），特布他林（博利康尼），非诺特罗（备劳特）等。舒喘灵片 2 ~ 4 mg/ 次、每日 3 次，喘乐宁气雾吸入，0.1 ~ 0.2 mg/ 次，每日 2 ~ 3 次，博利康尼，2.5 mg/ 次，每日口服 2 ~ 3 次；缓解舒喘灵（全特宁）口服剂量，每次 8 mg，每日 2 次，其他常用的长效 β_2 受体兴奋剂有丙特卡罗（美喘清），沙美特罗和班布特罗缓释片等。

2. 茶碱类药物

主要的作用机理如下：抑制磷酸二酯酶，提高平滑肌细胞内的 cAMP 的浓度，同时具有腺苷受体的拮抗作用；刺激肾上腺分泌肾上腺素；增强呼吸肌的收缩。茶碱类药物的支气管作用低于 β_2受体兴奋剂。常用的有氨茶碱，口服 0.1 ~ 0.2 g/次。3 次 /d，必要时用葡萄糖稀释后静脉推注或静脉注射，一般日剂量为 8 ~ 10 mg/kg，每日总量不得超过 1.2 ~ 1.5 g。由于茶碱的毒性作用以及个体间茶碱的代谢差异很大，为获得最佳有效血浓度，防止不良反应，应经常监测血液中茶碱浓度。茶碱缓释片（舒弗美）、氨茶碱控释片，每 12 h 服药一片常能维持理想的血药浓度。

3. 抗胆碱能药物

其作用主要是，可以阻断节后迷走神经通路，降低迷走神经兴奋性，使平滑肌松弛；异丙溴铵吸入制剂（商品名为爱喘乐）疗效好，小良反应较少。此外还有阿托品、654–2 等。

4. 其他受体拮抗剂

如硝苯地平通过钙离子进入肥大细胞，以缓解支气管痉挛，阿司咪唑则通过拮抗 H_1受体扩张支气管。

5. 急性发作的其他处理措施

促进痰液引流、氧疗、控制感染，危重患者应注意水、电解质和酸碱平衡失调，并及时给予纠正，必要时给予机械通气。

（三）预防复发

避免接触过敏源，参加体育锻炼，增强体质，预防感冒。还可以采用以下措施。

1. 色甘酸钠

色甘酸钠是一种肥大细胞稳定剂，能降低气道的高反应性，对预防运动或过敏源诱发的哮喘最为有效，有两种方法：一是为预防哮喘症状发作，应每天用药，每次吸入 20 mg，一日 3 次；二是为预防运动或接触过敏（如动物）引起的哮喘，应在运动前（或接触前）5 ~ 6 min 用药。此药效可持续 3 ~ 4 h，其不良反应可见干咳等。酮替芬能抑制肥大细胞释放介质，对 LAR 和 IAR 均有效，主要不良反应有嗜睡、倦怠。

2. 丙酸培氯米松气雾剂

100 μg 雾化吸入，每日 3 ~ 4 次，控制气道反应性炎症。

七、护理措施

（一）护理诊断

1. 气体交换受损

与支气管痉挛、气道炎症、黏液分泌增加所致气道阻力增加有关。

2. 清理呼吸道无效

与气道平滑肌痉挛、痰液增多黏稠，无效咳嗽，疲乏无力有关。

3. 知识缺乏

缺乏正确使用雾化吸入器的有关知识。

4. 焦虑

与哮喘反复发作，呼吸困难有关。

5. 潜在并发症

自发性气胸、呼吸衰竭、肺心病。

（二）护理措施

1. 气体交换受损

（1）加强观察，了解病情变化。观察患者呼吸形态，有无高碳酸血症或低氧血症的症状、体征，定时听诊肺部呼吸音，估计哮鸣音变化情况。重症哮喘应专人护理，每隔 10 ~ 20 min 测量血压、脉搏和呼吸一次。检测动脉血气分析结果，肺功能指标等。

（2）环境和体位：提供安静、舒适、冷暖适宜的环境。保持空气流通，室内不宜放花草、羽毛枕，避免尘埃飞扬或吸入刺激性气体。根据病情提供舒适体位，如端坐体位者提供床旁桌以作支撑。有明确过敏源者，应尽快脱离过敏源。

（3）饮食：提供清淡、易消化、高热量、高维生素的流质、半流质饮食，保持患者营养充足。不宜食鱼、虾、蟹、蛋类、牛奶等易引起过敏的食物。多饮水，防止痰液黏稠。

（4）氧疗：遵医嘱给予氧气2 ~ 4 L/min，伴高碳酸血症者应低流量吸氧。吸氧时注意呼吸道湿化、通畅，避免干燥、寒冷气流的刺激，必要时机械通气。

（5）教会、鼓励患者缓解深呼吸或缩唇呼吸，以改善通气，缓解症状。

（6）用药护理：遵医嘱给予支气管舒张药，抗炎药等，并评估效果及不良反应。β_2受体激动剂：指导患者按需服药，因长期规律使用易出现耐受性；指导患者正确使用雾化吸入器；部分患者有头痛、头晕、心悸、手指颤抖等副作用，停药或坚持一段时间用药后可消失。用量过大可引起心律失常甚至猝死。茶碱类：用量过大或静脉注射过快，轻者有恶心、呕吐，严重时出现心律失常、血压下降甚至死亡。安全浓度为6 ~ 15 μg/mL，总量不超过1.5 g，注射时间在10 min以上。控释片或缓释片整片吞服。糖皮质激素：对胃肠道有刺激作用，宜饭后服用。吸入易引起咽部念珠菌感染，吸入激素后立即漱口。长期用药应注意肥胖、糖尿病、高血压、骨质疏松、消化性溃疡等副作用。联合β_2受体激动剂或控释茶碱，以减少糖皮质激素用量。患者不得自行停药或减量，应遵医嘱进行阶梯式逐渐减量。

2. 清理呼吸道无效

（1）评估患者痰的色、质、量及黏稠度，患者体力状况，咳嗽的能力及方法，听诊肺部呼吸音，尤其是啰音部位。评估患者液体出入量，有无脱水的表现。

（2）教会患者掌握深呼吸和有效的咳嗽、咳嗽咳痰技巧，协助患者翻身拍背，保证痰液引流。

（3）加强营养，补充消耗，防止患者衰竭而无力排痰。鼓励患者每天饮水2 ~ 3 L，重症哮喘应静脉补液，以纠正脱水，稀释痰液。

（4）遵医嘱给予痰液稀释剂、支气管舒张剂、糖皮质激素及缓解气道炎症和水肿，促使排痰。

（5）必要时经鼻腔或口腔吸痰或气管插管、气管切开，建立人工气道以清除痰液，减少无效腔。

3. 知识缺乏

（1）评估患者使用吸入器的情况，找出使用中存在的问题及原因，然后针对患者存在的问题，结合其文化程度、学习能力，确定教育内容、方法及进度。

（2）准备有关资料（如说明书），与患者及家属讨论吸入器的主要结构、使用方法及正确使用的意义。

（3）医护人员演示吸入器的正确使用方法，指出关键步骤为吸药前先摇匀药液，缓慢呼气至不能再呼时，屏气5 ~ 10 s，使较小的雾粒在更远的外周气道沉降，然后再缓慢呼气。

（4）反复练习，医护人员观察其使用过程是否正确。

（5）学会有关吸入器的清洗、保存、更换等知识与技能。

八、健康教育

（一）提高患者对疾病的正确认识，增强战胜疾病的信心

帮助患者及家人获得哮喘的有关知识，如哮喘的概念，诱因，怎样控制发作及治疗，以控制哮喘、维持患者正常工作和学习，使患者建立战胜疾病的信心。

（二）避免哮喘的诱因

避免摄入引起哮喘发作的食物；室内不种花草，不养宠物；保持室内清洁；打扫或喷洒杀虫剂时，患者应离开现场。避免刺激性气体的吸入。戒酒，避免被动吸烟，预防上呼吸道感染。掌握正确的吸入技术。讲解常用药的用法、剂量、疗效及副作用，与患者共同制定长期管理、防止复发的计划。

（三）自我监测病情

识别哮喘的先兆及哮喘加重的早期表现，评估哮喘发作的程度，在症状出现以前争取早期用药，避免哮喘的严重发作。

（四）嘱患者随身携带止喘气雾剂

强调一出现哮喘先兆，应立即吸入 β_2 受体激动剂，同时保持平静、放松以迅速控制症状。单纯的运动性哮喘在运动前吸入色甘酸钠，酮替芬可预防发作。

（五）保持生活规律和乐观情绪

特别是向患者说明发病与精神紧张、生活压力有关。积极参加体育锻炼，尽可能改善肺功能，预防发展为不可逆气道阻塞。

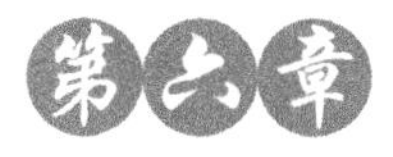

神经内科疾病的护理

第一节　三叉神经痛的护理

三叉神经痛是指三叉神经分布范围内反复发作短暂性剧烈疼痛，分为原发性及继发性两种。前者病因未明，可能是某些致病因素使三叉神经脱髓鞘而产生异位冲动或伪突触传递，近年来由于显微血管减压术的开展，多数认为主要原因是邻近血管压迫三叉神经根所致。继发性三叉神经痛常见原因有鼻咽癌颅底转移、中颅窝脑膜瘤、听神经瘤、半月节肿瘤、动脉瘤压迫、颅底骨折、脑膜炎、颅底蛛网膜炎、三叉神经节带状疱疹病毒感染等。

一、病因和发病机制

近年来由于显微血管减压术的开展，认为三叉神经痛的病因是邻近血管压迫了三叉神经根所致。绝大部分为小脑上动脉从三叉神经根的上方或内上方压迫了神经根，少数为小脑前下动脉从三叉神经根的下方压迫了神经根。血管对神经的压迫，使神经纤维挤压在一起，逐渐使其发生脱髓鞘改变，从而引起相邻纤维之间的短路现象，轻微的刺激即可形成一系列的冲动通过短路传入中枢，引起一阵阵剧烈的疼痛。

二、临床表现

多发生于40岁以上，女略多于男，多为单侧发病。突发闪电样、刀割样、钻顶样、烧灼样剧痛，严格限三叉神经感觉支配区内，伴有面部抽搐，又称“痛性抽搐”，每次发作持续数秒钟至1～2 min即骤然停止，间歇期无任何疼痛。在疲劳或紧张时发作较频。

三、治疗原则

三叉神经痛，无论原发性或继发性，在未明确病因或难以查出病因的情况下均可用药物治疗或封闭治疗，以缓解症状，倘若一旦确诊病因，应针对病因治疗，除非因高龄、身患严重疾患等因素难以接受者或病因去除治疗后仍疼痛发作，可继续采用药物治疗或封闭疗法。若服药不良反应大者亦可先选择封闭疗法。

四、治疗

（一）药物治疗

三叉神经痛的药物治疗，主要用于患者发病初期或症状较轻者。经过一段时间的药物治疗，部分患者可达到完全治愈或症状得到缓解，表现在发作程度减轻、发作次数减少。

目前应用最广泛的、最有效的药物是抗癫痫药。在用药方面应根据患者的具体情况进行具体分析，各药可单独使用，亦可互相联合应用。在采用药物治疗过程中，应特别注意各种药物不良反应，联合应用。在采用药物治疗过程中，应特别注意各种药物不良反应，进行必要的检测，以免发生不良反应。

1. 痛痉宁

痛痉宁亦称卡马西平、痛可宁等。该药对三叉神经脊束核及丘脑中央内侧核部位的突触传导有显著的抑制作用。用药达到有效治疗量后多数患者于 24 h 内发作性疼痛即消失或明显减轻，文献报道，卡马西平可使 70% 以上的患者完全止痛，20% 患者疼痛缓解，此药需长期服用才能维持疗效，多数停药后疼痛再现。不少患者服药后疗效有时会逐渐下降，需加大剂量。此药不能根治三叉神经痛，复发者再次服用仍有效。

用法与用量：口服开始时一次 0.1 ~ 0.2 g，每日 1 ~ 2 次，然后逐日增加 0.1 g。每日最大剂量不超过 1.6 g，取得疗效后，可逐日逐次地减量，维持在最小有效量。如最大剂量应用 2 周后疼痛仍不消失或减轻时，则应停止服用，改用其他药物或治疗方法。

不良反应有眩晕、嗜睡、步态不稳、恶心，数天后消失，偶有白细胞减少、皮疹，可停药。

2. 苯妥英钠

苯妥英钠为一种抗癫痫药，在未开始应用卡马西平之前，该药曾被认为是治疗三叉神经痛的首选药物，本药疗效不如卡马西平，止痛效果不完全，长期使用止痛效果减弱，因此，目前已列为第二位选用药物。

本品主要通过增高周围神经对电刺激的兴奋阈值及抑制脑干三叉神经脊髓束的突触间传导而起作用。其疗效仅次于卡马西平，文献报道有效率为 88% ~ 96%，但需长期用药，停药后易复发。

用法与用量：成人开始时每次 0.1 g，每日 3 次口服。如用药后疼痛不见缓解，可加大剂量到每日 0.2 g，每日 3 次，但最大剂量不超过 0.8 g/d。取得疗效后再逐渐递减剂量，以最小量维持。肌内注射或静脉注射：一次 0.125 ~ 0.25 g，每日总量不超过 0.5 g。临用时用等渗盐水溶解后方可使用。

不良反应为长期服用该药或剂量过大，可出现头痛、头晕、嗜睡、共济失调以及神经性震颤等。一般减量或停药后可自行恢复。本品对胃有刺激性，易引起厌食、恶心、呕吐及上腹痛等症状。饭后服用可减轻上述症状。长期服用可出现黏膜溃疡，多见于口腔及生殖器，并可引起牙龈增生，同时服用钙盐及抗过敏药可减轻。苯妥英钠并可引起白细胞减少、视力减退等症状。大剂量静脉注射，可引起心肌收缩力减弱、血管扩张、血压下降，严重时可引起心脏传导阻滞，心脏骤停。

3. 氯硝西泮

本品为抗癫痫药物，对三叉神经痛也有一定疗效。服药 4 ~ 12 d，血浆药浓度达到稳定水平，为 30 ~ 60 μg/mL。口服氯硝基西泮后，30 ~ 60 min 作用逐渐显著，维持 6 ~ 8 h，一般在最初 2 周内可达最大效应，其效果次于卡马西平和苯妥英钠。

用法与用量：氯硝安定药效强，开始 1 mg/d，分 3 次服，即可产生治疗效果。而后每 3 日调整药量 0.5 ~ 1 mg，直至达到满意的治疗效果，至维持剂量为 3 ~ 12 mg/d。最大剂量为 20 mg/d。

不良反应有嗜睡、行为障碍、共济失调、眩晕、言语不清、肌张力低下等，对肝肾功能也有一定的损害，有明显肝脏疾病的禁用。

4. 山莨菪碱（654–2）

山莨菪碱为从我国特产茄科植物山莨菪中提取的一种生物碱，其作用与阿托品相似，可使平滑肌松弛，解除血管痉挛（尤其是微血管），同时具有镇痛作用。本药对治疗三叉神经痛有一定疗效，近期效果满意，据文献报道有效率为 76.1% ~ 78.4%，止痛时间一般为 2 ~ 6 个月，个别达 5 年之久。

用法与用量。①口服：每次 5 ~ 10 mg，每日 3 次，或每次 20 ~ 30 mg，每日 1 次。②肌内注射：每次 10 mg，每日 2 ~ 3 次，待疼痛减轻或疼痛发作次数减少后改为每次 10 mg，每日一次。

不良反应有口干、面红、轻度扩瞳、排尿困难、视近物模糊及心率增快等反应。以上反应多在 1 ~ 3 h 内消失，长期用药不会蓄积中毒。有青光眼和心脏病患者忌用。

5. 巴氯芬

巴氯芬化学名 [β –（P– 氯苯基）γ – 氨基丁酸] 是抑制性神经递质 γ 氨基丁酸的类似物，临床实验研究表明本品能缓解三叉神经痛。用法：巴氯芬开始每次 10 mg，每日 3 次，隔日增加每日 10 mg，直到治疗的第 2 周结束时，将用量递增至每日 60 ~ 80 mg。每日平均维持量：单用者为 50 ~ 60 mg，与卡马西平或苯妥英钠合用者为 30 ~ 40 mg。文献报道，治疗三叉神经痛的近期疗效，巴氯芬与卡马西平几乎相同，但远期疗效不如卡马西平，巴氯芬与卡马西平或苯妥英钠均具有协同作用，且比卡马西平更安全，这一特点使巴氯芬在治疗三叉神经痛方面颇受欢迎。

6. 麻黄碱

本品可以兴奋脑啡肽系统，因而具有镇痛作用，其镇痛程度为吗啡的 1/12 ~ 1/7。用法：每次 30 mg，肌注，每日 2 次。甲亢、高血压、动脉硬化、心绞痛等患者禁用。

7. 硫酸镁

本品在眶上孔或眶下孔注射可治疗三叉神经痛。

8. 维生素 B_{12}

文献报道，用大剂量维生素 B_{12}，对治疗三叉神经痛确有较好疗效。方法：维生素 B_{12} 4 000 μg 加维生素 B_1 200 mg 加 2% 普鲁卡因 4 mL 对准扳机点作深浅上下左右四点式注药，对放射的始端作深层肌下进药，放射的终点作浅层四点式进药，药量可根据疼痛轻重适量进入。但由于药物作用扳机点可能变位，治疗时可酌情根据变位更换进药部位。

9. 哌咪清（匹莫齐特）

文献报道，用其他药物治疗无效的顽固性三叉神经痛患者本品有效，且其疗效明显优于卡马西平。开始剂量为每日 4 mg，逐渐增加至每日 12 ~ 14 mg，分 2 次服用。副反应以锥体外系反应较常见，亦可有口干、无力、失眠等。

10. 维生素 B_1

在神经组织蛋白合成过程中起辅酶作用，参与胆碱代谢，其止痛效果差，只能作为辅助药物。用法与用量：①肌内注射 1 mg/d，每日 1 次，10 d 后改为 2 ~ 3 次／周，持续 3 周为一个疗程。②三叉神经分支注射：根据疼痛部位可作眶上神经、眶下神经、上颌神经和下颌神经注射。剂量 500 ~ 1 000 μg/ 次，每周 2 ~ 3 次。③穴位注射：每次 25 ~ 100 μg，每周 2 ~ 3 次。常用颊车、下关、四白及阿是穴等。

11. 激素

原发性三叉神经痛和继发性三叉神经痛的病例，其病理改变在光镜和电镜下都表现为三叉神经后根有脱髓鞘改变。在临床治疗中发现，许多用卡马西平、苯妥英钠等治疗无效的患者，改用泼尼松、地塞米松等治疗有效。这种激素治疗的原理与治疗脱髓鞘疾病相同，利用激素的免疫抑制作用达到治疗三叉神经痛的目的。由于各学者报告的病例少，只是对一部分卡马西平、苯妥英钠治疗无效者应用有效，其长期效果和机理有待进一步观察。剂量与用量：①强的松（泼尼松、去氧可的松），5 mg/ 次，每日 3 次。②地塞米松（氟美松），0.75 mg/ 次，每日 3 次。注射剂：5 mg/ 支，5 mg/ 次，每日一次，肌肉或静脉注射。

（二）神经封闭法

神经封闭法主要包括三叉神经半月节及其周围支酒精封闭术和半月节射频热凝法，其原理是通过酒精的化学作用或热凝的物理作用于三叉神经纤维，使其发生坏变，从而阻断神经传导达到止痛目的。

1. 三叉神经酒精封闭法

封闭用酒精一般在浓度 80% 左右（因封闭前注入局麻，故常用 98% 浓度）。

（1）眶上神经封闭：适用于三叉神经第 1 支痛。方法为：患者取坐或卧位，位于眶上缘中内 1/3 交界处触及切迹，皮肤消毒及局麻后，用短细针头自切迹刺入皮肤直达骨面，找到骨孔后刺入，待患者出现放射痛时，先注入 2% 利多卡因 0.5 ~ 1 mL，待眶上神经分布区针感消失，再缓慢注入酒精 0.5 mL 左右。

（2）眶下神经封闭：在眶下孔封闭三叉神经上颌支的眶下神经。适用于三叉神经第 2 支痛（主要疼痛局限在鼻旁、下眼睑、上唇等部位）。方法为：患者取坐或卧位，位于距眶下缘约 1 cm，距鼻中线 3 cm，触及眶下孔，该孔走向与矢状面成 40° ~ 45°，长约 1 cm，故穿刺时针头由眶下孔作 40° ~ 45° 向外上、后进针，深度不超过 1 cm，患者出现放射痛时，以下操作同眶上神经封闭。

（3）后上齿槽神经封闭：在上颌结节的后上齿槽孔处进行。适用于三叉神经第二支痛（痛区局限在上臼齿及其外侧黏膜者）。方法为：患者取坐或卧位，头转向健侧，穿刺点在颧弓下缘与齿槽嵴成角处，即相当于过眼眶外缘的垂线与颧骨下缘相交点，局部消毒后，先用左手指将附近皮肤向下前方拉紧，继之以 4 ~ 5 cm 长穿刺针自穿刺点稍向后上方刺入直达齿槽嵴的后侧骨面，然后紧贴骨面缓慢深入 2 cm

左右，即达后上齿槽孔处，先注入 2% 利多卡因，后再注入酒精。

（4）颏神经封闭：在下颌骨的颏孔处进行，适用于三叉神经第三支痛（主要局限在颏部、下唇）。方法为：在下颌骨上、下缘间之中点相当于咬肌前缘和颏正中线之间中点找到颏孔，然后自后上方并与皮肤成 45° 向前下进针刺入骨面，插入颏孔，以下操作同眶上神经封闭。

（5）上颌神经封闭：用于三叉神经第二支痛（痛区广泛及眶下神经封闭失效者）。上颌神经主干自圆孔穿出颅腔至翼腭窝。方法常用侧入法：穿刺点位于眼眶外缘至耳道间连线中点下方，穿刺针自该点垂直刺入深约 4 cm，触及翼突板，继之退针 2 cm 左右稍改向前方 15° 重新刺入，滑过翼板前缘，再深入 0.5 cm 即入翼胯窝内，患者有放射痛时，回抽无血后，先注入 2% 利多卡因，待上颌部感觉麻后，注入酒精 1 mL。

（6）下颌神经封闭：用于三叉神经第 3 支痛（痛区广泛及眶下神经封闭失效者）。下颌神经主干自卵圆孔穿出。方法常用侧入法，穿刺点同上颌神经穿刺点，垂直进针达翼突板后，退针 2 cm 再改向上后方 15° 角进针，患者出现放射痛后，注药同上颌神经封闭。

（7）半月神经节封闭：用于三叉神经 2、3 支痛或 1、2、3 支痛，方法常用前入法：穿刺点在口角上方及外侧约 3 cm 处，自该点进针，方向后、上、内即正面看应对准向前直视的瞳孔，从侧面看朝颧弓中点，约进针 5 cm 处达颅底触及试探，当刺入卵圆孔时，患者即出现放射痛（下颌区），则再推进 0.5 cm，上颌部亦出现剧痛即确入半月节内。回抽无血、无脑脊液，先注入 2% 利多卡因 0.5 mL 同侧面部麻木后，再缓慢注入酒精 0.5 mL。

以上酒精封闭法的治疗效果差异较大，短者数月，长者可达数年。复发者可重复封闭，但难以根治。

2. 三叉神经半月节射频热凝法

该法首先由 Sweat（1974）提出，它通过穿刺半月节插入电极后用电刺激确定电极位置，从而有选择地用射频温控定量灶性破坏法，达到止痛目的。方法为：

（1）半月节穿刺：同半月节封闭术。

（2）电刺激：穿入成功后，插入电极通入 0.2 ~ 0.3 V，用 50 ~ 75 w/s 的方波电流，这时患者感觉有刺激区的蚁行感。

（3）射频温探破坏：电刺激准确定位后，打开射频发生器，产生射频电场，此时为进一步了解电极位置，可将温度控制在 42 ~ 44℃之间，这种电流可造成可逆性损伤并刺激产生疼痛，一旦电极位置无误，则可将温度增高，每次 5℃，增高至 60 ~ 80℃，每次 30 ~ 60 s，在破坏第 1 支时，则稍缓慢加热并检查角膜反射。此方法有效率为 85% 左右，但仍复发而不能根治。

3. 三叉神经痛的 γ 刀放射疗法

1991 年，有学者利用 MRI 定位像输入 HP-9000 计算机，使用 Gamma plan 进行定位和定量计算，选择三叉神经感觉根进脑干区为靶点照射，达到缓解症状目的，其疗效尚不明确。

五、护理

（一）护理评估

1. 健康史评估

（1）原发性三叉神经痛是一种病因尚不明确的疾病。但三叉神经痛可继发于脑桥、小脑脚占位病变压迫三叉神经以及多发硬化等所致。因此，应询问患者是否患有多发硬化，检查有无占位性病变，每次面部疼痛有无诱因。

（2）评估患者年龄。此病多发生于中老年人。40 岁以上起病者占 70% ~ 80%，女略多于男比例为 3 ∶ 1。

2. 临床观察与评估

（1）评估疼痛的部位、性质、程度、时间。通常疼痛无预兆，大多数人单侧，开始和停止都很突然，间歇期可完全正常。发作表现为电击样、针刺样、刀割样或撕裂样的剧烈疼痛，每次数秒至 2 min。疼痛以面颊、上下颌及舌部最为明显；口角、鼻翼、颊部和舌部为敏感区。轻触即可诱发，称为扳机点；

当碰及触发点如洗脸、刷牙时疼痛发作。或当因咀嚼、呵欠和讲话等引起疼痛。以致患者不敢做这些动作。表现为面色憔悴、精神抑郁和情绪低落。

（2）严重者伴有面部肌肉的反复性抽搐、口角牵向患侧，称为痛性抽搐。并可伴有面部发红、皮温增高、结膜充血和流泪等。严重者可昼夜发作，夜不成眠或睡后痛醒。

（3）病程可呈周期性。每次发作期可为数日、数周或数月不等；缓解期亦可数日至数年不等。病程愈长，发作愈频繁愈重。神经系统检查一般无阳性体征。

（4）心理评估。使用焦虑量表评估患者的焦虑程度。

（二）患者问题

1. 疼痛

主要由于三叉神经受损引起面颊、上下颌及舌疼痛。

2. 焦虑

与疼痛反复、频繁发作有关。

（三）护理目标

（1）患者自感疼痛减轻或缓解。

（2）患者述舒适感增加，焦虑症状减轻。

（四）护理措施

1. 治疗护理

（1）药物治疗：原发性三叉神经痛首选卡马西平治疗。其不良反应为头晕、嗜睡、口干、恶心、皮疹、再生障碍性贫血、肝功能损害、智力和体力衰弱等。护理者必须注意观察，每1～2个月复查肝功和血常规。偶有皮疹、肝功能损害和白细胞减少，需停药；也可按医生建议单独或联合使用苯妥英钠、氯硝西泮、巴氯芬、野木瓜等治疗。

（2）封闭治疗：三叉神经封闭是注射药物于三叉神经分支或三叉神经半月节上，阻断其传导，导致面部感觉丧失，获得一段时间的止痛效果。注射药物有无水乙醇、甘油等。封闭术的止痛效果往往不够满意，远期疗效较差，还有可能引起角膜溃疡、失明、颅神经损害、动脉损伤等并发症。且对三叉神经第一支疼痛不适用。但对全身状况差不能耐受手术的患者、鉴别诊断以及为手术创造条件的过渡性治疗仍有一定的价值。

（3）经皮选择性半月神经节射频电凝治疗：在X线监视下或经CT导向将射频电极针经皮插入半月神经节，通电加热至65～75℃维持1 min，可选择性地破坏节后无髓鞘的传导痛温觉的Aβ和C细纤维，保留有髓鞘的传导触觉的Aα和粗纤维，疗效可达90%以上，但有面部感觉异常、角膜炎、咀嚼无力、复视和带状疱疹等并发症。长期随访复发率为21%～28%，但重复应用仍有效。本方法尤其适用于年老体弱不适合手术治疗的患者、手术治疗后复发者以及不愿意接受手术治疗的患者。

射频电凝治疗后并发症的观察护理：观察患者的恶心、呕吐反应，随时处理污物，遵医嘱补液补钾，询问患者有无局部皮肤感觉减退，观察其是否有同侧角膜反射迟钝、咀嚼无力、面部异样不适感觉。并注意给患者进餐软食，洗脸水温要适宜。如有术中穿刺方向偏内、偏深误伤视神经引起视力减退、复视等并发症，应积极遵医嘱给予治疗并防止患者活动摔伤、碰伤。

（4）外科治疗。①三叉神经周围支切除及抽除术：两者手术较简单，因神经再生而容易复发，故有效时间短，目前较少采用，仅限于第一支疼痛者姑息使用。②三叉神经感觉根切断术：经枕下入路三叉神经感觉根切断术，三叉神经痛均适用此种入路，手术操作较复杂，危险性大，术后反应较多，但常可发现病因，可很好保护运动根及保留部分面部和角膜触觉，复发率低，至今仍广泛使用。③三叉神经脊束切断术：此手术危险性太大，术后并发症严重，现很少采用。④微血管减压术；已知有85%～96%的三叉神经痛患者是由于三叉神经根存在血管压迫所致，用手术方法将压迫神经的血管从三叉神经根部移开，疼痛则会消失，这就是微血管减压术，因为微血管减压术是针对三叉神经痛的主要病因进行治疗，去除血管对神经的压迫后，约90%的患者疼痛可以完全消失，面部感觉完全保留，而达到根治的目的，微血管减压术可以保留三叉神经功能，运用显微外科技术进行手术，减小了手术创伤，很少遗留永久性神经功能障碍，术中手术探查可以发现引起三叉神经痛的少见病因，如影像学未发现的小肿瘤、蛛网膜增厚及粘连等，因而成为原发性三叉神经痛的首选手术治疗方法。

三叉神经微血管减压术的手术适应证：正规药物治疗一段时间后，药物效果不明显或疗效明显减退的患者；药物过敏或严重不良反应不能耐受；疼痛严重，影响工作、生活和休息者。

微血管减压术治疗三叉神经痛的临床有效率为 90% ~ 98%，影响其疗效的因素很多，其中压迫血管的类型、神经受压的程度及减压方式的不同对其临床治疗和预后的判断有着重要的意义。微血管减压术治疗三叉神经痛也存在 5% ~ 10% 的复发率，不同术者和手术方法的不同差异很大。研究表明，患者的性别、年龄、疼痛的支数、疼痛部位、病程、近期疗效及压迫血管的类型可能与复发存在一定的联系。导致三叉神经痛术后复发的主要原因有: ①病程大于8年; ②静脉为压迫因素; ③术后无即刻症状消失者。三叉神经痛复发最多见于术后 2 年内，2 年后复发率明显降低。

2. 心理支持

由于本病为突然发作的反复的阵发性剧痛，易出现精神抑郁和情绪低落等表现，护士应关心、理解、体谅患者，帮助其减轻心理压力，增强战胜疾病的信心。

3. 健康教育

指导患者生活有规律，合理休息、娱乐；鼓励患者运用指导式想象、听音乐、阅读报刊等分散注意力，消除紧张情绪。

第二节　偏头痛的护理

偏头痛是一类发作性且常为单侧的搏动性头痛。发病率各家报告不一，Solomon 描述约 6% 的男性，18% 的女性患有偏头痛，男女之比为 1 ∶ 3；Wilkinson 的数字为约 10% 的英国人口患有偏头痛；Saper 报告在美国约有 2 300 万人患有偏头痛，其中男性占 6%，女性占 17%。偏头痛多开始于青春期或成年早期，约 25% 的患者于 10 岁以前发病，55% 的患者发生在 20 岁以前，90% 以上的患者发生于 40 岁以前。在美国，偏头痛造成的社会经济负担为 10 亿 ~ 17 亿美元。在我国也有大量患者因偏头痛而影响工作、学习和生活。多数患者有家庭史。

一、病因与发病机制

偏头痛的确切病因及发病机制仍处于讨论之中。很多因素可诱发、加重或缓解偏头痛的发作。通过物理或化学的方法，学者们也提出了一些学说。

（一）激发或加重因素

对于某些个体而言，很多外部或内部环境的变化可激发或加重偏头痛发作。

（1）激素变化：口服避孕药可增加偏头痛发作的频度；月经是偏头痛常见的触发或加重因素（“周期性头痛”）；妊娠、性交可触发偏头痛发作（“性交性头痛”）。

（2）某些药物：某些易感个体服用硝苯地平、异山梨酯或硝酸甘油后可出现典型的偏头痛发作。

（3）天气变化：特别是天气转热、多云或天气潮湿。

（4）某些食物添加剂和饮料：最常见者是酒精性饮料，如某些红葡萄酒；奶制品，奶酪，特别是硬奶酪；咖啡；含亚硝酸盐的食物，如汤、热狗；某些水果，如柑橘类水果；巧克力（“巧克力性头痛”）；某些蔬菜；酵母；人工甜食；发酵的腌制品如泡菜；味精。

（5）运动：头部的微小运动可诱发偏头痛发作或使之加重，有些患者因惧怕乘车引起偏头痛发作而不敢乘车；踢足球的人以头顶球可诱发头痛（“足球运动员偏头痛”）；爬楼梯上楼可出现偏头痛。

（6）睡眠过多或过少。

（7）一顿饭漏吃或延后。

（8）抽烟或置身于烟中。

（9）闪光、灯光过强。

（10）紧张、生气、情绪低落、哭泣（“哭泣性头痛”）：很多女性逛商场或到人多的场合可致偏头痛发作；国外有人骑马时尽管拥挤不到一分钟，也可使偏头痛加重。

在激发因素中，剂量、联合作用及个体差异尚应考虑。如对于敏感个体，吃一片橘子可能不致引起头痛，而吃数枚橘子则可引起头痛。有些情况下，吃数枚橘子也不引起头痛发作，但如同时有月经的影响，这种联合作用就可引起偏头痛发作。有的个体在商场中待一会儿即出现发作，而有的个体仅于商场中久待才出现偏头痛发作。

偏头痛尚有很多改善因素。有人于偏头痛发作时静躺片刻，即可使头痛缓解。有人于光线较暗淡的房间闭目而使头痛缓解。有人于头痛发作时喜以双手压迫双颞侧，以期使头痛缓解，有人通过冷水洗头使头痛得以缓解。妇女绝经后及妊娠 3 个月后偏头痛趋于缓解。

（二）有关发病机制的几个学说

1. 血管活性物质

在所有血管活性物质中，5-HT 学说是学者们提及最多的一个。人们发现偏头痛发作期血小板中 5-HT 浓度下降，而尿中 5-HT 代谢物 5-HT 羟吲哚乙酸增加。脑干中 5-HT 能神经元及去甲肾上腺素能神经元可调节颅内血管舒缩。很多 5-HT 受体拮抗剂治疗偏头痛有效。以利血压耗竭 5-HT 可加速偏头痛发生。

2. 三叉神经血管脑膜反应

曾通过刺激啮齿动物的三叉神经，可使其脑膜产生炎性反应，而治疗偏头痛药物麦角胺，双氢麦角碱、Sumatriptan（舒马普坦）等可阻止这种神经源性炎症。在偏头痛患者体内可检测到由三叉神经所释放的降钙素基因相关肽（CGRP），而降钙素基因相关肽为强烈的血管扩张剂。双氢麦角碱、Sumatriptan 既能缓解头痛，又能降低降钙素基因相关肽含量。因此，偏头痛的疼痛是由神经血管性炎症产生的无菌性脑膜炎。Wilkinson 认为三叉神经分布于涉痛区域，偏头痛可能就是一种神经源性炎症。Solomon 在复习儿童偏头痛的研究文献后指出，儿童眼肌瘫痪型偏头痛的复视源于海绵窦内颈内动脉的肿胀伴第Ⅲ对脑神经的损害。另一种解释是小脑上动脉和大脑后动脉肿胀造成的第Ⅲ对脑神经的损害，也可能为神经的炎症。

3. 内源性疼痛控制系统障碍

中脑水管周围及第四脑室室底灰质含有大量与镇痛有关的内源性阿片肽类物质，如脑啡肽、β-内啡呔等。正常情况下，这些物质通过对疼痛传人的调节而起镇痛作用。虽然报告的结果不一，但多数报告显示偏头痛患者脑脊液或血浆中 β-内啡肽或其类似物降低，提示偏头痛患者存在内源性疼痛控制系统障碍。这种障碍导致患者疼痛阈值降低，对疼痛感受性增强，易于发生疼痛。鲑钙紧张素治疗偏头痛的同时可引起患者血浆 β-内啡肽水平升高。

4. 自主功能障碍

自主功能障碍很早即引起了学者们的重视。瞬时心率变异及心血管反射研究显示，偏头痛患者存在交感功能低下。24 h 动态心率变异研究提示，偏头痛患者存在交感、副交感功能平衡障碍。也有学者报道偏头痛患者存在瞳孔直径不均，提示这部分患者存在自主功能异常。有人认为在偏头痛患者中的猝死现象可能与自主功能障碍有关。

5. 偏头痛的家族聚集性及基因研究

偏头痛患者具有肯定的家族聚集性倾向。遗传因素最明显，研究较多的是家族性偏瘫型偏头痛及基底型偏头痛。有先兆偏头痛比无先兆偏头痛具有更高的家族聚集性。有先兆偏头痛和偏瘫发作可在同一个体交替出现，并可同时出现于家族中，基于此，学者们认为家族性偏瘫型偏头痛和非复杂性偏头痛可能具有相同的病理生理和病因。Baloh 等报告了数个家族，其家族中多个成员出现偏头痛性质的头痛，并有眩晕发作或原发性眼震，有的晚年继发进行性周围性前庭功能丧失，有的家族成员发病年龄趋于一致，如均于 25 岁前出现症状发作。

有报告，偏瘫型偏头痛家族基因缺陷与 19 号染色体标志点有关，但也有发现提示有的偏瘫型偏头痛家族与 19 号染色体无关，提示家族性偏瘫型偏头痛存在基因的变异。与 19 号染色体有关的家族性偏瘫型偏头痛患者出现发作性意识障碍的频度较高，这提示在各种与19号染色体有关的偏头痛发作的外部诱发阈值较低是由遗传决定的。Ophoff报告34例与19号染色体有关的家族性偏瘫型偏头痛家族，在电压闸门性钙通道 α_1 亚单位基因代码功能区域存在4种不同的错义突变。

有一种伴有发作间期眼震的家族性发作性共济失调，其特征是共济失调。眩晕伴以发作间期眼震，为显性遗传性神经功能障碍，这类患者约有50%出现无先兆偏头痛，临床症状与家族性偏瘫型偏头痛有重叠，二者亦均与基底型偏头痛的典型状态有关，且均可有原发性眼震及进行性共济失调。Ophoff报告了2例伴有发作间期眼震的家族性共济失调家族，存在19号染色体电压依赖性钙通道基因的突变，这与在家族性偏瘫型偏头痛所探测到的一样。所不同的是其阅读框架被打断，并产生一种截断的 α_1 亚单位，这导致正常情况下可在小脑内大量表达的钙通道密度的减少，由此可能解释其发作性及进行性加重的共济失调。同样的错义突变如何导致家族性偏瘫型偏头痛中的偏瘫发作尚不明。

Baloh报告了三个伴有双侧前庭病变的家族性偏头痛家族。家族中多个成员经历偏头痛性头痛、眩晕发作（数分钟），晚年继发前庭功能丧失，晚期，当眩晕发作停止，由于双侧前庭功能丧失导致平衡障碍及走路摆动。

6. 血管痉挛学说

颅外血管扩张可伴有典型的偏头痛性头痛发作。偏头痛患者是否存在颅内血管的痉挛尚有争议。以往认为偏头痛的视觉先兆是由血管痉挛引起的，现在有确切的证据表明，这种先兆是由于皮层神经元活动由枕叶向额叶的扩布抑制（3 mm/min）造成的。血管痉挛更像是视网膜性偏头痛的始动原因，一些患者经历短暂的单眼失明，于发作期检查，可发现视网膜动脉的痉挛。另外，这些患者对抗血管痉挛剂有反应。与偏头痛相关的听力丧失和／或眩晕可基于内听动脉耳蜗和／或前庭分支的血管痉挛来解释。血管痉挛可导致内淋巴管或囊的缺血性损害，引起淋巴液循环损害，并最终发展成为水肿。经颅多普勒（TCD）脑血流速度测定发现，不论是在偏头痛发作期还是发作间期，均存在血流速度的加快，提示这部分患者颅内血管紧张度升高。

7. 离子通道障碍

很多偏头痛综合征所共有的临床特征与遗传性离子通道障碍有关。偏头痛患者内耳存在局部细胞外钾的积聚。当钙进入神经元时钾退出。因为内耳的离子通道在维持富含钾的内淋巴和神经元兴奋功能方面是至关重要的，脑和内耳离子通道的缺陷可导致可逆性毛细胞除极及听觉和前庭症状。偏头痛中的头痛则是继发现象，这是细胞外钾浓度增加的结果。偏头痛综合征的很多诱发因素，包括紧张、月经，可能是激素对有缺陷的钙通道影响的结果。

8. 其他学说

有人发现偏头痛于发作期存在血小板自发聚集和黏度增加。另有人发现偏头痛患者存在 TXA_2、PGI_2 平衡障碍、P物质及神经激肽的改变。

二、临床表现

（一）偏头痛发作

Saper在描述偏头痛发作时将其分为5期来叙述。需要指出的是，这5期并非每次发作所必备的，有的患者可能只表现其中的数期，大多数患者的发作表现为两期或两期以上，有的仅表现其中的一期。另一方面，每期特征可以存在很大不同，同一个体的发作也可不同。

1. 前驱期

60%的偏头痛患者在头痛开始前数小时至数天出现前驱症状。前驱症状并非先兆，不论是有先兆偏头痛还是无先兆偏头痛均可出现前驱症状。可表现为精神、心理改变，如精神抑郁、疲乏无力、懒散、昏昏欲睡，也可情绪激动。易激惹、焦虑、心烦或欣快感等。尚可表现为自主神经症状，如面色苍白、发冷、厌食或明显的饥饿感、口渴、尿少、尿频、排尿费力、打哈欠、颈项发硬、恶心、肠蠕动增加、腹痛、腹泻、心慌、气短、心率加快，对气味过度敏感等，不同患者前驱症状具有很大的差异，但每例患者每次发作的前驱症状具有相对稳定性。这些前驱症状可在前驱期出现，也可于头痛发作中、甚至持续到头痛发作后成为后续症状。

2. 先兆

约有 20% 的偏头痛患者出现先兆症状。先兆多为局灶性神经症状，偶为全面性神经功能障碍。典型的先兆应符合下列 4 条特征中的 3 条，即：重复出现，逐渐发展、持续时间不多于 1 h，并跟随出现头痛。大多数病例先兆持续 5 ~ 20 min。极少数情况下先兆可突然发作，也有的患者于头痛期间出现先兆性症状，尚有伴迁延性先兆的偏头痛，其先兆不仅始于头痛之前，尚可持续到头痛后数小时至 7 d。

先兆可为视觉性的、运动性的、感觉性的，也可表现为脑干或小脑性功能障碍。最常见的先兆为视觉性先兆，约占先兆的 90%。如闪电、暗点、单眼黑蒙、双眼黑蒙、视物变形、视野外空白等。闪光可为锯齿样或闪电样闪光、城垛样闪光。视网膜动脉型偏头痛患者眼底可见视网膜水肿，偶可见樱红色黄斑。仅次于视觉现象的常见先兆为麻痹。典型的是影响一侧手和面部，也可出现偏瘫。如果优势半球受累，可出现失语。数十分钟后出现对侧或同侧头痛，多在儿童期发病。这称为偏瘫型偏头痛。偏瘫型偏头痛患者的局灶性体征可持续 7 d 以上，甚至在影像学上发现脑梗死。偏头痛伴迁延性先兆和偏头痛性偏瘫以前曾被划入“复杂性偏头痛”。偏头痛反复发作后出现眼球运动障碍称为眼肌瘫痪型偏头痛。多为动眼神经麻痹所致，其次为滑车神经和展神经麻痹。多有无先兆偏头痛病史，反复发作者麻痹可经久不愈。如果先兆涉及脑干或小脑，则这种状况被称为基底型偏头痛，又称基底动脉型偏头痛。可出现头昏、眩晕、耳鸣、听力障碍、共济失调、复视，视觉症状包括闪光、暗点、黑蒙、视野缺损、视物变形。双侧损害可出现意识抑制，后者尤见于儿童。尚可出现感觉迟钝，偏侧感觉障碍等。

偏头痛先兆可不伴头痛出现，称为偏头痛等位症。多见于儿童偏头痛。有时见于中年以后，先兆可为偏头痛发作的主要临床表现而头痛很轻或无头痛。也可与头痛发作交替出现，可表现为闪光、暗点、腹痛、腹泻、恶心、呕吐、复发性眩晕、偏瘫、偏身麻木及精神心理改变。如儿童良性发作性眩晕、前庭性美尼尔氏病、成人良性复发性眩晕。有跟踪研究显示，为数不少的以往诊断为美尼尔氏病的患者，其症状大多数与偏头痛有关。有报告描述了一组成人良性复发性眩晕患者，年龄在 7 ~ 55 岁，晨起发病症状表现为反复发作的头晕、恶心、呕吐及大汗，持续数分钟至 4 d 不等。发作开始及末期表现为位置性眩晕，发作期间无听觉症状。发作间期几乎所有患者均无症状，这些患者眩晕发作与偏头痛有着几个共同的特征，包括可因酒精、睡眠不足、情绪紧张造成及加重，女性多发，常见于经期。

3. 头痛

头痛可出现于围绕头或颈部的任何部位，可位颞侧、额部、眶部。多为单侧痛，也可为双侧痛，甚至发展为全头痛，其中单侧痛者约占 2/3。头痛性质往往为搏动性痛，但也有的患者描述为钻痛。疼痛程度往往为中、重度痛，甚至难以忍受。往往是晨起后发病，逐渐发展，达高峰后逐渐缓解。也有的患者于下午或晚上起病，成人头痛大多历时 4 h 至 3 d，而儿童头痛多历时 2 h 至 2 d。尚有持续时间更长者，可持续数周。有人将发作持续 3 d 以上的偏头痛称为偏头痛持续状态。

头痛期间不少患者伴随出现恶心、呕吐、视物不清、畏光、畏声等，喜独居。恶心为最常见伴随症状，达一半以上，且常为中、重度恶心。恶心可先于头痛发作，也可于头痛发作中或发作后出现。近一半的患者出现呕吐，有些患者的经验是呕吐后发作即明显缓解。其他自主功能障碍也可出现，如尿频、排尿障碍、鼻塞、心慌、高血压、低血压、甚至可出现心律失常。发作累及脑干或小脑者可出现眩晕、共济失调、复视、听力下降、耳鸣、意识障碍。

4. 头痛终末期

此期为头痛开始减轻至最终停止这一阶段。

5. 后续症状期

为数不少的患者于头痛缓解后出现一系列后续症状。表现怠倦、困钝、昏昏欲睡。有的感到精疲力竭、饥饿感或厌食、多尿、头皮压痛、肌肉酸痛。也可出现精神心理改变，如烦躁、易怒、心境高涨或情绪低落、少语、少动等。

（二）儿童偏头痛

儿童偏头痛是儿童期头痛的常见类型。儿童偏头痛与成人偏头痛在一些方面有所不同。性别方面，发生于青春期以前的偏头痛，男女患者比例大致相等，而成人期偏头痛，女性比例大大增加，约为男性的 3 倍。

儿童偏头痛的诱发及加重因素有很多与成人偏头痛一致，如劳累和情绪紧张可诱发或加重头痛，为数不少的儿童可因运动而诱发头痛，儿童偏头痛患者可有睡眠障碍，而上呼吸道感染及其他发热性疾病在儿童比成人更易使头痛加重。

在症状方面，儿童偏头痛与成人偏头痛亦有区别。儿童偏头痛持续时间常较成人短。偏瘫型偏头痛多在儿童期发病，成年期停止，偏瘫发作可从一侧到另一侧，这种类型的偏头痛常较难控制。反复的偏瘫发作可造成永久性神经功能缺损，并可出现病理征，也可造成认知障碍。基底动脉型偏头痛，在儿童也比成人常见，表现闪光、暗点、视物模糊、视野缺损，也可出现脑干、小脑及耳症状，如眩晕、耳鸣、耳聋、眼球震颤。在儿童出现意识恍惚者比成人多，尚可出现跌倒发作。有些偏头痛儿童尚可仅出现反复发作性眩晕，而无头痛发作。一个平时表现完全正常的儿童可突然恐惧、大叫、面色苍白、大汗、步态蹒跚、眩晕、旋转感. 并出现眼球震颤，数分钟后可完全缓解，恢复如常，称之为儿童良性发作性眩晕，属于一种偏头痛等位症。这种眩晕发作典型地始于 4 岁以前，可每日数次发作，其后发作次数逐渐减少，多数于 7 ~ 8 岁以后不再发作。与成人不同，儿童偏头痛的前驱症状常为腹痛，有时可无偏头痛发作而代之以腹痛、恶心、呕吐、腹泻，称为腹型偏头痛等位症。在偏头痛的伴随症状中，儿童偏头痛出现呕吐较成人更加常见。

儿童偏头痛的预后较成人偏头痛好。6 年后约有一半儿童不再经历偏头痛，约 1/3 的偏头痛得到改善。而始于青春期以后的成人偏头痛常持续几十年。

三、诊断与鉴别诊断

偏头痛的诊断应根据详细的病史做出，特别是头痛的性质及相关的症状非常重要。如头痛的部位、性质、持续时间、疼痛严重程度、伴随症状及体征、既往发作的病史、诱发或加重因素等。

对于偏头痛患者应进行细致的一般内科查体及神经科检查，以除外症状与偏头痛有重叠、类似或同时存在的情况。诊断偏头痛虽然没有特异性的实验室指标，但有时给予患者必要的实验室检查非常重要，如血、尿、脑脊液及影像学检查，以排除器质性病变。特别是中年或老年期出现的头痛，更应排除器质性病变。当出现严重的先兆或先兆时间延长时，有学者建议行颅脑 CT 或 MRI 检查。也有学者提议当偏头痛发作每月超过 2 次时，应警惕偏头痛的原因。

国际头痛协会（IHS）头痛分类委员会于 1962 年制定了一套头痛分类和诊断标准，这个旧的分类与诊断标准在世界范围内应用了 20 余年，至今我国尚有部分学术专著仍在沿用或参考这个分类。1988 年国际头痛协会头痛分类委员会制定了新的关于头痛、脑神经痛及面部痛的分类和诊断标准。目前临床及科研多采用这个标准。本标准将头痛分为 13 个主要类型，包括了总数 129 个头痛亚型。其中常见的头痛类型为偏头痛、紧张型头痛、丛集性头痛和慢性发作性偏头痛，而偏头痛又被分为七个亚型（表 6–1 至表 6–4）。这七个亚型中，最主要的两个亚型是无先兆偏头痛和有先兆偏头痛，其中最常见的是无先兆偏头痛。

表 6–1 偏头痛分类

偏头痛分类
无先兆偏头痛
有先兆偏头痛
偏头痛伴典型先兆
偏头痛伴迁延性先兆
家族性偏瘫型偏头痛
基底动脉型偏头痛
偏头痛伴急性先兆发作
眼肌瘫痪型偏头痛

续　表

视网膜型偏头痛
可能为偏头痛前驱或与偏头痛相关联的儿童期综合征
儿童良性发作性眩晕
儿童交替性偏瘫
偏头痛并发症
偏头痛持续状态
偏头痛性偏瘫
不符合上述标准的偏头痛性障碍

表 6-2　国际头痛协会关于无先兆偏头痛的定义

无先兆偏头痛

诊断标准：

1. 至少 5 次发作符合第 2~4 项标准
2. 头痛持续 4~72 小时（未治疗或没有成功治疗）
3. 头痛至少具备下列特征中的 2 条：
   （1）位于单侧。
   （2）搏动性质。
   （3）中度或重度（妨碍或不敢从事每日活动）。
   （4）因，上楼梯或类似的日常体力活动而加重。
4. 头痛期间至少具备下列 1 条
   （1）恶心和 / 或呕吐。
   （2）畏光和畏声。
5. 至少具备下列 1 条
   （1）病史、体格检查和神经科检查不提示器质性障碍。
   （2）病史和 / 或体格检查和 / 或神经检查确实提示这种障碍（器质性障碍），但被适当的观察所排除。
   （3）这种障碍存在，但偏头痛发作并非在与这种障碍有密切的时间关系，上首次出现。

表 6-3　国际头痛协会关于有先兆偏头痛的定义

有先兆偏头痛

先前用过的术语：经典型偏头痛，典型偏头痛；眼肌瘫痪型、偏身麻木型、偏瘫型、失语型偏头痛

诊断标准：

1. 至少 2 次发作符合第 2 项标准
2. 至少符合下列 4 条特征中的 3 条
   （1）一个或一个以上提示局灶大脑皮质或脑干功能障碍的完全可逆性先兆症状
   （2）至少一个先兆症状逐渐发展超过 4 分钟，或 2 个或 2 个以上的症状接着发生
   （3）先兆症状持续时间不超过 60 分钟，如果出现 1 个以上先兆症状，持续时间可相应增加
   （4）继先兆出现的头痛间隔期在 60 分钟之内（头痛尚可在先兆前或与先兆同时开始）
3. 至少具备下列 1 条
   （1）病史：体格检查及神经科检查不提示器质性障碍
   （2）病史和 / 或体格检查和 / 或神经科检查确实提示这障碍，但通过适当的观察被排除

续 表

（3）这种障碍存在，但偏头痛发作并非在与这种障碍有密切的时间关系上首次出现

有典型先兆的偏头痛

诊断标准：

1. 符合有先兆偏头痛诊断标准，包括第 2 项全部 4 条标准

2. 有一条或一条以上下列类型的先兆症状

（1）视觉障碍

（2）单侧偏身感觉障碍和 / 或麻木

（3）单侧力弱

（4）失语或非典型言语困难

表 6-4　国际头痛协会关于儿童偏头痛的定义

1. 至少 5 次发作符合第（1），（2）项标准

（1）每次头痛发作持续 2~48 小时

（2）头痛至少具备下列特征中的 2 条

①位于单侧

②搏动性质

③中度或重度

④可因常规的体育活动而加重

2. 头痛期间内至少具备下列 1 条

（1）恶心和 / 或呕吐

（2）畏光和畏声

国际头痛协会的诊断标准为偏头痛的诊断提供了一个可靠的、可量化的诊断标准，对于临床和科研的意义是显而易见的，有学者特别提到其对于临床试验及流行病学调查有重要意义。但临床上有时遇到患者并不能完全符合这个标准，对这种情况学者们建议随访及复查，以确定诊断。

由于国际头痛协会的诊断标准掌握起来比较复杂，为了便于临床应用，国际上一些知名的学者一直在探讨一种简单化的诊断标准。其中 Solomon 介绍了一套简单标准，符合这个标准的患者 99% 符合国际头痛协会关于无先兆偏头痛的诊断标准。这套标准较易掌握，供参考：

具备下列 4 条特征中的任何 2 条，即可诊断无先兆偏头痛：①疼痛位于单侧。②搏动性痛。③恶心。④畏光或畏声。

另有 2 条符加说明：①首次发作者不应诊断。②应无器质性疾病的证据。

在临床工作中尚能遇到患者有时表现为紧张型头痛，有时表现为偏头痛性质的头痛，为此有学者查阅了国际上一些临床研究文献后得到的答案是，紧张型头痛和偏头痛并非是截然分开的，其临床上确实存在着重叠，故有学者提出二者可能是一个连续的统一体。有时遇到有先兆偏头痛患者可表现为无先兆偏头痛，同样，学者们认为二型之间既可能有不同的病理生理，又可能是一个连续的统一体。

偏头痛应与下列疼痛相鉴别。

1. 紧张型头痛

本病又称肌收缩型头痛。其临床特点是：头痛部位较弥散，可位于前额、双颞、顶、枕及颈部。头痛性质常呈钝痛，头部压迫感、紧箍感，患者常述犹如戴着一个帽子。头痛常呈持续性，可时轻时重。多有头皮、颈部压痛点，按摩头颈部可使头痛缓解，多有额、颈部肌肉紧张。多少伴有恶心、呕吐。

2. 丛集性头痛

本病又称组胺性头痛，Horton 综合征。表现为一系列密集的、短暂的、严重的单侧钻痛。与偏头痛不同，

头痛部位多局限并固定于一侧眶部、球后和额颞部。发病时间常在夜间，并使患者痛醒。发病时间固定，起病突然而无先兆，开始可为一侧鼻部烧灼感或球后压迫感，继之出现特定部位的疼痛，常疼痛难忍，并出现面部潮红，结膜充血、流泪、流涕、鼻塞。为数不少的患者出现 Horner 征，可出现畏光，不伴恶心、呕吐。诱因可为发作群集期饮酒、兴奋或服用扩血管药引起。发病年龄常较偏头痛晚，平均 25 岁，男女之比约 4 ∶ 1。罕见家族史。治疗包括：非甾体类消炎止痛剂；激素治疗；睾丸素治疗；吸氧疗法（国外介绍为 100% 氧，8 ~ 10 L/min，共 10 ~ 15 min，仅供参考）；麦角胺咖啡因或双氢麦角碱睡前应用，对夜间头痛特别有效；碳酸锂疗效尚有争议，但多数介绍其有效，但中毒剂量有时与治疗剂量很接近，曾有老年患者（精神患者）服一片致昏迷者，建议有条件者监测血锂水平，不良反应有胃肠道症状、肾功能改变、内分泌改变、震颤、眼球震颤、抽搐等；其他药物尚有钙通道阻滞剂、sumatriptan 等。

3. 痛性眼肌麻痹

本病又称 Tolosa-Hunt 综合征。是一种以头痛和眼肌麻痹为特征，涉及特发性眼眶和海绵窦的炎性疾病。病因可为颅内颈内动脉的非特异性炎症，也可能涉及海绵窦。常表现为球后及眶周的顽固性胀痛、刺痛，数天或数周后出现复视，并可有第Ⅲ、Ⅳ、Ⅵ脑神经受累表现，间隔数月数年后复发，需行血管造影以排除颈内动脉瘤。皮质类固醇治疗有效。

4. 颅内占位所致头痛

占位早期，头痛可为间断性或晨起为重，但随着病情的发展，多成为持续性头痛，进行性加重，可出现颅内高压的症状与体征，如头痛、恶心、呕吐、视盘水肿，并可出现局灶症状与体征，如精神改变。偏瘫、失语、偏身感觉障碍、抽搐、偏盲、共济失调、眼球震颤等，典型者鉴别不难。但需注意，也有表现为十几年的偏头痛，最后被确诊为巨大血管瘤者。

四、防治

（一）一般原则

偏头痛的治疗策略包括两个方面：对症治疗及预防性治疗。对症治疗的目的在于消除、抑制或减轻疼痛及伴随症状。预防性治疗用来减少头痛发作的频度及减轻头痛严重性。对偏头痛患者是单用对症治疗还是同时采取对症治疗及预防性治疗，要具体分析。一般说来，如果头痛发作频度较小，疼痛程度较轻，持续时间较短，可考虑单纯选用对症治疗。如果头痛发作频度较大，疼痛程度较重，持续时间较长，对工作、学习、生活影响较明显，则在给予对症治疗的同时，给予适当的预防性治疗。总之，既要考虑到疼痛对患者的影响，又要考虑到药物不良反应对患者的影响，有时还要参考患者个人的意见。Saper 的建议是每周发作 2 次以下者单独给予药物性对症治疗，而发作频繁者应给予预防性治疗。

不论是对症治疗还是预防性治疗均包括两个方面，即药物干预及非药物干预。

非药物干预方面，强调患者自助。嘱患者详细记录前驱症状、头痛发作与持续时间及伴随症状，找出头痛诱发及缓解的因素，并尽可能避免。如避免某些食物，保持规律的作息时间、规律饮食。不论是在工作日，还是周末抑或假期，坚持这些方案对于减轻头痛发作非常重要，接受这些建议对 30% 患者有帮助。另有人倡导有规律的锻炼，如长跑等，可能有效地减少头痛发作。认知和行为治疗，如生物反馈治疗等，已被证明有效，另有患者于头痛时进行痛点压迫，于凉爽、安静、暗淡的环境中独处，或以冰块冷敷均有一定效果。

（二）药物对症治疗

偏头痛对症治疗可选用非特异性药物治疗，包括简单的止痛药，非甾体类消炎药及麻醉剂。对于轻、中度头痛，简单的镇痛药及非甾体类消炎药常可缓解头痛的发作。常用的药物有脑清片、对乙酰氨基酚、阿司匹林、萘普生、吲哚美辛、布洛芬、罗通定等。麻醉药的应用是严格限制的，Saper 提议主要用于严重发作，其他治疗不能缓解，或对偏头痛特异性治疗有禁忌或不能忍受的情况下应用。偏头痛特异性 5-HT 受体拮抗剂主要用于中、重度偏头痛。偏头痛特异性 5-HT 受体拮抗剂结合简单的止痛剂，大多数头痛可得到有效的治疗。

5-HT 受体拮抗剂治疗偏头痛的疗效是肯定的。麦角胺咖啡因既能抑制去甲肾上腺素的再摄取，又

能拮抗其与 β-肾上腺素受体的结合，于先兆期或头痛开始后服用 1 片，常可使头痛发作终止或减轻。如效不显，于数小时后加服 1 片，每日不超过 4 片，每周用量不超过 10 片。该药缺点是不良反应较多，并且有成瘾性，有时剂量会越来越大。常见不良反应为消化道症状、心血管症状，如恶心、呕吐、胸闷、气短等。孕妇、心肌缺血、高血压、肝肾疾病等忌用。

麦角碱衍生物酒石酸麦角胺，Sumatriptan 和二氢麦角胺为偏头痛特异性药物，均为 5-HT 受体拮抗剂。这些药物作用于中枢神经系统和三叉神经中受体介导的神经通路，通过阻断神经源性炎症而起到抗偏头痛作用。

酒石酸麦角胺主要用于中、重度偏头痛，特别是当简单的镇痛治疗效果不足或不能耐受时。其有多项作用：既是 $5-HT_1A$、$5-HT_1B$、$5-HT_1D$ 和 $5-HT_1F$ 受体拮抗剂，又是 α-肾上腺素受体拮抗剂，通过刺激动脉平滑肌细胞 5-HT 受体而产生血管收缩作用；它可收缩静脉容量性血管、抑制交感神经末端去甲肾上腺素再摄取。作为 $5-HT_1$ 受体拮抗剂，它可抑制三叉神经血管系统神经源性炎症，其抗偏头痛活性中最基础的机制可能在此，而非其血管收缩作用。其对中枢神经递质的作用对缓解偏头痛发作亦是重要的。给药途径有口服、舌下及直肠给药。生物利用度与给药途径关系密切。口服及舌下含化吸收不稳定，直肠给药起效快，吸收可靠。为了减少过多应用导致麦角胺依赖性或反跳性头痛，一般每周应用不超过 2 次，应避免大剂量连续用药。

Saper 总结酒石酸麦角胺在下列情况下慎用或禁用：年龄 55 ~ 60 岁（相对禁忌）；妊娠或哺乳；心动过缓（中至重度）；心室疾病（中至重度）；胶原-肌肉病；心肌炎；冠心病，包括血管痉挛性心绞痛；高血压（中至重度）；肝、肾损害（中至重度）；感染或高热/败血症；消化性溃疡性疾病；周围血管病；严重瘙痒。另外，该药可加重偏头痛造成的恶心、呕吐。

sumatriptan 亦适用于中、重度偏头痛发作。作用于神经血管系统和中枢神经系统，通过抑制或减轻神经源性炎症而发挥作用。曾有人称 sumatriptan 为偏头痛治疗的里程碑。皮下用药 2 h，约 80% 的急性偏头痛有效。尽管 24 ~ 48 h 内 40% 的患者重新出现头痛，这时给予第 2 剂仍可达到同样的有效率。口服制剂的疗效稍低于皮下给药，起效亦稍慢，通常在 4 h 内起效。皮下用药后 4 h 给予口吸制剂不能预防再出现头痛，但对皮下用药后 24 h 内出现的头痛有效。

sumatriptan 具有良好的耐受性，其不良反应通常较轻和短暂，持续时间常在 45 min 以内。包括注射部位的疼痛、耳鸣、面红、烧灼感、热感、头昏、体重增加、颈痛及发音困难。少数患者于首剂时出现非心源性胸部压迫感，仅有很少患者于后续用药时再出现这些症状。罕见引起与其相关的心肌缺血。

Saper 总结应用 sumatriptan 注意事项及禁忌证为：年龄超过 55 ~ 60 岁（相对禁忌证）；妊娠或哺乳；缺血性心肌病（心绞痛、心肌梗死病史、记录到的无症状性缺血）；不稳定型心绞痛；高血压（未控制）；基底型或偏瘫型偏头痛；未识别的冠心病（绝经期妇女，男性 >40 岁，心脏病危险因素如高血压、高脂血症、肥胖、糖尿病、严重吸烟及强阳性家族史）；肝肾功能损害（重度）；同时应用单胺氧化酶抑制剂或单胺氧化酶抑制剂治疗终止后 2 周内；同时应用含麦角胺或麦角类制剂（24 h 内），首次剂量可能需要在医生监护下应用。

酒石酸二氢麦角胺的效果超过酒石酸麦角胺。大多数患者起效迅速，在中、重度发作特别有用，也可用于难治性偏头痛。与酒石酸麦角胺有共同的机制，但其动脉血管收缩作用较弱，有选择性收缩静脉血管的特性，可静脉注射、肌内注射及鼻腔吸入。静脉注射途径给药起效迅速。肌内注射生物利用度达 100%。鼻腔吸入的绝对生物利用度 40%，应用酒石酸二氢麦角胺后再出现头痛的频率较其他现有的抗偏头痛剂小，这可能与其半衰期长有关。

酒石酸二氢麦角胺较酒石酸麦角胺具有较好的耐受性、恶心和呕吐的发生率及程度非常低，静脉注射最高，肌内注射及鼻吸入给药低。极少成瘾和引起反跳性头痛。通常的不良反应包括胸痛、轻度肌痛、短暂的血压上升。不应给予有血管痉挛反应倾向的患者，包括已知的周围性动脉疾病，冠状动脉疾病（特别是不稳定性心绞痛或血管痉挛性心绞痛）或未控制的高血压。注意事项和禁忌证同酒石酸麦角胺。

（三）药物预防性治疗

偏头痛的预防性治疗应个体化，特别是剂量的个体化。可根据患者体重，一般身体情况、既往用药体验等选择初始剂量，逐渐加量，如无明显不良反应，可连续用药 2 ～ 3 d，无效时再接用其他药物。

1. 抗组织胺药物

苯噻啶为一有效的偏头痛预防性药物。可每日2次，每次0.5 mg起，逐渐加量，一般可增加至每日3次，每次 1.0 mg，最大量不超过 6 mg/d。不良反应为嗜睡、头昏、体重增加等。

2. 钙通道拮抗剂

氟桂利嗪，每晚 1 次，每次 5 ～ 10 mg，不良反应有嗜睡、锥体外系反应、体重增加、抑郁等。

3. β－受体阻滞剂

普萘洛尔，开始剂量 3 次／天，10 mg/ 次，逐渐增加至 60 mg/d，也有介绍 120 mg/d，心率 <60 次／分钟者停用。哮喘、严重房室传导阻滞者禁用。

4. 抗抑郁剂

阿米替林每日 3 次，25 mg/ 次，逐渐加量。可有嗜睡等不良反应，加量后不良反应明显。氟西汀（我国商品名百优解）20 mg/ 片，每晨 1 片，饭后服，该药初始剂量及有效剂量相同，服用方便，不良反应有睡眠障碍、胃肠道症状等，常较轻。

5. 其他

非甾体类消炎药，如萘普生；抗惊厥药，如卡马西平、丙戊酸钠等，舒必剂、硫必利；中医中药（辨证施治、辨经施治、成方加减、中成药）等皆可试用。

（四）关于特殊类型偏头痛

与偏头痛相关的先兆是否需要治疗及如何治疗，目前尚无定论。通常先兆为自限性的、短暂的，大多数患者于治疗尚未发挥作用时可自行缓解。如果患者经历复发性、严重的、明显的先兆，考虑舌下含化尼非地平，但头痛有可能加重，且疗效亦不肯定。给予 sumatriptan 及酒石酸麦角胺的疗效亦尚处观察之中。

（五）关于难治性、严重偏头痛性头痛

这类头痛主要涉及偏头痛持续状态，头痛常不能为一般的门诊治疗所缓解。患者除持续的进展性头痛外尚有一系列生理及情感症状，如恶心、呕吐、腹泻、脱水、抑郁、绝望，甚至自杀倾向。用药过度及反跳性依赖、戒断症状常促发这些障碍。这类患者常需收入急症室观察或住院，以纠正患者存在的生理障碍，如脱水等；排除伴随偏头痛出现的严重的神经内科或内科疾病；治疗纠正药物依赖；预防患者于家中自杀等。应注意患者的生命体征，可做心电图检查。药物可选用酒石酸二氢麦角胺、sumatriptan、鸦片类及止吐药，必要时亦可谨慎给予氯丙嗪等。可选用非肠道途径给药，如静脉或肌内注射给药。一旦发作控制，可逐渐加入预防性药物治疗。

（六）关于妊娠妇女的治疗

Schulman 建议给予地美罗注射剂或片剂，并应限制剂量。还可应用泼尼松，其不易穿过胎盘，在妊娠早期不损害胎儿，但不宜应用太频。如欲怀孕，最好尽最大可能不用预防性药物并避免应用麦角类制剂。

（七）关于儿童偏头痛

儿童偏头痛用药的选择与成人有很多重叠，如止痛药物、钙离子通道拮抗剂、抗组织胺药物等，但也有人质疑酒石酸麦角胺药物的疗效。如能确诊，重要的是对儿童及其家长进行安慰，使其对本病有一个全面的认识，以缓解由此带来的焦虑，对治疗当属有益。

五、护理

（一）护理评估

1. 健康史

（1）了解头痛的部位、性质和程度：询问是全头疼还是局部头疼；是搏动性头疼还是胀痛、钻痛；是轻微痛、剧烈痛还是无法忍受的疼痛。偏头疼常描述为双侧颞部的搏动性疼痛。

（2）头疼的规律：询问头疼发病的急缓，是持续性还是发作性，起始与持续时间，发作频率，激发或缓解的因素，与季节、气候、体位、饮食、情绪、睡眠、疲劳等的关系。

（3）有无先兆及伴发症状：如头晕、恶心、呕吐、面色苍白、潮红、视物不清、闪光、畏光、复视、耳鸣、失语、偏瘫、嗜睡、发热、晕厥等。典型偏头疼发作常有视觉先兆和伴有恶心、呕吐、畏光。

（4）既往史与心理社会状况：询问患者的情绪、睡眠、职业情况以及服药史，了解头疼对日常生活、工作和社交的影响，患者是否因长期反复头疼而出现恐惧、忧郁或焦虑心理。大部分偏头疼患者有家族史。

2. 身体状况

检查意识是否清楚，瞳孔是否等大等圆、对光反射是否灵敏；体温、脉搏、呼吸、血压是否正常；面部表情是否痛苦，精神状态怎样；眼睑是否下垂、有无脑膜刺激征。

3. 主要护理问题及相关因素

（1）偏头疼：与发作性神经血管功能障碍有关。

（2）焦虑：与偏头疼长期、反复发作有关。

（3）睡眠形态紊乱：与头疼长期反复发作和（或）焦虑等情绪改变有关。

（二）护理措施

1. 避免诱因

告知患者可能诱发或加重头疼的因素，如情绪紧张、进食某些食物、饮酒、月经来潮、用力性动作等；保持环境安静、舒适、光线柔和。

2. 指导减轻头疼的方法

如指导患者缓慢深呼吸，听音乐、练气功、生物反馈治疗，引导式想象，冷、热敷以及理疗、按摩、指压止痛法等。

3. 用药护理

告知止痛药物的作用与不良反应，让患者了解药物依赖性或成瘾性的特点，如大量使用止痛剂，滥用麦角胺咖啡因可致药物依赖。指导患者遵医嘱正确服药。

第三节　面神经炎的护理

面神经炎又称 Bell 麻痹，系面神经在茎乳孔以上面神经管内段的急性非化脓性炎症。

一、病因

病因不明，一般认为面部受冷风吹袭、病毒感染、自主神经功能紊乱造成面神经的营养微血管痉挛，引起局部组织缺血、缺氧所致。近年来也有认为可能是一种免疫反应。膝状神经节综合征则系带状疱疹病毒感染，使膝状神经节及面神经发生炎症所致。

二、临床表现

无年龄和性别差异，多为单侧，偶见双侧，多为格林－巴利综合征。发病与季节无关，通常急性起病，数小时至 3 d 达到高峰。病前 1 ~ 3 d 患侧乳突区可有疼痛。同侧额纹消失，眼裂增大，闭眼时，眼睑闭合不全，眼球向外上方转动并露出白色巩膜，称 Bell 现象。病侧鼻唇沟变浅，口角下垂。不能作噘嘴和吹口哨动作，鼓腮时病侧口角漏气，食物常滞留于齿颊之间。

若病变波及鼓索神经，尚可有同侧舌前 2/3 味觉减退或消失。镫骨肌支以上部位受累时，出现同侧听觉过敏。膝状神经节受累时除面瘫、味觉障碍和听觉过敏外，还有同侧唾液、泪腺分泌障碍，耳内及耳后疼痛，外耳道及耳郭部位带状疱疹，称膝状神经节综合征。一般预后良好，通常于起病 1 ~ 2 周后开始恢复，2 ~ 3 个月内痊愈。发病时伴有乳突疼痛、老年、患有糖尿病和动脉硬化者预后差。可遗有面肌痉挛或面肌抽搐。可根据肌电图检查及面神经传导功能测定判断面神经受损的程度和预后。

三、诊断与鉴别诊断

根据急性起病的周围性面瘫即可诊断。但需与以下疾病鉴别。

格林－巴利综合征：可有周围面瘫，多为双侧性，并伴有对称性肢体瘫痪和脑脊液蛋白－细胞分离。

中耳炎迷路炎乳突炎等并发的耳源性面神经麻痹，以及腮腺炎肿瘤下颌化脓性淋巴结炎等所致者多有原发病的特殊症状及病史。

颅后窝肿瘤或脑膜炎引起的周围性面瘫：起病较慢，且有原发病及其他脑神经受损表现。

四、治疗

（一）急性期治疗

以改善局部血液循环，消除面神经的炎症和水肿为主。如系带状疱疹所致的 Hunt 综合征，可口服阿昔洛韦 5 mg/（kg·d），每日 3 次，连服 7 ~ 10 d。①皮质类固醇激素：泼尼松（20 ~ 30 mg）每日 1 次，口服，连续 7 ~ 10 d。②改善微循环，减轻水肿：706 羧甲淀粉（羟乙基淀粉）或低分子右旋糖酐 250 ~ 500 mL，静脉滴注每日 1 次，连续 7 ~ 10 d，亦可加用脱水利尿药。③神经营养代谢药物的应用：维生素 B_1 50 ~ 100 mg，维生素 B_{12} 500 μg，胞磷胆碱 250 mg，辅酶 Q_{10} 5 ~ 10 mg 等，肌内注射，每日 1 次。④理疗：茎乳孔附近超短波透热疗法，红外线照射。

（二）恢复期治疗

以促进神经功能恢复为主。①口服维生素 B_1、维生素 B_{12} 各 1 至 2 片，每日 3 次；地巴唑 10 ~ 20 mg，每日 3 次。亦可用加兰他敏 2.5 ~ 5 mg，肌内注射，每日 1 次。②中药，针灸，理疗。③采用眼罩，滴眼药水，涂眼药膏等方法保护暴露的角膜。④病后 2 年仍不恢复者，可考虑行神经移植治疗。

五、护理

（一）一般护理

（1）病后两周内应注意休息，减少外出。

（2）本病一般预后良好，约 80% 患者可在 3 ~ 6 周内痊愈，因此应向患者说明病情，使其积极配合治疗，解除心理压力，尤其年轻患者，应保持健康心态。

（3）给予易消化、高热能的半流饮食，保证机体足够营养代谢，增加身体抵抗力。

（二）观察要点

面神经炎是神经科常见病之一，在护理观察中主要注意以下两方面的鉴别。

1. 分清面瘫属中枢性还是周围性瘫痪

中枢性面瘫系由对侧皮质延髓束受损引起的，故只产生对侧下部面肌瘫痪，表现为鼻唇沟浅、口角下坠、露齿、鼓腮、吹口哨时出现肌肉瘫痪，而皱额、闭眼仍正常或稍差。哭笑等情感运动时，面肌仍能收缩。周围性面瘫所有表情肌均瘫痪，不论随意或情感活动，肌肉均无收缩。

2. 正确判断患病一侧

面肌挛缩时病侧鼻唇沟加深，眼裂缩小，易误认健侧为病侧。如让患者露齿时可见挛缩侧面肌不收缩，而健侧面肌收缩正常。

（三）保护暴露的角膜及防止结膜炎

由于患者不能闭眼，因此必须注意眼的清洁卫生。①外出必须戴眼罩，避免尘沙进入眼内；②每日抗生素眼药水滴眼，入睡前用眼药膏，以防止角膜炎或暴露性角结膜炎；③擦拭眼泪的正确方法是向上，以防止加重外翻；④注意用眼卫生，养成良好习惯，不能用脏手、脏手帕擦泪。

（四）保持口腔清洁防止牙周炎

由于患侧面肌瘫痪，进食时食物残渣常停留于患侧颊齿间，故应注意口腔卫生。①经常漱口，必要时使用消毒漱口液；②正确使用刷牙方法，应采用“短横法或竖转动法”两种方法，以去除菌斑及食物残片；③牙齿的邻面与间隙容易堆积菌斑而发生牙周炎，可用牙线紧贴牙齿颈部，然后在邻面作上下移动，每个牙齿 4 ~ 6 次，直至刮净；④牙龈乳头萎缩和齿间空隙大的情况下可用牙签沿着牙龈的形态线平行插入，不宜垂直插入，以免影响美观和功能。

（五）家庭护理

1. 注意面部保暖

夏天避免在窗下睡觉，冬天迎风乘车要戴口罩，在野外作业时注意面部及耳后的保护。耳后及病侧面部给予温热敷。

2. 平时加强身体锻炼

增强抗风寒侵袭的能力，积极治疗其他炎性疾病。

3. 瘫痪面肌锻炼

因面肌瘫痪后常松弛无力，患者自己可对着镜用手掌贴于瘫痪的面肌上做环形按摩，每日 3 ~ 4 次，每次 15 min，以促进血液循环，并可减轻患者面肌受健侧的过度牵拉。当神经功能开始恢复时，鼓励患者练习病侧的各单个面肌的随意运动，以促进瘫痪肌的早日康复。

第七章

内分泌疾病的护理

第一节　甲状腺功能亢进症患者的护理

一、概述

甲状腺功能亢进症（hyperthyroidism，简称甲亢）系由多种病因引起的甲状腺功能增强，甲状腺激素（TH）分泌过多所致的临床综合征。甲亢是一种常见病、多发病，按病因分为甲状腺性及垂体性，其中最常见的是弥漫性甲状腺肿伴甲亢（Graves disease，GD），约占全部甲亢的 90%。

二、病因及流行病学

引起甲状腺功能亢进症的病因：Graves 病、多结节性甲状腺肿伴甲亢（毒性多结节性甲状腺肿）、甲状腺自主性高功能腺瘤、碘甲亢、垂体性甲亢、绒毛膜促性腺激素（hCG）相关性甲亢。其中以 Graves 病最为常见，占所有甲亢的 90% 左右。Graves 病的发病率约为 0.5%，可发生于任何年龄，但常见于 20 ~ 50 岁人群。女性易发生在青春期、妊娠期、更年期；男性多发生在青壮年，常伴有突眼。女性与男性之比为（5 ~ 10）：1，女性患病率达 2%，且有逐年增高的趋势。

三、发病机制及病理

（一）发病机制

1. 遗传因素

本病病例发生的家庭聚集现象非常明显，与其同卵双胞间的关系显著一致。本病发生与人白细胞抗原（HLA 抗原）显著相关，在不同人种的患者中，检测出 HLA 抗原的频率不同。遗传易患性方面，除 HLA 基因外，还有非 HLA 基因。

2. 环境因素

环境因素（应激、感染、创伤、性腺激素）作为一种诱因作用于患者的免疫系统，使血中的肾上腺皮质激素急剧升高，改变 TS 或 TH 淋巴细胞的功能，增强免疫反应，加重甲亢的临床表现。其中精神刺激作用尤甚，强烈的、突发的精神刺激常常诱发甲亢发病。

3. 自身免疫反应

（1）体液免疫：GD 患者血清中可检出甲状腺过氧化物酶抗体、抗甲状球蛋白抗体、TSH 受体抗体等多种甲状腺相关抗体。自身免疫性甲状腺病的特点也表现为甲状腺或残余的甲状腺床内有淋巴细胞浸润。

（2）细胞免疫：GD 患者存在 T 细胞亚群紊乱。

①外周血液中淋巴细胞绝对值和百分比增高。

②淋巴组织增生。

③肿大的甲状腺和眼球后组织有大量的淋巴细胞和浆细胞浸润，甲状腺局部有大量合成分泌甲状腺受体抗体的淋巴细胞浸润和积聚，同时 GD 患者甲状腺静脉血中甲状腺受体抗体活性较外周静脉血高。

（二）病理

1. 甲状腺肿大

甲状腺多呈不同程度的对称性蝶形、弥漫性肿大，质地柔软，血管丰富，充血扩张。滤泡间有淋巴样组织增生，可形成淋巴小结或出现淋巴组织生发中心。

2. 胫前黏液性水肿

较少见，光镜下见皮肤组织有黏液蛋白样透明质酸沉积，电镜下可见大量微纤维伴糖蛋白及酸性糖胺聚糖沉积。

3. 突眼

球后组织常有淋巴细胞、脂肪细胞、浆细胞浸润，纤维组织增多，眼肌水肿增大，黏多糖沉积和透明质酸增多，纤维纹理模糊、透明性变、断裂与破坏。

四、诊断要点

（一）临床表现

（1）T_3、T_4 分泌增多综合征：患者表现为代谢增高、神经，精神兴奋性增加，多系统器官功能亢进和受损。

（2）甲状腺肿大。

（3）眼征：分浸润性突眼和非浸润性突眼。

（二）实验室检查

1. 甲状腺功能检查

T_3、T_4 升高，TSH 下降。

2. 甲状腺摄 ^{131}I 率

增高，高峰前移。

五、治疗

1. 一般治疗

保持情绪稳定，合理休息和营养。

2. 抗甲状腺药物治疗

（1）适应证：症状轻、甲状腺肿较轻的患者；年龄 20 岁以下；孕妇、年老体弱者；合并有严重心、肝、肾等疾病不宜选择手术治疗的患者；术前准备和术后复发的辅助治疗。

（2）常用药物：硫脲类有丙硫氧嘧啶（PTU）、甲硫氧嘧啶（MTU）；咪唑类有甲巯咪唑（MM）、卡比马唑（CMZ）。其机制为抑制合成甲状腺素。

3. 手术治疗

适用于甲状腺较大、长期口服药治疗无效、停药后易复发、对抗甲状腺药物有严重不良反应、不愿长期服药而盼望迅速控制病情者，以及结节性甲状腺肿、怀疑恶变者等。

4. 放射性碘治疗

适用于中度GD患者；年龄30岁以上患者；老年患者；不能用药物或手术治疗或治愈后易复发的患者。

六、主要护理问题

1. 营养失调：低于机体需要量

与基础代谢率高、吸收差有关。

2. 活动无耐力

与基础代谢率增高、蛋白质代谢呈负氮平衡有关。

3. 自我形象紊乱

与甲状腺肿大、突眼有关。

4. 焦虑

与缺乏本病知识及甲亢所致神经系统兴奋有关。

5. 潜在并发症

甲亢危象。

七、护理目标

（1）患者症状逐渐缓解，病情得到控制。

（2）患者了解疾病相关知识，积极配合治疗。

（3）心理状况稳定。

八、护理措施

（一）饮食和活动

1. 饮食

给予高热量、高蛋白、高维生素、低碘的饮食。腹泻者限制含纤维高的食物，并注意补充液体。忌饮酒、咖啡、浓茶，以减少食物对患者的不良刺激。

2. 活动

在病情允许的范围内适当活动，注意避免劳累，病情重者严格卧床休息。

（二）病情观察

（1）患者的生命体征、神志、体重、精神状态、饮食、睡眠、活动能力、大小便及出入量。

（2）甲状腺肿大的程度，有无压迫症状。

（3）突眼的程度和症状，是否存在视力下降等隐患。

（三）症状护理

1. 高代谢症状的护理

甲亢患者由于 T_3、T_4 分泌增多，往往存在怕热、多汗、易饥多食、消瘦、乏力、脉速、紧张兴奋、多言易怒等症状。护理上要做到：

（1）提供安静、整洁，安全、通风良好的环境，维持适当的温度和湿度，避免强光照射，减少陪伴探视，使患者感觉凉爽舒适。

（2）进食清淡易消化饮食，保证水分摄入，忌饮酒、咖啡、浓茶等兴奋性饮料。

（3）在病情允许的情况下适当活动，但要避免劳累，病情重者卧床休息，必要时予以吸氧。

（4）皮肤潮湿多汗者，勤换内衣，勤洗澡，保持皮肤清洁、干爽。

（5）腹泻者减少饮食中纤维素的摄入，适当增加饮水，注意保护肛周皮肤，避免肛周皮损。

（6）医务人员和家属要耐心对待患者，注意自己的语言和行为，避免对患者形成不良刺激。

（7）保证患者有足够睡眠，必要时遵医嘱使用辅助睡眠的药物。过度兴奋者做好安全护理。

2. 甲状腺肿大的护理

甲亢患者甲状腺多呈不同程度的对称性蝶形、弥漫性肿大，肿大的甲状腺质软，扪及震颤或血管杂音是诊断甲亢的重要体征。甲状腺肿大程度与甲亢轻重无明显关系，但易给患者尤其是女性患者造成心理负担。护理上要注意：

（1）向患者讲解疾病相关知识，使其对疾病有正确的认识。

（2）指导患者穿宽松高领衫可以适当修饰颈部和避免甲状腺受压。

（3）体检时避免用力触诊甲状腺。

（4）告知患者如果出现吞咽困难、局部疼痛等压迫症状应及时告诉医护人员。

（四）与治疗相关的护理

1. 用药的护理

（1）指导患者正确按疗程足量服药：抗甲状腺药物治疗分为初始期、减量期和维持期 3 个阶段。

所以护士应熟知药物的作用及不良反应，要向患者讲清疗程和用法，讲清随意停药和减量的危害，嘱患者用药期间勿私自变更药物剂量或停药，指导和鼓励患者正规服药。

（2）甲状腺药物一般不良反应发生率约5%，包括荨麻疹及其他皮疹子，皮肤瘙痒、关节痛或关节炎、发热、消化道不适、口腔异味等。症状轻者无须停药，减少剂量或抗组胺药物等药物对症治疗，不能缓解者应更换药物。

甲状腺药物严重并发症发生率0.3%包括粒细胞缺乏症、中毒性肝炎、血管炎等可直接威胁到患者的生命，必须立即停药。粒细胞缺乏：为致命性，多在初治2个月及复治1个月内发生，该期内需每周复查WBC。高热、咽痛时要警惕粒细胞缺乏。停药指征：WBC $< 3.0 \times 10^9$/L，粒细胞 $< 1.5 \times 10^9$/L。

（3）协助医生取血复查甲状腺功能、血常规和肝肾功能，并注意追查结果。

（4）其他服用β受体阻滞剂，如美托洛尔、普萘洛尔要监测患者的脉搏。

2. 手术治疗的护理

（1）术前护理：①协助完善术前检查；②指导患者体位训练；③心理护理减轻焦虑。

（2）术后护理：①体位：半卧位或头高卧位；②饮食：清淡易消化饮食；③观察并发症：局部出血、神经损伤等；④复查甲状腺功能：术后甲减的发生主要依赖甲状腺切除的程度。术后可给甲状腺激素治疗，防止甲状腺肿复发。

3. 放射性碘治疗的护理

甲状腺细胞具有很强的吸收和浓缩碘化物的能力，口服一定量的 ^{131}I 被甲状腺大量吸收进入甲状腺组织，其放射出的有效射程仅0.5～2.0 mm的β射线选择性地破坏甲状腺腺泡上皮而不影响邻近组织，被破坏后的腺体逐渐坏死，被无功能的结缔组织代替，使甲状腺的分泌功能降低，甲亢得以治愈。由于该疗法效果明显，疗程短，受到患者青睐。但并非所有甲亢都适用本疗法，护理上应注意：

（1）向患者讲明年龄小于25岁者，妊娠、哺乳期妇女，肝功能差，活动性肺结核，白细胞 $< 3.0 \times 10^9$/L，粒细胞 $< 1.5 \times 10^9$/L，中度浸润性突眼者，甲状腺危象，以往用过大量碘剂而甲状腺不能摄碘者禁用本疗法。

（2）向患者讲明虽然本疗法效果好，但少数患者仍可能发生甲亢未控制或发生甲减及其他不良反应。

（3）服药后要妥善处理患者的分泌物，以免污染环境。

（4）服药后注意监测患者甲状腺功能、肝肾功能、血常规等。

（五）心理护理

（1）评估患者心理状态并给予必要的关心，消除患者的自卑心理。

（2）动员患者的社会支持系统。

（六）出院指导

1. 甲亢一般知识宣教教育

患者有关甲亢的临床表现、诊断性试验、治疗、饮食原则和要求以及眼睛的防护方法。

2. 用药指导

强调抗甲状腺药物长期服用的重要性，服用抗甲状腺药物者应注意复查甲状腺功能、血常规和肝肾功能。

3. 自我监测

每日清晨卧床时自测脉搏，定期测量体重，脉搏减慢、体重增加是治疗有效的重要标志。

4. 预防并发症

上衣宜宽松，严禁用手挤压甲状腺以免甲状腺受压后甲状腺激素分泌增多，加重病情。出现高热、恶心、呕吐、大汗淋漓、腹痛、腹泻、体重锐减、突眼加重等甲亢危象应及时就诊。

5. 门诊随访

初次治疗4周应复查血 T_3 与 T_4 水平，并据此调整药物。此后1～2个月门诊随访做甲状腺功能测定。当患者临床症状改善、甲状腺功能恢复正常后，逐渐药物减量维持1年至1年半后，如果患者血TSH

一直维持在正常水平可考虑停药。

九、甲亢并发症的处理及护理

（一）甲状腺危象

甲状腺危象简称甲亢危象，是甲亢未能及时有效地得到控制的患者，甲状腺毒症极度增重、危及患者生命的严重并发症。本病病死率高。一般占住院甲亢患者总数的1% ~ 2%。本病女性高于男性，可发生于任何年龄阶段的人群，儿童少见。

1. 诱因

（1）感染：以急性呼吸道感染最为常见。

（2）应激：精神极度紧张、过度劳累、高温、饥饿、过敏、心绞痛、低血糖、心力衰竭、高钙血症、肺栓塞、脑血管意外、分娩、妊娠等，均可导致甲状腺突然释放大量的甲状腺激素进入血中，导致甲亢危象。

（3）外科手术：产钳引产、拔牙等小手术也可引起甲亢危象发生，特别是甲亢术前准备不充分的次全切手术。

（4）不适当停用碘剂药物：突然停用碘剂，原有的甲亢表现可迅速加重。

（5）放射性 ^{131}I 治疗：重症甲亢 ^{131}I 放疗中 5% ~ 10% 患者可有甲亢加重，少数出现危象。

（6）其他：如过度挤压甲状腺、重症甲亢病例等。

2. 发病机制

甲状腺危象发病机制未完全阐明，较多学者认为可能与下列因素有关。

（1）单位时间内甲状腺素入血过多：甲亢患者服用大量甲状腺激素；过度挤压甲状腺、甲状腺手术、不适当停用碘剂以及放射性碘治疗后，患者血中的甲状腺激素升高。

（2）肾上腺皮质功能减退：甲亢患者肾上腺皮质储备功能不足，一旦发生甲亢危象易致功能衰竭。甲状腺危象中不少因素和某些症状与肾上腺皮质危象相似。

3. 诊断要点

（1）原有甲亢病史，且未得到及时有效的控制。

（2）临床表现：

①体温升高：体温急骤升高，常在39℃以上，伴大汗淋漓、皮肤潮红。高热是甲亢危象的特征表象，是与重症甲亢的重要鉴别点。

②中枢神经系统：精神变态、焦虑、震颤、极度烦躁不安、谵妄、嗜睡，甚至昏迷。

③循环系统：心动过速，常达120次/分以上，与体温升高不成比例，可出现心律失常。

④消化系统：食欲极差、恶心、呕吐频繁、腹痛、腹泻，伴大量出汗易导致严重脱水，不少患者可有肝功能异常。

⑤电解质紊乱：临床上，有很少患者的临床症状和体征不典型，突出特点是表情淡漠、嗜睡、木僵、反射降低、低热、明显乏力、心率慢、恶病质，最后昏迷，甚至死亡。

患者体温低于39℃和脉率在160次/分以下，多汗、烦躁、食欲减退、嗜睡、恶心以及大便次数增多等定位甲亢危象前期；而当患者体温超过39℃，脉率 > 160次/分，大汗淋漓、躁动、谵妄、昏睡或昏迷、呕吐或腹泻显著增多等症状时定位甲亢危象。

4. 治疗

（1）快速抑制 T_3、T_4 的合成和分泌：甲亢危象的治疗根本在于抑制甲状腺激素的合成和释放。因PTU有抑制 T_4 向 T_3 转化，故为首选。首剂600 mg，口服或由胃灌入，也可以用PTU 300 ~ 400 mg，每4 h 1次，必要时可直肠给药。症状控制后每日给用维持量（相当于PTU 300 ~ 600 mg/d，分次给药）。

（2）保护机体脏器，防止功能衰竭：发热患者，用退热剂或积极物理降温，如冰袋、电扇或空调等，必要时可人工冬眠。由于代谢明显增高，所以必须给氧治疗。因高热大量出汗或呕吐者易发生脱水及高钠状态，需及时补充水分及纠正电解质紊乱。有心力衰竭或肺充血者，应积极处理，用利尿剂和洋地黄制剂，对心房颤动、心率极度增快的患者，应当使用洋地黄制剂或钙离子通道阻滞剂。

（3）阻止 TH 释放：服用抗甲状腺药物 1 ~ 2 h 后，加用碘化钾液，首剂 30 ~ 60 滴，以后 5 ~ 10 滴，每 8 h 1 次，口服或由胃管注入，或碘化钠 0.5 ~ 1.0 g 加入 5% 葡萄糖盐水 500 mL 中，缓慢静脉滴注 12 ~ 24 h。病情好转后逐渐减量，危象消除即可停用。

（4）降低周围组织对甲状腺激素的反应：抗交感神经药物可减轻周围组织对儿茶酚胺作用，常用的肾上腺素阻滞药为普萘洛尔，若无心功能不全时，40 ~ 80 mg，每 6 ~ 8 h 口服 1 次或静脉缓慢注入 2 mg，能持续作用几小时，可重复使用。同时观察心率、血压变化，视病情好转后逐渐减量，危象消除即可改用常规剂量。

（5）拮抗应激：可用氢化可的松 100 mg 或相应剂量的地塞米松加入 5% 葡萄糖液中静脉滴入，每天可用 2 ~ 3 次，危象解除后可停用或改用泼尼松小剂量口服，维持数日后停药。

（6）抗感染预防并发症：合理使用抗生素控制感染，预防并发症的发生。

（7）支持和对症治疗：

①吸氧：4 ~ 6 L/min。

②积极控制体温：可用冰袋，乙醇擦浴，必要时冷生理盐水保留灌肠。

③镇静药的使用：可选用地西泮（安定）10 mg 肌内注射或静脉缓注，或用巴比妥钠 0.1 g 肌内注射，必要时可行人工冬眠。

④纠正水电解质紊乱：补液，一般补 5% 葡萄糖盐水，24 h 可输入 2 000 ~ 3 000 mL，根据血钾、尿量合理补钾。

5. 护理

（1）病情观察

①甲亢患者甲亢症状加重，出现严重乏力、烦躁、发热（> 39℃）、多汗、心悸、心率达 120 次 / 分以上，伴食欲缺乏、恶心、腹泻等，应警惕发生甲亢危象。

②密切观察生命体征和意识状态并记录。如发现谵妄、昏迷、躁动者，及时通知医生，及时抢救。

③准确记录出入量。

（2）保证病室环境安静，患者绝对卧床休息，病室应备深色窗帘，避免一切不良刺激。

（3）积极抢救：严格按规定的时间和剂量给予抢救药物，并观察疗效。

（4）对症护理

①加强皮肤、口腔护理，定时翻身、预防压疮、肺炎的发生。

②高热者积极降温，可采取冰敷或乙醇擦浴。如采用人工冬眠者，应观察并记录降温效果。

③烦躁者做好安全护理。

④高流量吸氧，以保证血氧供应。

（5）生活护理

①给予足够的热量供给，选择高热量、高蛋白、高维生素的饮食，液体入量每日在 3 000 mL 以上。

②保持床铺、患者衣服干燥，及时更换潮湿衣服及床单。

（6）心理护理

①病情许可时，教育患者及家属，告知感染、严重精神刺激、创伤等是诱发甲亢危象的重要因素，应避免。

②指导患者进行自我心理调节，增强应对能力。家属、亲友要理解患者现状，多关心、爱护患者。

③向患者讲解成功病例，树立战胜疾病的信心，消除其紧张自卑的心理。

（二）甲状腺功能亢进性心脏病

甲状腺功能亢进性心脏病（简称甲心病）是指甲状腺功能亢进时，过量的 TH 通过对心脏的直接毒性作用或间接影响，引起心脏扩大、心力衰竭、心律失常和心绞痛等一系列心血管症状和体征的一种内分泌代谢紊乱性心脏病。

1. 诊断要点

（1）原有甲亢病史，且未得到及时有效的控制。

（2）临床表现：

①心脏扩大：多为轻、中度增大。X 线透视下可见扩大的心脏心搏快而有力。

②心律失常：可表现为多种形式，如心房颤动、心房扑动、频发房性期前收缩等，以心房颤动最为常见，占 50% ～ 70%。其特点常由频发房早发展到阵发心房颤动，最后发展到持续性心房颤动。心房颤动时心室率快，在 120 ～ 130 次 / 分以上。

③心力衰竭：甲亢发生心衰时，多以右心衰竭为主，也可发展为全心衰竭，但常四肢温暖，脉压差大。

2. 治疗

（1）积极治疗甲亢。

（2）心衰的治疗：使用小剂量的洋地黄，可多次使用，用短效剂型如毛花苷 C、毒毛花苷 K 等。

（3）控制心律失常：心房颤动、快速心室率未有效控制易诱发心衰。β 受体阻滞剂有较好的疗效，也可用钙拮抗剂治疗甲亢心房颤动。

3. 护理

（1）休息：休息是减轻心脏负荷的重要方法。

①休息的方式和时间根据患者心功能情况而定，心功能一级者应避免重体力活动；心功能二级者应充分休息，可行中体力活动，适当增加午睡时间及夜间睡眠时间；心功三级者以卧床休息为主，可下床行大小便等轻体力活动；心功能四级者应绝对卧床休息。

②对于长期卧床的患者应保持体位舒适，定时协助翻身，以避免压疮的发生。鼓励患者在床上做深呼吸及下肢被动性或主动性活动，以避免肺部感染、下肢静脉血栓形成及肌肉萎缩等并发症的发生。

③帮助患者合理安排作息时间，白天适当活动，避免精神紧张和注意力过度集中，保证夜间充足睡眠。

（2）吸氧：给予持续吸氧，保持管道通畅、清洁。

（3）饮食：

①少量多餐，清淡易消化。

②限制钠盐的摄入量。每日钠盐摄入量应在 5 g 以下（可口可乐饮料瓶盖计算，5 g 为半瓶盖）。其他含钠盐多的食物、饮料，如腌制食品、罐头、香肠、味精、啤酒、碳酸饮料等也应限制。

③监督患者的进食情况。

（4）用药的护理：

①使用利尿剂应准确记录出入量、定期测量体重、监测血电解质的变化。

②使用扩血管制剂时观察患者的血压，防止因血管扩张过度而致的低血压。

③使用洋地黄制剂时应嘱患者按时、按量服用，如有漏服，下一次不可补服，以免过量而中毒。护士给药前要先测患者的心率，若 < 60 次 / 分不能给药。注意询问患者有无主诉不适，发现洋地黄中毒的表现及时通知医生，协助处理。

④尽量避免静脉给药，如必须静脉给药，应限制液体的滴数及输液总量。

（5）心理护理。

①了解患者心理状态并给予关心，消除患者的紧张、焦虑、恐惧心理，关心体贴患者，给患者建立一个安全的治疗环境。

②与患者多交流，树立战胜疾病的信心。

（三）甲状腺眼病

甲状腺眼病是伴有甲状腺功能异常的浸润性和炎症性眼部疾病。主要发生于 Graves 患者中，也可发生于甲状腺功能正常者及原发性甲减和桥本甲状腺炎的患者。

1. 分类

（1）非浸润性突眼：占本病的大多数，一般为双眼突出，有时为单侧突出。患者多无自觉症状。

眼征包括：突眼，突眼度一般 < 18 mm（正常 < 16 mm）；瞬目减少；眼裂增大；双眼聚合能力欠佳；眼上看时前额皮肤无皱褶；眼下看时上端白色巩膜外露。这些眼征主要与甲亢时交感神经兴奋，眼外肌群和上睑肌群张力增高有关，甲亢控制后常自行恢复，预后良好。

（2）浸润性突眼：较少见，约占 Graves 病的 5%，男性多于女性，不少患者伴有轻度甲亢，也有相当多的甲状腺功能正常者，称 Graves 眼病。发病与甲亢自身免疫异常导致眼球后组织水肿有关。患者表现为凝视、眼内异物感、畏光、流泪、眼痛、眼球突出等。突眼度一般在 19 mm 以上，有时可高达 30 mm，两眼突度可不等，或仅有一侧突眼。严重突眼者因结膜、角膜外露引起充血、水肿、溃疡、眼球炎，以致失明。

2. 治疗

（1）一般治疗：高枕卧位，低盐饮食，适当使用利尿剂。水肿、充血者可使用糖皮质激素及抗生素眼液。异物感者滴甲基纤维素眼药水可减轻局部刺激症状。外出时可戴墨镜。眼睑闭合不全者可戴眼罩。

（2）糖皮质激素：一般用泼尼松，起始剂量要大，60 ~ 80 mg/d，连续 1 ~ 3 个月，见效后逐渐减量，不能骤停，疗程一般为 3 ~ 6 个月甚至以上。

（3）甲亢治疗不宜用 ^{131}I 放疗或手术治疗。

（4）上述治疗无效者可使用环孢素、血浆置换疗法。

（5）少数患者，由于角膜及结膜的严重暴露，可采用暂时性眼睑缝合术或框内减压手术。

（6）激光治疗对某些甲状腺眼病也有一定的效果。

3. 护理

（1）保护眼睛

①戴深色眼镜，减少光线和灰尘的刺激。

②睡前涂抗生素眼膏，眼睑不能闭合者覆盖纱布或眼罩，将角膜、结膜发生损伤、感染和溃疡的可能性降至最低限度。

③眼睛勿向上凝视，以免加剧眼球突出和诱发斜视。

④定期眼科角膜检查以防角膜溃疡造成失明。

（2）减轻眼部症状

① 0.5% 甲基纤维素或 0.5% 氢化可的松溶液滴眼。

②高枕卧位和限制钠盐摄入可减轻球后水肿，改善眼部症状。

③每日做眼球运动以锻炼眼肌，改善眼肌功能。

（3）减少不良刺激，合理安排生活。

①保持居室安静和轻松的气氛，限制访视，避免外来刺激。

②忌饮酒、咖啡、浓茶，以减少环境和食物中对患者的不良刺激。

（4）心理护理：取得患者家属及亲友的配合，安慰鼓励患者，消除不良情绪，提高对疾病认知水平。

十、预防

（1）甲亢的发生有明显的遗传倾向，注意监测甲亢患者的直系亲属，当其出现易饥、多食、消瘦等甲亢症状时，及时查甲状腺功能明确诊断。

（2）应激是甲亢重要的诱发因素，故应作息规律，情志稳定，避免劳累、情绪大起大落等应激情况发生。

十一、特别关注

（1）甲状腺危象的抢救与护理。

（2）甲状腺眼病的护理。

第二节 甲状腺功能减退症患者的护理

一、概述

甲状腺功能减退症简称甲减，是各种原因引起的甲状腺激素合成、分泌或生物效应不足所致的一组内分泌疾病。

二、病因及流行病学

本病病因较复杂，以原发于甲状腺本身疾病性甲减多见。普通人群的患病率 0.1% ~ 2.0%（女性较男性多见，男女比例大致为 1 ∶ 10），其患病率随着年龄的增加而增加。

三、发病机制及病理

（一）发病机制

1. 原发性甲减

甲状腺本身疾病所致，患者血清 TSH 均升高。主要见于：

（1）先天性甲状腺缺陷。

（2）甲状腺萎缩。

（3）弥漫性淋巴细胞性甲状腺炎。

（4）亚急性甲状腺炎。

（5）甲状腺破坏性治疗（放射性碘，手术）后如放射性 ^{131}I 核素治疗甲亢唯一的不良反应就是甲低、甲减。

（6）甲状腺激素合成障碍：先天性酶缺陷，缺碘或碘过量。

（7）药物、食物抑制：许多单价阴离子，如含 SCN^-、ClO_4^-、NO_3^- 的盐类、含硫氰基前提的食物均可抑制甲状腺摄碘，引起甲状腺肿和甲减。

（8）浸润性损害：淋巴性癌，淀粉样变性等。

2. 继发性甲减

患者血清 TSH 降低。主要见于垂体病、垂体瘤、孤立性 TSH 缺乏、下丘脑综合征、下丘脑肿瘤、孤立性 TRH 缺乏、炎症或产后垂体缺血性坏死等原因。

3. 周围性甲减

少见，为家庭遗传性疾病，外周靶组织摄取激素的功能良好，但细胞核内受体功能障碍或缺乏，故对甲状腺激素的生理效应减弱。

4. 促甲状腺激素或甲状腺激素不敏感综合征是由于甲状腺对 TSH 有抵抗而引起的一种甲状腺功能减退症。

（二）病理

1. 甲状腺

甲状腺萎缩；淋巴细胞和浆细胞浸润、纤维化。

2. 垂体

TSH 细胞增生（原发性甲减）；垂体萎缩（垂体性甲减）。

3. 其他组织

皮肤角化，真皮层有黏多糖沉积；黏液性水肿，浆膜腔积液；骨骼肌、平滑肌、心肌间质水肿，肌纤维肿胀断裂；肾小球和肾小管基膜增厚，系膜细胞增生；动脉粥样硬化。

四、诊断要点

（一）临床表现

甲减按起病年龄分 3 型：果小病或克汀病、幼年型甲减、成年型甲减。重者表现为黏液性水肿，昏迷者称为“黏液水肿性昏迷”。

1. 成人型甲减

功能减退始于成人期，主要表现为低代谢症候群和黏液性水肿，严重者发生黏液性昏迷。中年女性多见，男女之比均为 1 ∶ 5。

2. 呆小症

呆小症又名“呆小病”或“克汀病”，功能减退始于胎儿期或出生后不久的新生儿，主要表现为大脑和体格发育迟缓和低代谢症候群。

3. 幼年型甲减

功能减退始于发育前儿童者称为幼年型甲减，临床可表现为呆小病或黏液性水肿。

（二）实验室检查

1. 甲状腺功能检查

基础代谢率常在 30% ~ 45% 以下；甲状腺摄碘率低于正常；血清 T_3、T_4 降低。

2. 定位检查

（1）原发性甲减患者 TSH > 20 mU/L；继发性甲减患者 TSH 显著降低，可 < 0.5 mU/L。

（2）TSH 兴奋试验：甲状腺摄 ^{131}I 率明显升高提示为继发性甲减，如不升高，提示为原发性甲减。

（3）TRH 兴奋试验：血清 TSH 呈延迟增高反应提示病变可能在下丘脑水平；如无增高反应病变可能在垂体；如 TSH 基础值较高，TRH 注射后更高，则提示病变在甲状腺。

（4）其他：头颅平片、CT、磁共振或脑室造影检查。

五、治疗

（1）对症治疗：补充铁剂、维生素 B_{12}、叶酸等，食欲不振者适当补充稀盐酸。

（2）TH 替代治疗。

（3）病因治疗及预防。

六、主要护理问题

1. 便秘

与代谢率降低使胃肠蠕动减慢、活动量减少等因素有关。

2. 体温过低

与机体新陈代谢率降低有关。

3. 社交障碍

与精神情绪改变造成反应迟钝、冷漠有关。

4. 皮肤完整性受损

与皮肤组织粗糙脆弱及四肢水肿有关。

5. 营养失调：低于机体需要量

与代谢率降低、厌食、贫血有关。

6. 活动无耐力

与疲倦、软弱无力、反应迟钝有关。

7. 潜在并发症

黏液性水肿昏迷。

七、护理目标

（1）患者便秘症状减轻或消除。

（2）恢复正常排便次数和形态。

（3）能够保持良好的人际关系和人际交往。

（4）生命体征保持平稳，重要器官尽最大可能免受损害。

八、护理措施

（一）病情观察和症状护理

1. 监测患者的生命体征变化

甲减患者由于甲状腺素分泌不足，往往存在低代谢综合征，患者表现为怕冷、低体温、行动迟缓、记忆力减退、注意力不集中、易疲乏等。护士要注意观察患者有无颤抖、发冷、皮肤苍白等低体温现象，以及心律不齐、心动过缓。同时要注意调节室温，适当保暖，以免患者受凉。若患者体温低于35℃，应考虑黏液性水肿昏迷，及时报告医师。

2. 观察患者的神志和精神状态

甲减患者常常存在表情淡漠、反应迟钝、言语缓慢、音调喑哑、面颊及眼睑水肿，皮肤萎黄、粗糙、少光泽，毛发干燥、稀疏、脆、易脱落等黏液性水肿症状，所以要注意监测患者身体与精神、智力的变化，及时发现精神异常如痴呆、幻想、木僵、昏睡等，及时报告医生，及时干预，确保患者安全。另外要注意皮肤护理，每日用温水擦洗皮肤并涂以润滑剂，防止皮肤干裂。观察患者皮肤有无发红、起水疱或破损等，避免造成压疮。给予皮肤护理，避免使用肥皂，洗完后用刺激性小的润肤油涂擦。

3. 观察患者的活动能力

甲减患者常常感到疲乏无力，体检时可见肌肉萎缩、反射弛缓期延长，有的甚至出现关节腔、胸腹膜腔和心包积液及心脏扩大、血压升高、动脉粥样硬化及冠心病等，影响患者的活动能力。护士要指导和鼓励患者适当活动，对于活动能力和反应能力低下者，应注意保护，保证其活动范围内无障碍物，地面清洁、干燥，以防发生意外。

4. 观察患者的进食和营养状况

甲减患者由于肠蠕动减慢，患者常常存在腹胀、便秘、厌食等，所以护士要注意指导患者进食高蛋白、高糖、高维生素、低脂饮食，食品烹饪时要注意清淡易消化，少食多餐以免加重肠道负担，准备饮食时还要考虑患者的喜好。多食蔬菜、果以增加膳食纤维摄入，每日饮入2 000 ~ 3 000 mL水，教会患者腹部按摩方法，必要时给予缓泻剂、清洁灌肠以保持其大便通畅。同时教育患者每日定时排便，养成规律排便的习惯。注意观察患者大便次数、性质、量的改变，观察有无腹胀、腹痛等麻痹性肠梗阻表现。

（二）用药护理

（1）用药前后分别测脉搏，观察有无心悸、腹痛、心律失常、出汗、烦躁不安等药物过量的症状。

（2）观察患者的体重和水肿情况。

（3）甲状腺制剂需长期或终身服用，不能随意间断。

（三）心理护理

护士多与患者交谈，让患者倾诉自己的想法，鼓励患者家属及亲友来探视患者，与患者多沟通，理解其行为，提供心理支持。鼓励患者多参与社交互动，结交朋友。

（四）甲减筛查

甲减的临床表现缺乏特异性，轻型甲减易被漏诊，在临床上，有下列情况之一者，均要进行甲减的筛查：

（1）无法解释的乏力、虚弱或易于疲劳。

（2）反应迟钝、记忆力和听力下降。

（3）不明原因的虚浮或体重增加。

（4）不耐寒。

（5）甲状腺肿大。

（6）血脂异常，尤其是总胆固醇、LDL-C 增高者。

（7）心脏扩大，心动过缓，尤其是伴有心肌收缩力下降和血容量增多时。甲减的筛查方法主要是检测血清 TSH 和 FT_4 水平。

（五）出院指导

（1）合理饮食根据病情来增加或减少含碘食品的摄入。

（2）适当体育锻炼，提高机体抵抗力。

（3）注意个人卫生，避免皮肤破损、感染和创伤。

（4）冬季注意保暖。

（5）解释终生服药的必要性，给患者说明按时服药，不可随意停药或变更剂量，解释其严重后果。指导患者定时到医院复查。

（6）指导及安排患者出院后的活动计划。鼓励家属多关心，给予支持。

九、黏液性水肿昏迷的处理和护理

黏液性水肿昏迷是甲状腺功能减退症未能及时得到诊治，病情发展的晚期阶段。其特点除有严重的甲状腺功能减退表现外，尚有低体温、昏迷，有时发生休克。老年女性多发，冬季多发。

1. 诱因

严重躯体疾病、TH 替代治疗中断、寒冷、感染、手术和使用麻醉镇静药物。

2. 临床表现

嗜睡、低体温、呼吸减慢、心动过缓、血压下降、四肢肌肉松弛、反射减弱或消失、昏迷、休克。

3. 治疗

（1）激素治疗静脉注射 40 ~ 120μg LT_3，以后每 6 h 注射 5 ~ 15μg，患者清醒后改为口服。无注射剂者给予 T_4 片每次 25 ~ 50μg 或甲状腺片每次 30 ~ 60 mg，经胃管给药，每 4 ~ 6 h 1 次，清醒后改为常规替代治疗。

（2）纠正水、电解质紊乱。

（3）病因治疗。

4. 护理

（1）备齐抢救用物，积极配合抢救。

（2）严密观察病情变化。

（3）注意保暖。

（4）病情缓解后做好健康教育：给患者解释黏液性水肿昏迷发生的原因，例如未经治疗的黏液性水肿，易发生在老年妇女和冬季等。讲解其表现，如低血压、心动过缓、体温降低等，使患者学会自我观察。指导患者慎用安眠、镇静、止痛、麻醉药等。避免情绪紧张，避免各种应激情况。

十、预防

1. 防止病因、避免诱因

告知患者发病原因及注意事项，如地方性缺碘的患者使用碘盐；注意个人卫生，尤其在冬季；服用甲状腺素药物者定期门诊随访，遵医嘱调整药物剂量；药物所致者减量或停药；减少公共场所出入预防创伤或感染；慎用催眠、镇静、止痛、麻醉药物。

2. 自我检测

向患者讲解黏液性水肿昏迷发生的原因及表现，如出现低血压、心动过缓、体温低及时就诊。

十一、特别关注

（1）甲状腺功能减退症的护理。

（2）健康教育。

（3）预防。

第三节 亚急性甲状腺炎患者的护理

一、概述

亚急性甲状腺炎（subacute thyroiditis，SAT）又称肉芽肿甲状腺炎、巨细胞性甲状腺炎，是一种与病毒感染有关的自限性甲状腺炎，一般不遗留甲状腺功能减退症。

二、病因及流行病学

本病病因与病毒感染有关，如流行病毒、腺病毒、腮腺炎病毒和柯萨克病毒，可以在患者甲状腺组织或者患者血清发现这些病毒。多数患者于上呼吸道感染后发病，发病率 4.9/10 万人 / 年，以 30 ~ 50 岁女性多见。

三、发病机制及病理

（一）发病机制

在疾病早期，甲状腺滤泡细胞破坏，使已合成的 T_3、T_4 释放入血，血中 T_3、T_4 水平升高，导致甲状腺毒症。疾病后期，多数患者的甲状腺滤泡结构和功能恢复正常，仅极少数发生为甲减。

（二）病理

甲状腺呈轻至中度肿大，常不对称，病变可局限于甲状腺的一侧或双侧累积，质地较硬。镜下，病变呈广泛或灶性分布，早期可见滤泡破坏，典型病变为较多组织细胞和多核巨噬细胞围绕胶质形成肉芽肿。疾病后期，严正逐渐消退，可形成不同程度纤维化及滤泡区域再生。随着疾病的好转，上述病理变化完全恢复。

四、诊断要点

（一）临床表现

起病前 1 ~ 3 周常有病毒性咽炎、腮腺炎、麻疹或其他病毒感染的症状。典型病例呈现甲状腺毒症期、甲减期和恢复期三期表现。甲状腺区发生明显的疼痛，可放射至耳部，吞咽时疼痛加重。可有全身不适、食欲减退、肌肉疼痛、发热、多汗等。

（二）实验室检查

视疾病的不同阶段而不同。甲状腺毒症期：血清 T_3、T_4 升高，TSH 降低，血沉增快；甲状腺 ^{131}I 摄取率降低，呈“分离现象”。甲减期：血清 T_3、T_4 正常或降低，TSH 升高，^{131}I 摄取率逐渐恢复。恢复期：血清 T_3、T_4、TSH、^{131}I 摄取率恢复正常。

五、治疗

本病为自限性病程，预后良好。轻型患者仅需应用非甾体抗炎药，如阿司匹林、布洛芬、吲哚美辛等；中、重型患者可给予泼尼松每日 20 ~ 40 mg，可分 3 次口服，能明显缓解甲状腺疼痛，1 ~ 2 周后逐渐减量，疗程 2 ~ 3 个月。少数患者有复发，复发后泼尼松治疗仍然有效。针对甲状腺毒症表现可给予普萘洛尔；针对一过性甲减者，可适当给予左甲状腺素替代。发生永久性甲减者罕见。

六、主要护理问题

1. 发热

与病毒感染及甲状腺激素释放入血引起的甲状腺毒症有关。

2. 疼痛

与甲状腺滤泡细胞破坏有关。

3. 焦虑

与缺乏本病知识担心预后有关。有关。

七、护理目标

（1）患者症状逐渐缓解，病情得到控制。

（2）患者了解疾病相关知识，积极配合治疗。

（3）心理状况稳定。

八、护理措施

1. 发热的护理

①遵医嘱给予抗菌药物抗感染，鼓励患者多饮水。②密切监测体温，并做好记录。体温达 38.5℃以上者给予物理降温和解热镇痛剂口服。③出汗时，应注意保暖，防止受风，预防受凉感冒，同时用干毛巾擦面、胸、背或全身，并及时更换内衣裤，保持清洁卫生。④保障口腔的清洁，饭后要漱口，防止食物残渣发酵腐败引起口臭和牙龈病变。

2. 颈前区疼痛的护理

①提供安静、舒适、通风的环境，减少不良刺激。②经常巡视病房，听取患者的主诉，告诉患者颈前区疼痛为此疾病的常见表现，并表示理解，提高患者对疼痛的耐受性。③勿用手按压颈部疼痛部位，必要时给予应用镇痛剂。

3. 亚急性甲状腺炎不同时期的护理

（1）甲状腺毒症期：由于炎症时甲状腺滤泡被破坏，过多的甲状腺激素释放到血液中，导致全身组织代谢增强，因而出现怕热、多汗、心慌、食欲亢进、消瘦、情绪激动及全身乏力等甲亢的表现。护理时应注意：①给予高蛋白、高热量、高维生素和含钾、钙丰富的饮食，多饮水，保证营养物质供给。②告知患者卧床休息，减少能力消耗。③避免吃含碘丰富的食物，如海带、紫菜等，以免促进甲状腺激素合成。④减少肠道刺激，限制纤维饮食。⑤避免刺激性语言，多与患者交谈，仔细耐心做好疏导工作，解除患者焦虑和紧张情绪。⑥避免强光和噪声的刺激，忌饮兴奋性饮料，如咖啡、茶。

（2）甲减期：当炎症消除、甲状腺组织不在破坏、甲状腺激素也不再大量进入血液循环时，甲状腺功能亢进症状也随之消失，进入到甲状腺功能正常阶段，在甲状腺实质细胞尚未修复前，血清甲状腺激素浓度可降至甲状腺功能减退水平。因而引起心动过缓、反应迟钝、表情淡漠、疲倦、怕冷、腹胀、便秘等甲状腺功能减退症临床表现。护理工作有：①提供少量多餐的低热量、低钠、多维生素、高蛋白饮食，细嚼慢咽有助于消化。②每天定时排便，安排适度的运动，如散步等，每天饮入足够的水分，2 000 ~ 3 000 mL，建立正常的排便习惯，必要时给予软便剂或缓泻剂。③注意保暖，提供温暖舒适的环境。④慎用安眠、镇静、止痛药，避免感染和创伤。

（3）恢复期：此期患者症状逐渐好转，甲状腺肿大逐渐缩小，也有部分病例遗留小结节，以后缓慢吸收。如果治疗及时，可完全恢复，变成永久性甲状腺功能减退症患者占极少数。病情缓解后，尚有复发可能。此期应指导患者正规化治疗，按时服药、定期检测甲状腺功能。增强抵抗力，防止上呼吸道感染、腮腺炎。定期复诊。

4. 用药护理

（1）服用肾上腺糖皮质激素的指导：临床上常用泼尼松治疗。指导患者：①遵医嘱按时服药，剂量要正确。②饭后服用，以免刺激胃肠道。③长期服用时定期监测血糖、血电解质和大便有无潜血，有无骨质疏松。

（2）服用解热镇痛药的指导：临床上常用布洛芬。指导患者：①发热、疼痛时遵医嘱服用。②用药期间注意定期检查肝。肾功能。③空腹服药，若胃肠道反应剧烈时可以和食物、牛奶同时服用。

（3）服用肾上腺受体拮抗剂的指导：临床上常用普萘洛尔。应注意监测心率、心律，防止出现窦性心动过缓、房室传导阻滞。长期服用时告知患者可影响脂质代谢，并可导致低血压，注意监测血压、血脂的变化。

5. 心理护理

本组患者均存在精神紧张、焦虑不安心理，是由于患者对疾病认识不够，缺乏相关方面的知识，易导致局促不安、寝食难安，会反复向医护人员和患同种疾病的患者咨询与自己疾病相关的信息，患者心理压力大，对疾病的预后缺乏信心。因此，护理时应重视患者潜在的积极性，消除其紧张、敌对情绪，增强战胜疾病的信心。

6. 出院指导

（1）适当体育锻炼，提高机体抵抗力。

（2）注意个人卫生，避免呼吸道感染。

（3）冬季注意保暖。

（4）指导及安排患者出院后的活动计划。鼓励家属多关心，给予支持。

第四节　皮质醇增多症患者的护理

一、概述

皮质醇增多症又称库欣综合征（Cushing syndrome，CS），是内分泌系统常见的疾病之一，是因肾上腺皮质分泌过量的糖皮质激素而致蛋白质、糖类、脂肪和电解质代谢紊乱的一组临床综合征。患者主要表现为满月脸、多血质外貌、向心性肥胖、痤疮、紫纹、高血压、继发性糖尿病、骨质疏松症等。

二、病因及流行病学

库欣综合征根据病因不同可分为 ACTH 依赖性库欣综合征、ACTH 非依赖性库欣综合征和其他特殊类型的库欣综合征三类，可发生于任何年龄，成人多于儿童，女性多于男性，多发于 20 ~ 45 岁，男女比例为 1 ∶ 3 ~ 1 ∶ 8。

三、发病机制及病理

（一）发病机制

1. ACTH 依赖性库欣综合征

ACTH 依赖性库欣综合征是指下丘脑，垂体病变（包括肿瘤）或垂体以外的某些肿瘤组织分泌过量的 ACTH 和（或）促肾上腺皮质激素释放激素（corticotropin releasing hormone，CRH），导致双侧肾上腺皮质增生并分泌过量的皮质醇。常见原因：

（1）垂体性库欣综合征：又名库欣病，是由于垂体分泌过多的 ACTH 或下丘脑分泌过量的 CRH 所致，包括垂体 ACTH 腺瘤、垂体 ACTH 细胞癌、垂体 ACTH 细胞增生、鞍内神经节细胞瘤、异位垂体瘤等。

（2）异源性 ACTH 综合征：指垂体以外的组织分泌大量 ACTH 或 ACTH 类似物，刺激肾上腺皮质增生，使其分泌过量皮质激素。常见于肺癌（尤其是小细胞未分化型肺癌）、胸腺瘤、胸腺类癌等。

（3）异位 CRH 综合征：肿瘤异源分泌 CRH 刺激垂体 ACTH 细胞增生，导致 ACTH 分泌增加。

2. ACTH 非依赖性库欣综合征

ACTH 非依赖性库欣综合征是指肾上腺皮质肿瘤（或原发性增生）自主分泌过量皮质醇，血 ACTH 降低或检测不出。常见于肾上腺皮质的腺瘤、癌、原发性结节性增生等。

3. 其他特殊类型的库欣综合征

包括医源性库欣综合征、周期性皮质醇增多症等。

（二）病理

1. 机体对感染的抵抗力降低

由于长期血皮质醇浓度升高，引起蛋白质、脂肪、糖、电解质代谢严重紊乱，同时干扰了多种其他内分泌激素分泌，导致机体对感染的抵抗力降低。

2. 脂代谢

肥胖是因机体的热量摄入超过消耗所引起。目前，向心性肥胖的原因尚不清楚，机体的代谢率及消耗存在个体差异，主要与遗传有关。

3. 高胰岛素血症

皮质醇升高可以拮抗胰岛素作用，出现胰岛素抵抗，导致机体胰岛素分泌增加而出现高胰岛素血症。影响胰腺内分泌功能而加重糖代谢紊乱。

4. 蛋白质代谢

蛋白质分解加速，合成减少，因而机体长期处于负氮平衡状态，导致肌肉萎缩无力，并以近端肌肉受累明显。皮肤变薄，皮下毛细血管清晰可见，皮肤弹力纤维断裂，形成宽大的紫纹，皮肤毛细血管脆性增加，容易出现皮下青紫瘀斑。

四、诊断要点

对疑诊库欣综合征的患者，应仔细询问近期内有无使用肾上腺糖皮质激素病史，以排除医源性（药源性）库欣综合征的可能。

（一）临床表现

1. 向心性肥胖

表现为满月脸、水牛背、悬垂腹和锁骨上窝脂肪垫，以上是库欣综合征的特征性临床表现。

2. 负氮平衡状态

患者肌肉萎缩无力，皮肤变薄，皮下毛细血管清晰可见，宽大的紫纹等。

3. 糖代谢异常

糖耐量减低，类固醇糖尿病。

4. 其他

高血压、低血钾、骨质疏松、痤疮、身体抵抗力下降等。

（二）库欣综合征的定性检查

1. 初步检查

对临床表现典型，高度怀疑库欣综合征的患者，应同时进行下述至少 2 项检查。考虑到库欣综合征患者体内皮质醇浓度的波动，推荐至少测定 2 次尿或唾液皮质醇水平以提高测定结果的可信度。

（1）24 h 尿游离皮质醇（24 hurine free cortisol，24 hUFC）：库欣综合征患者 24 h UFC 大都明显高于正常值。推荐使用各实验室的正常上限作为阳性标准。

（2）午夜唾液皮质醇测定：推荐使用各实验室的正常上限作为阳性标准。

（3）血清皮质醇昼夜节律检测：测定早晨 8 点、下午 4 点及午夜 12 点的血皮质醇水平。正常人血浆皮质醇水平有明显昼夜节律（上午 8 ~ 9 点皮质醇水平最高，午夜最低），库欣综合征患者主要表现为血浆皮质醇水平增高，节律消失。

2. 进一步检查

当初步检查结果异常时，则应进行过夜或经典小剂量地塞米松抑制试验来进行库欣综合征确诊。正常人血浆皮质醇抑制率大于 50%，当不能抑制到对照值 50% 以上时，提示有库欣综合征的可能。

（三）库欣综合征的病因检查

1. 血浆促肾上腺皮质激素（adreno-co tico-tropic，ACTH）浓度

测定 ACTH 可用于库欣综合征患者的病因诊断，即鉴别 ACTH 依赖性和 ACTH 非依赖性库欣综合征。肾上腺增生患者此值多轻度高于正常，肿瘤患者在正常低值，异位 ACTH 综合征患者明显升高。

2. 大剂量 DST

主要用于鉴别库欣综合征和异位 ACTH 综合征，如用药后 24 h UFC、24 h 尿 17-OHCS 或血皮质醇水平被抑制超过对照值的 50% 则提示为库欣病，反之提示为异位 ACTH 综合征。

3. 促肾上腺皮质激素释放激素（CRH）兴奋试验

如结果阳性提示为库欣综合征；而肾上腺性库欣综合征患者通常对 CRH 无反应、其 ACTH 和皮质醇水平不升高。

4. 去氨加压素（DDAVP）兴奋试验

应用 DDAVP 后血皮质醇升高≥ 20%，血 ACTH 升高≥ 35% 则判断为阳性。

5. 有创检查

如上述试验无法判别 ACTH 的升高来源于垂体或肿瘤异源性分泌，可行有创检查，如岩下窦采血查 ACTH 等。

（四）影像学检查

1. 鞍区磁共振成像（MRI）

对 ACTH 依赖性库欣综合征患者进行垂体增强 MRI 或垂体动态增强 MRI 并判断。

2. 肾上腺影像学检查

肾上腺影像学包括 B 超、CT、MRI 检查，对诊断 ACTH 非依赖性库欣综合征患者有很重要的意义。

3. 双侧岩下窦插管取血（bilateral inferior petrosal sinus sampling，BIPSS）

此检查是创伤性介入检查，经股静脉、下腔静脉插管至双侧岩下窦。ACTH 依赖性库欣综合征患者可行 BIPSS 以鉴别 ACTH 来源。

五、治疗

CS 的治疗原则包括去除病因、降低机体皮质醇水平，纠正各种物质代谢紊乱，避免长期用药或激素替代治疗，改善患者生活质量，防止复发，提高治愈率。

1. 手术治疗

垂体瘤切除术、肾上腺切除手术。

2. 放射治疗

3. 药物治疗

（1）影响神经递质和神经调质作用的药物包括利舍平、赛庚啶、甲麦角林、丙戊酸钠、溴隐亭和奥曲肽等。

（2）皮质醇合成抑制剂包括米托坦、美替拉酮、酮康唑、氨鲁米特等。

六、主要护理问题

1. 自我概念紊乱

与库欣综合征引起身体外观改变有关。

2. 体液过多

与皮质醇增多引起的水钠潴留有关。

3. 有感染的危险

与皮质醇增多导致机体免疫力下降有关。

4. 有受伤的危险

与代谢异常引起的钙吸收障碍，导致骨质疏松有关。

5. 活动无耐力

与蛋白质代谢障碍引起的肌肉萎缩有关。

6. 无效性生活型态

与体内激素水平变化有关。

7. 潜在并发症

心力衰竭、脑卒中、类固醇性糖尿病。

8. 焦虑

与 ACTH 增加引起患者情绪不稳定、烦躁有关。

9. 有皮肤完整性受损的危险

与皮肤干燥、菲薄、水肿有关。

七、护理目标

（1）患者能维持正常的代谢和生活。

（2）身体外形逐渐改变恢复至正常。

（3）无感染及外伤发生。

（4）无潜在并发症出现。

（5）学会保护皮肤的技巧，皮肤完整。

八、护理措施

（一）饮食护理

由于高血浆皮质醇水平导致患者物质代谢紊乱，患者出现轻到中度甚至重度肥胖，机体长期处于负氮平衡状态，糖耐量减低甚至出现类固醇糖尿病、高血压、低血钾、骨质疏松、抵抗力下降等。所以饮食要注意：

（1）给予低盐、高钾、高蛋白、低糖类、低热量的食物，预防和控制水肿。鼓励患者食用柑橘类、枇杷、香蕉、南瓜等含钾高的食物。应避免油腻，少食动物脂肪及胆固醇高的食品，如动物内脏、蛋黄、鱼子等。保持适当的体重，避免水肿。

（2）鼓励患者进食富含钙及维生素 D 的食物，如豆制品、牛奶、芝麻酱、虾等，预防骨质疏松。

（3）若并发糖尿病者，应给予糖尿病饮食，控制总热量。

（4）避免刺激性食物，禁烟酒。

（二）运动和休息

保证患者休息的基础上适当运动，不能过度劳累，注意安全。可指导患者睡硬板床，提供安全、支持性的环境，体位变化时动作轻柔，防止过度活动，必要时给予拐杖支持。室内避免过多的桌椅，浴室内放置防滑垫，避免碰撞或跌倒。对于长期卧床者，应防止压疮。

（三）口服药物的护理

库欣综合征常用的药物包括降压药、阻断皮质醇生成药，肿瘤术后的激素替代治疗。

1. 应用利尿剂的护理

水肿严重时，根据医嘱给予利尿剂，观察疗效及不良反应。如出现心律失常、恶心、呕吐、腹胀等低钾症状和体征时，及时处理。

2. 糖皮质激素替代治疗的护理

在激素治疗过程中，应观察血压、电解质。永久性替代治疗的患者应坚持服药，不宜中断药物，防止肾上腺危象发生。

3. 服用阻断皮质醇生成药物时的护理

应注意观察药物的不良反应，如低血压、头昏、嗜睡、口干、恶心呕吐、头痛、腹泻、皮疹等症状，定期复查肝功能等。

（四）预防感染

观察患者体温的变化，定期检查血常规，及时发现感染的征象。因患者抵抗力低，容易被感染，而且皮脂腺分泌较多，可以引起皮肤化脓及霉菌感染，故需注意口腔、皮肤以及外阴的清洁护理。如已感染，应及时诊治。保持患者的床单位和衣物清洁卫生，室内定时开窗通风。指导患者减少或避免去人群拥挤的公共场所，预防上呼吸道的感染。医护人员严格执行无菌操作原则，尽量减少创伤性的检查。

（五）病情观察

（1）评估患者水肿情况，每天测量体重变化，记录 24 h 液体出入量，观察有无全身无力、四肢麻痹、心律失常等低血钾症表现，监测电解质浓度和心电图变化。

（2）密切观察生命体征变化，定期监测血常规，注意有无发热、咽痛等各种感染征象。

（3）观察患者精神、情绪变化，观察睡眠情况。

（4）做好血糖监测，观察有无多食、多饮、多尿、消瘦等糖尿病的表现。

（5）观察有无心悸、胸闷、呼吸困难等心力衰竭表现。

（6）注意有无关节痛或腰背痛等情况，每周测身高及体重，如身高突然下降，应考虑可能发生压缩性骨折。

（六）特殊检查的护理

1. 24 h 尿量留取的护理

应先对患者进行正确留取尿标本的书面或口头指导，即第 1 d 早上排尿弃去，从此时开始计时留尿，将全天 24 h 的每一次尿量均收集在同一个容器内，直至第 2 d 早上的同一时间为止，记录测定的 24 h 总尿量，混匀后留取 5 ~ 10 mL 尿液送检。收集尿标本的容器内应先加入防腐剂并置于阴凉处；告知患者正常饮水；在留尿期间避免使用包括外用软膏在内的任何剂型的肾上腺糖皮质激素类药物；女性患者避开经期。

2. 唾液留取的护理

可以用被动流涎法使唾液流进塑料管，或在口腔内放置一个棉塞让患者咀嚼 1 ~ 2 min 后再采集唾液，一般建议使用后一方法。为了避免应激状态，应让患者在安静状态下采集，同时采集前应避免吸烟，标本留取后建议放在室温或冷藏保存。

（七）肾上腺切除术患者的护理

1. 术前护理

（1）心理护理和指导

①由于患者对手术方式缺乏了解，术前常常不能对手术做出客观的分析。因此护士应向患者及家属介绍手术的目的、方式、过程、预期效果及成功的病例，消除患者的恐惧及焦虑情绪，使其以良好的心态接受手术，积极配合治疗。

②鼓励患者进食高蛋白及高维生素饮食等，注意个人卫生及保暖，减少剧烈运动，预防骨折发生。

（2）术前准备：术前必须做好充分准备，防止急性肾上腺皮质功能不全。

①纠正水、电解质、酸碱平衡失调，低钾和碱中毒，将血糖控制在正常水平等。

②遵医嘱舒张血管，降低血压，恢复血容量，纠正心律失常，改善心功能等。

③术前 6 ~ 12 h 开始给予氢化可的松静脉滴注。

④手术前夜常规灌肠，术晨放置尿管、胃管。

2. 术中治疗和护理

手术期间遵医嘱给予氢化可的松 100 ~ 200 mg，加入 5% 葡萄糖盐水 500 ~ 1 000 mL 中缓慢滴注；至肿瘤切除后加快滴注速度；如发生低血压、休克或皮质醇危象等情况，应及时给予对症及急救治疗，并立即加大皮质醇用量，直至病情好转。

3. 术后护理

（1）患者麻醉未清醒时应去枕平卧，头偏向一侧，以防呕吐物引起呼吸道阻塞。患者清醒后鼓励其进行有效呼吸，术后 6 h 血压平稳后，可取半坐卧位，协助其翻身，防止压疮发生及促进肠功能恢复。

（2）由于二氧化碳（CO_2）气腹后对循环、呼吸系统有一定的影响，可出现一过性高碳酸血症，严重时可发生肺栓塞或 CO_2 进入皮下出现皮下气肿，临床上表现为类似呼吸性酸中毒症状，皮肤捻发音。因此，术后常规给予患者持续低流量吸氧，以提高氧分压，促进 CO_2 排出。

（3）观察患者有无乏力、烦躁，注意呼吸频率和深度，监测血氧饱和度及生化各指标，必要时进行血气分析。

（4）积极配合治疗

术后第 1 d：氢化可的松静脉滴注量共 200 ~ 300 mg，有休克者需加量至 300 ~ 500 mg 以上；同时肌内注射醋酸可的松 50 mg，每 6 h 1 次，或地塞米松 15 mg，每 6 h 1 次。

术后第 2 d 和第 3 d：氢化可的松 100 ~ 200 mg/d 静脉滴注或地塞米松 15 mg 肌内注射，每 8 h 1 次，或醋酸可的松 50 mg 肌内注射，每 8 h 1 次。

术后第 4 d 和第 5 d：氢化可的松 50 ~ 100 mg/d 静脉滴注或地塞米松 15 mg 肌内注射，每 12 h 1 次，或醋酸可的松 50 mg 肌内注射，每 12 h 1 次。

术后第 6 d 及以后：糖皮质激素改为维持量，泼尼松 5 mg 每天 3 次，以后逐渐减至维持量。

（5）引流管的护理及观察：肾上腺切除术患者术后均常规留置后腹腔引流管及尿管，及时观察记录引流液的色、性质，准确记录 24 h 尿量及后腹腔引流量，保持引流管及尿管的通畅，防止受压、扭曲、脱落，严格执行无菌操作每日更换引流袋 1 次。术后 2 ~ 4 d 可拔除导尿管。

（6）疼痛与切口的观察及护理：术后患者对疼痛基本能忍受，可通过采取舒适体位与患者交谈，分散注意力或使用镇痛剂等缓解术后切口疼痛症状。术后第 2 d 换药 1 次。

（八）心理护理

由于疾病导致身体外形和活动能力改变，加之皮质醇水平增高，CS 患者可出现不同程度的精神和情绪改变，表现为欣快感、失眠、注意力不集中、情绪不稳定，甚至焦虑、抑郁或躁狂。在护理上，应注意以下方面：

（1）评估患者对身体保护的感觉及认知，多与患者接触和交流，鼓励患者表达其感受，语言温和，耐心倾听。

（2）讲解疾病有关知识。

（3）指导患者恰当修饰。

（4）建立良好的家庭互动关系。

（5）促进患者社会交往。

（九）出院指导

（1）指导患者正确地摄取营养平衡的饮食，饮食注意低盐、含钾丰富、高蛋白、高维生素、低胆固醇、低碳水化合物。

（2）指导患者在日常生活中，要注意预防感染，皮肤保持清洁，防止外伤、骨折。

（3）遵医嘱服用药，不擅自减药或停药。

（4）定期门诊随访。

九、预防

（1）及早发现和治疗垂体瘤和肾上腺皮质增生、腺瘤等。

（2）正确合理使用糖皮质激素。

十、特别关注

（1）CS 患者的治疗和护理。

（2）健康指导。

十一、前沿进展

（1）血和唾液皮质醇测定：确诊 CS 的较简便的方法。血皮质醇昼夜规律的消失的诊断价值比单次皮质醇测定价值大。唾液中皮质醇的浓度与血皮质醇浓度平行，故测定午夜 0：00 和早 E 8：00 唾液中皮质醇浓度可以用于 CS 的诊断。唾液皮质醇，午夜超过 7.5 mmol/L（0.27 μ g/dL），清晨睡醒时超过 27.6 mmol/L（1.0 μ g/dL）可诊断。

（2）亚临床 CS（subclinical Cushing syndrome）。

（3）CS 的手术治疗方法：双侧带蒂肾上腺背部皮下移位术。

十二、知识拓展

糖皮质激素的临床使用方法

肾上腺皮质分泌的糖皮质激素（GC）以皮质醇为代表，成人每日分泌量为 25 ~ 40 mg。临床应用的糖皮质激素有天然的和人工合成的，前者如可的松和氢化可的松，后者如泼尼松、泼尼松龙、地塞米松（DXM）、倍他米松、甲泼尼龙（甲泼尼松龙）和曲安西龙（阿塞松）等人工合成的 GC 药物，其药理作用比天然的氢化可的松强许多倍。药理剂量（超生理剂量）的 GC 在临床上应用更为广泛。实践证明：此类药物如果应用得当，在一些疾病，特别是以变态反应或炎症为特点的疾病的治疗中有独特的功效；但如果滥用或应用不当，则利少弊多，有的甚至给患者带来危及生命的严重后果。

1. 生理与药理作用

（1）对物质代谢的影响：GC 对糖、蛋白质和脂肪代谢的影响明显。

①促进糖原异生，抑制糖原的利用和氧化过程，促进肝糖原的输出，使血糖升高、糖耐量异常，甚至出现类固醇性糖尿病。

②抑制蛋白质和核酸的合成，促进蛋白质的分解，导致负氮平衡。长期使用 GC 患者导致生长停滞、肌肉萎缩、软弱无力、创伤不易愈合和骨质疏松。

③过量的 GC 可使体内的脂肪“重新分布”，表现为四肢瘦小，面部、躯干的脂肪合成增加而“向心性肥胖”。

（2）对组织器官的作用。

①增加红细胞数、血红蛋白含量、血小板和中性粒细胞数，而淋巴细胞、嗜酸粒细胞、单核细胞及嗜碱粒细胞却减少。

②在 GC 的作用下，胸腺萎缩，细胞（主要是淋巴细胞）凋亡明显加速。增加心血管对肾上腺能神经的反应性和敏感性。

③增加血脑脊液屏障的通透性，过量的 GC 常导致情绪改变，出现欣快感，严重时导致失眠、烦躁甚至精神失常。

④致肌肉萎缩及肌无力。

⑤抑制 HPA 轴功能和下丘脑、垂体、性腺（HPG）轴功能。

⑥生理剂量的 GC 是肾上腺素、去甲肾上腺素和精氨酸加压素表达生理作用的前提，有利于糖异生、血管收缩和利尿作用。

⑦ GC 抑制中性粒细胞释放内源性致热源和下丘脑体温调节中枢对内热源的反应，有迅速而良好的退热作用。

（3）抗炎作用：GC 对各种原因（感染性、机械性、化学性、放射性和免疫反应等）引起的炎症以及炎症的不同阶段都有明显的抑制作用。

（4）抗过敏和免疫抑制作用：GC 影响免疫系统的细胞，激活的 GC、受体可与参与免疫系统多种基因的主要转录因子相结合，而且在转录部位还能干扰 mRNA 的稳定性，抑制免疫活性物质的释放。

（5）抗休克与抗毒血症作用：皮质醇分泌对休克应激十分敏感。内毒素性休克是一种感染性应激，伴有内源性 GC 分泌增多。大量的资料表明，败血症性休克患者的 HPA 轴表现为相对性功能不全，血清皮质醇相对低下，靶细胞 GC 受体的亲和力下降，并与高动力性循环及外周血管扩张的发生有关，是使用 GC 的明确指针。

（6）抗风湿作用：风湿性疾病是以自身免疫性病变为特征的疾病，主要累及结缔组织。GC 对这类疾病有良好的治疗效果。

2. GC 的使用方法

GC 类药物治疗时，不但要严格掌握适应证，而且要根据病情选择合理的用药方法及疗程，防止滥用，避免不良反应和并发症。

（1）作为肾上腺皮质功能减退的替代治疗。

①长期替代治疗：适用于原发性或继发性肾上腺皮质功能减退（ACI）。常用醋酸可的松（可的松，25 ~ 37.5 mg/d）或泼尼松（5 ~ 7 mg/d）或皮质醇（20 ~ 30 mg/d）行替代治疗。给药方式要符合 GC 分泌昼夜节律，总量的 2/3 在早餐后服用，余下的 1/3 量下午给予。

②应激时的替代治疗：肾上腺皮质功能减退患者在应激时，GC 需要量比平时增加 2 ~ 5 倍，应激过后，逐渐恢复至原来基础维持量。当发生严重感染或大手术等严重应激时，需用皮质醇静脉滴注，开始 24 h 用量为 300 ~ 400 mg，病情好转后减量并改为口服给药，病情稳定后继续以维持量治疗。

③抑制替代治疗：用于先天性肾上腺皮质增生症（CAH），应用 GC 抑制 ACTH 的产生。

（2）抗炎、抗变态反应和免疫抑制治疗。

①冲击疗法：主要用于危重患者（败血症、感染性休克、成人呼吸窘迫综合征、恶性突眼、甲状腺功能亢进危象、肝脏移植急性排斥反应、狼疮性脑病、急性血管神经性水肿、严重变态反应、狼疮性肾病等），冲击治疗最长时间为 5 d，5 d 后停止或减量维持。

②短程疗法：用于中毒症状较重，机体过敏反应强，可能造成严重器质性损害者。常用于结核性脑膜炎、胸膜炎、重症流行性出血热和出血坏死性小肠炎等。疗程 1 个月。

③中程疗法：适用于某些病程较长，病变较广泛伴多器官损害的疾病，如急性风湿热等。疗程不超过 2 ~ 3 个月。

④长程疗法：适用于反复发作性，累及多器官的慢性疾病。如 SLE、肾病综合征、溶血性贫血和血小板减少性紫癜。疗程需半年至 1 年或更长时间。

⑤分次给药法：常见的 GC 投药方法有每天分次服药法、每天早晨 8 时 1 次顿服法及两日量隔日服用法。近年来提出不等量 2 次给药法，即将 1 d 剂量分成 2 份，于午前服用 1 次（一般为全天 2/3 或 3/4），午后用余下剂量（全天剂量的 1/4 或 1/3）。

⑥间隙给药法：此方法仅用于慢性疾病，如 SLE、肾病综合征和慢性活动性肝炎等，在 GC 分次给药治疗，病情已经得到控制而需要继续巩固治疗者。可每周服药 3 ~ 4 d，然后停药 3 ~ 4 d，如此每周重复并调整。

第五节　肾上腺皮质功能减退症患者的护理

一、概述

肾上腺皮质功能减退症是指由于多种病因导致肾上腺皮质激素分泌不足而出现的各种临床表现。按病程可分为急性和慢性两种，按病因可分原发性及继发性。

二、病因及流行病学

（一）病因

1. 原发性肾上腺皮质功能减退症

原发性肾上腺皮质功能减退症又称 Addison 病，系由于自身免疫、结核等原因导致 90% 以上的肾上腺被破坏而引起的肾上腺皮质分泌不足。多见于自身免疫性肾上腺炎、结核、深部真菌感染、获得性免疫缺陷综合征（AIDS）、肾上腺转移癌和一些遗传性疾病等。

2. 继发性肾上腺皮质功能减退症

是由于垂体、下丘脑等病变引起 ACTH 分泌不足，以致肾上腺皮质萎缩，肾上腺激素分泌不足。常见于垂体和下丘脑肿瘤、结节病、颅咽鼓管瘤、感染性疾病（结核、胞质菌病）、头部放射性治疗、长期大量应用外源性糖皮质激素等。

（二）流行病学

此病的发病率低，据国外统计，欧美白种人群的 Addison 病年发病率为 4.7 ~ 6.2/10 万人，此病应及时给予糖皮质激素补充治疗，否则会危及生命。

三、发病机制及病理

1. 自身免疫性肾上腺炎

患者肾上腺皮质萎缩，呈广泛透明样变性，常伴有大量淋巴细胞、浆细胞和单核细胞的浸润；约半数以上的患者血清中存在抗肾上腺皮质细胞抗体；常伴有其他脏器和其他内分泌腺体的自身免疫性疾病。

2. 肾上腺结核

患者常伴有胸腹腔、盆腔淋巴结和泌尿系统结核。双侧肾上腺破坏严重，常超过 90%，呈于酪样坏死、结核肉芽肿和结核结节，残留的肾上腺皮质细胞呈簇状分布。

四、诊断要点

（一）病史

有自身免疫性疾病、结核病、垂体肿瘤、脑外伤、头部放射治疗史、长期大量应用糖皮质激素史等。

（二）临床表现

1. 皮肤黏膜色素沉着或缺失

分布全身，以暴露部位和容易摩擦部位（如面部、手部、掌纹、乳晕、甲床、足背、瘢痕和束腰带部位）更明显。其中原发性肾上腺皮质功能减退症色素沉着明显，继发性肾上腺皮质功能减退症主要表现为无明显贫血下的肤色苍白。

2. 激素缺乏表现

食欲减退、嗜成食、体重减轻、易疲劳、表情淡漠、血压降低、心脏缩小等。其中原发性肾上腺皮质功能减退症伴有高血钾症及自身免疫性甲状腺炎，而继发性肾上腺皮质功能减退症患者多伴有继发性甲状腺功能减退及闭经，腋、阴毛稀少，睾丸小等表现。

（三）实验室及其他检查

1. 一般检查

可发现有高血钾、低血钠，并伴有正细胞性、正色素性贫血。

2. 激素检查

（1）血浆皮质醇：多数患者低于正常，昼夜节律消失。

（2）血浆 ACTH：原发性肾上腺皮质功能减退症患者 ACTH 测定明显增高。

（3）血或尿 ALD：原发性肾上腺皮质功能减退症者表现为低值或正常值下限，而继发性肾上腺皮质功能减退症者可为正常值。

3. ACTH 兴奋试验

具有诊断价值。经 ACTH 兴奋后，正常人的血浆皮质醇水平会升高，如无明显增多甚至下降者，可进行判断。

4. 影像学检查

（1）X 线：示心脏缩小。

（2）肾上腺 CT：检查示肾上腺增大，如怀疑下丘脑和垂体占位病变者，可做蝶鞍 CT 和 MRI。

五、治疗

1. 激素替代治疗

必须长期坚持，做到个体化治疗，同时应模拟正常人群昼夜分泌的生理规律，早晨服用总日量的2/3，下午服用1/3。常见替代药物为氢化可的松或可的松，根据情况可适当补充盐皮质激素。

2. 病因治疗

如抗结核治疗等。

六、主要护理问题

1. 体液不足

与醛固酮分泌不足引起的水钠排泄增加，胃肠功能紊乱引起恶心、呕吐、腹泻有关。

2. 潜在并发症

肾上腺危象。

3. 营养失调：低于机体需要量

与糖皮质激素缺乏导致食欲下降、消化功能不良有关。

4. 活动无耐力

与皮质醇激素缺乏导致的肌无力、疲乏有关。

5. 知识缺乏

与缺乏服药方法、预防肾上腺危象的知识有关。

6. 潜在并发症

水、电解质紊乱。

七、护理目标

（1）患者能维持正常代谢和生活。

（2）患者不发生肾上腺危象。

八、护理措施

1. 饮食护理

患者由于肾上腺皮质激素分泌不足，患者常有食欲减退、嗜咸食、体重减轻、恶心、呕吐、胃酸过多、消化不良、腹泻、腹胀及腹痛等症状，影响患者进食，护理上应注意以下几个方面：

（1）进食高糖、高蛋白、高钠饮食。在病情许可的情况下，鼓励患者多摄取水分，一般摄入3 000 mL/d以上；注意避免进食含钾丰富的食物，防止高血钾的发生，以免诱发心律失常。

（2）摄入足够的食盐（8 ~ 10 g/d）以补充失钠量。如出现大量出汗、呕吐、腹泻等应增加食盐的摄入量。

2. 活动指导

患者常感乏力，易疲劳、反应减弱，常因血压低而出现头晕、眼花或直立性低血压。因此应保证患者充分休息，病情许可的情况下适当活动，但在活动指导时应选择适当的活动方式和量，给予安全的环境，避免碰撞或跌倒，以不感疲倦为宜。同时指导患者在起床下床活动或改变体位时动作宜慢，防止发生直立性低血压。

3. 用药指导

（1）教会患者认识所服用药物的名称、剂量、用法及不良反应。

（2）指导患者必须严格按医嘱服用药物，不得随意减量或停药。告诉患者随意停药的危险性。

（3）在应用生理剂量替代治疗时患者无明显不良反应，但对于长期使用者，应指导患者注意可能会发生一些不良反应，如精神症状、骨质疏松、易感染、胃肠道刺激、消化道溃疡和糖尿病等。因此应定期做好血电解质、血糖、血压和骨质疏松等指标的检查。

4. 病情观察

（1）记录每天出入量，观察患者皮肤颜色、湿度和弹性，注意有无脱水表现。

（2）监测血糖、电解质及血钙；监测心脏变化，注意有无心律失常。

（3）观察患者有无恶心、呕吐、腹泻情况并记录。

（4）观察血压及肢体有无水肿。

5. 出院指导

（1）加强营养及体育锻炼，增强机体抵抗力，避免结核、感染等。

（2）若患者皮肤色素沉着、全身虚弱、乏力、消瘦、头晕眼花、直立性晕厥、应及早检查。确诊本病后，立即给予高盐饮食及激素替代治疗。

（3）积极预防应激（如感染、外伤），避免危象发生。

（4）饮食指导。

①指导患者进食高糖类、高蛋白、高钠饮食。

②在病情许可的情况下，鼓励患者多摄取水分，一般每天摄入 3 000 mL 以上。

③注意避免进食含钾丰富的食物，防止高血钾的发生，以免诱发心律失常。

④摄入足够的食盐（8 ~ 10 g/d）以补充失钠量。如出现大量出汗、呕吐、腹泻等应增加食盐的摄入量。

（5）出院指导。

①指导患者定期随访。

②如果出现肾上腺危象征象时立即就医。

③外出时携带识别卡片，以防止发生意外时及时得到救助。

九、肾上腺危象的处理及护理

1. 概述

机体在应激状态下，血皮质醇明显升高，以适应需要。肾上腺皮质功能减退时，该调节机制受损。在严重应激状态下，产生一系列肾上腺皮质激素缺乏的急性临床表现，如高热，循环虚脱，胃肠紊乱，神志淡漠、萎靡或躁动不安，谵妄甚至昏迷，称为肾上腺危象，必须立即处置，否则危及患者生命。

2. 诱因

严重感染，各种应激，创伤，中断治疗，严重基础病如心衰、低血糖等。

3. 临床表现

肾上腺危象时患者糖皮质激素和盐皮质激素常同时缺乏，表现为：

（1）发热，多见，可达 40℃以上，但有时体温可低于正常。

（2）消化道症状，早期常表现为厌食、恶心、呕吐，如能及时识别和治疗，很快好转。也可表现为腹泻、腹痛等症状。

（3）神经系统症状，萎靡不振、软弱无力、神情淡漠、嗜睡、极度衰弱状，或烦躁不安、谵妄、神志模糊，甚至昏迷。

（4）循环系统症状，心率快速，可达每分钟 160 次；血压下降、四肢厥冷、循环衰竭，甚至休克。

（5）脱水。

4. 治疗

（1）糖皮质激素的治疗。

①当患者处于肾上腺危象和应激状况时，糖皮质激素的剂量要大，小剂量补充糖皮质激素无效。在采集标本送检皮质醇和 ACTH 后立即开始治疗。

②先静脉注射磷酸氢化可的松或琥珀酸氢化可的松 100 ~ 200 mg，以后每 6 h 50 ~ 100 mg，开始 24 h 总量为 400 mg。第 2 ~ 3 d 将氢化可的松减量至 300 mg，分次静脉滴注。如病情好转，继续减量至 200 mg，继而 1 100 mg。呕吐停止，可以进食者，可氢化可的松片口服 20 ~ 40 mg 或泼尼松 5 ~ 10 mg，

每天 3 ~ 4 次，注意病情反跳。

（2）纠正脱水和电解质紊乱补液量应根据失水程度、患者的心功能、年龄而定。开始 24 h 内补充葡萄糖生理盐水 2 000 ~ 3 000 mL。

（3）病因及诱因的治疗应积极控制感染，去除诱因。同时给予支持疗法。

5. 护理

（1）急救配合，迅速建立两条静脉通道并保持静脉通畅，按医嘱补充生理盐水、葡萄糖和糖皮质激素。注意观察药物疗效。

（2）病情监测，严密观察患者意识、体温、脉搏、呼吸、血压变化，定时监测血电解质及酸碱平衡情况。

（3）积极控制感染，避免创伤、过度劳累和突然中断治疗，应激情况如手术、分娩时应做好充分准备。当患者出现恶心、呕吐、腹泻、大量出汗等应立即进行处理。

（4）健康教育。

①避免诱因，预防发生。

②尽早识别和处理。

十、预防

（1）积极正确治疗肾上腺结核。

（2）有自身免疫性疾病、结核病、垂体肿瘤、脑外伤、头部放射治疗史等要警惕肾上腺皮质功能减退，及时复查激素水平，正确规范激素替代治疗。

（3）合理使用糖皮质激素，长期大量应用糖皮质激素者勿骤然停药或快速减量。

十一、特别关注

（1）肾上腺危象的抢救与护理。

（2）健康指导。

（3）肾上腺皮质危象的表现。

十二、前沿进展

（1）胰岛素低血糖试验。通过静脉注射胰岛素来引起低血糖。刺激 GH 分泌，可帮助鉴别患者垂体储备功能。

（2）美替拉酮（甲吡酮）试验（metyrapone test）。甲吡酮可抑制皮质醇合成，本试验通过口服甲吡酮测定垂体分泌 ACTH 的储备能力。

（3）胰高血糖素试验（glucagon test）。用于鉴别低血糖的原因。

十三、知识拓展

糖皮质激素与内分泌激素的相互作用

药理剂量的糖皮质激素能降低甲状腺激素对 ^{131}I 的摄取、消除和转化，并抑制 TRH 的释放，从而降低 TSH 的浓度。甲状腺激素也影响 GC 的消除。甲亢时，皮质醇的灭活加速，皮质醇分泌代偿性增加。GH 能促进蛋白质的合成，与 GC 的作用相反。但 GH 能降低肌肉葡萄糖的摄取，升高血糖，增加脂肪细胞的脂解，与 GC 有协同作用。PTH 能升高血钙，而 GC 降低血钙（原发性甲状旁腺功能亢进引起的高血钙例外）。当血钙降低时，又可刺激 PTH 的分泌。胰岛素能对抗 GC 的多种作用，如抑制糖原异生和肝糖原释放以降低血糖，增加葡萄糖的利用，促进脂肪合成。增加肝糖原沉积的作用与 GC 的作用协同一致。雌激素（$17\beta-E_2$）和植物雌激素均可通过抑制 21- 羟化酶（$P_{450}C21$）的活性减少 GC 的合成，但增加 DHEA/DHEAS 的合成。而一些 GC 如曲安西龙等可抑制排卵，地塞米松可降低血浆雄烯二酮的睾酮。GC 也有盐皮质激素样作用，能抑制抗利尿激素的释放。

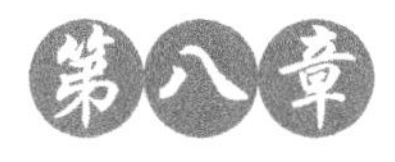

肾内科常见疾病的护理

第一节　原发性肾小球疾病及护理

肾小球疾病指具有相似临床表现如血尿、蛋白尿、水肿和高血压，但病因、发病机制、病程和预后却不尽相同，病变主要累及双肾肾小球的一种疾病。可分为原发性、继发性、遗传性三类。原发性肾小球疾病多数病因不清楚，占肾小球疾病的绝大多数，是引起慢性肾衰竭的主要疾病。

根据 1992 年原发性肾小球疾病临床分型标准，可将其分为：

1. 急性肾小球肾炎（AGN）。
2. 急进性肾小球肾炎（RPGN）。
3. 慢性肾小球肾炎（CGN）。
4. 肾病综合征（NS）。
5. 隐匿性肾小球疾病 [无症状性蛋白尿和（或）血尿]。

一、急性肾小球肾炎及护理

（一）概述

急性肾小球肾炎简称急性肾炎，又称为急性感染后肾小球肾炎，溶血性链球菌感染为最常见病因，常于感染后 1 ～ 4 周发病，临床以血尿、蛋白尿、高血压、水肿及肾功能一过性减退为主要表现，病初血清补体 C3 下降。病理表现为毛细血管内增生性肾小球肾炎。该病多能自发痊愈，但重症可出现心力衰竭、脑病、急性肾衰竭等并发症。

急性肾小球肾炎好发于儿童，男性多见，儿童约占总发病率的 90%。高峰发病年龄 2 ～ 6 岁，小于 2 岁的儿童占总发病率 5% 以下，大于 40 岁的成人占总发病率 10% 以下。

（二）病因

急性肾炎的病因主要是链球菌感染，包括扁桃体炎、脓皮病及丹毒等。其次为葡萄球菌感染、肺炎球菌感染和病毒及寄生虫感染。

（三）病理

肾脏体积可增大，病理类型为毛细血管内增生性肾小球肾炎。病变主要累及肾小球，光镜下为弥漫性肾小球病变，以内皮细胞及系膜细胞增生为主，急性期可伴有中性粒细胞及单核细胞浸润，严重时，增生和浸润的细胞可压迫毛细血管袢使管腔狭窄或闭塞。肾小管病变不明显，肾间质可有灶性炎性细胞浸润及水肿。免疫病理检查可见 C3 及 IgG 呈颗粒状沿毛细血管壁和系膜区沉积。电镜下可见肾小球上皮细胞下有驼峰状大块电子致密物存在。

（四）护理评估

1. 临床表现

本病在链球菌感染后常有 1 ～ 3 周的潜伏期，起病急，临床表现的严重程度不一，伴有血尿、蛋白尿，可有管型尿（红细胞管型、颗粒管型等），常有高血压及水钠潴留症状，有时有短暂的氮质血症，患者常有疲乏、厌食、恶心、呕吐、嗜睡、头晕、视物模糊及腰部钝痛等全身表现。轻者可仅有镜下血尿及血清补体 C3 异常；重者不仅有急性肾炎综合征的表现，并常可并发急性肾衰竭、急性心力衰竭和高血压脑病等。本病大多预后良好，常可在数月内临床自愈（表 8-1）。

表 8-1　急性肾小球肾炎典型表现

临床表现	特点
尿异常	血尿、蛋白尿、尿量减少
水肿	晨起眼睑、颜面部水肿，呈特殊的肾炎面容
高血压	多为轻度或中度高血压，少数患者可出现严重高血压及高血压脑病
少尿	尿量少于 500 mL/d
肾功能损伤	常有一过性氮质血症，少数预后不佳
严重的并发症	心力衰竭、高血压脑病、急性肾衰竭

（1）尿异常

①血尿：常为起病的首发症状，患者几乎均有血尿，为肾小球源性，约 40% 呈肉眼血尿，数天至一两周转为镜下血尿。镜下血尿持续时间较长，常 3 ~ 6 个月或更久。

②蛋白尿：几乎全部患者尿蛋白阳性，多为轻中度，少数患者尿蛋白可超过 3.5 g/d，达到肾病综合征水平。蛋白尿多在几周内消失，很少延至半年以上。

③尿量减少：多数患者起病时尿量减少，常降至 400 ~ 700 mL/d，1 ~ 2 周后逐渐增多，发展至少尿、无尿者不多见。

（2）水肿：70% ~ 90% 的患者发生水肿，常表现为晨起眼睑、颜面部的水肿，呈特殊的肾炎面容。水肿多为轻、中度，少数患者可在数日内转为重度水肿。

（3）高血压：见于 80% 左右的患者，多为轻度或中度高血压，常于利尿消肿后恢复正常。高血压的原因也主要与水钠潴留、血容量扩张有关。少数患者可出现严重高血压，甚至高血压脑病，持续高血压亦可加重肾功能损害，应予以及早治疗。

（4）少尿：大部分患者起病时尿量少于 500 mL/d。可有少尿引起氮质血症，两周后尿量渐增，肾功能恢复。

（5）肾功能损伤：常有一过性氮质血症，血肌酐及尿素氮轻度升高，常于 1 ~ 2 周后，随尿量增加而恢复到正常水平。少数老年患者虽经利尿后肾功能仍不能恢复，预后不佳。

（6）重症患者在急性期可发生较严重的并发症

①心力衰竭：以老年患者多见。多在起病后 1 ~ 2 周内发生，主要与水钠潴留引起的血容量增加有关。

②高血压脑病：常发生于急性肾炎起病后 1 ~ 2 周内，表现为剧烈头痛、频繁呕吐、视物模糊、嗜睡，严重者出现惊厥及昏迷。

③急性肾衰竭：主要与肾小球滤过率下降、尿量减少有关，表现为少尿或无尿，血尿素氮、肌酐升高及水、电解质、酸碱平衡的紊乱等。

2. 辅助检查

（1）尿液检查：可见血尿，为变形红细胞尿。95% 以上的患者伴有蛋白尿，多为轻、中度蛋白尿，尿蛋白量少于 3 g/d，少数患者尿蛋白可超过 3.5 g/d。尿沉渣中可见红细胞管型、透明管型和颗粒管型，偶可见白细胞管型，还可见上皮细胞和白细胞。尿纤维蛋白降解产物常增高。

（2）血液检查：因血容量扩大，血液稀释，红细胞计数及血红蛋白可稍低，人血白蛋白也可轻度下降，少尿者常有高钾血症。血沉常增快，为 30 ~ 60 mm/h（魏氏法）。在疾病最初的两周内，补体 C3 水平降低，8 周内逐渐恢复正常，是本病的重要特征。70% ~ 80% 的患者血清抗链球菌溶血素“O”滴度增高。

（3）双肾 B 超：肾皮质回声增强，外形轮廓可无改变，肾体积稍有增大。

（4）肾穿活检：典型病例一般不需肾活检，但当有急进性肾炎的可能时，或起病后 2 ~ 3 个月仍有高血压、持续性低补体血症或伴有肾功能损害者，应进行活检，以便明确诊断和治疗。光镜下大多数呈急性增殖性、弥漫性病变，肾小球内皮细胞增生、肿胀，系膜细胞增生，致使毛细血管腔狭窄，甚至闭塞。肾小球系膜、毛细血管及囊腔均有明显的中性粒细胞及单核细胞浸润，严重时毛细血管内发生凝血现象。电镜下可见到肾小球基膜的上皮细胞有驼峰状沉积物，有时也见到微小的内皮下沉积物。免疫荧光镜检：沉积物内含免疫球蛋白，主要是 IgG 和 C3。亦有少数呈肾小球系膜细胞及基质增生。

（五）治疗

目前尚无直接针对肾小球免疫病理过程的特异性治疗。主要为通过对症治疗，防治急性期并发症、保护肾功能，以利其自然恢复。

1. 一般治疗

急性期应卧床休息，待肉眼血尿消失、水肿消退、血压恢复正常后逐渐增加活动量。在水肿和高血压期，控制水和盐的摄入，维持水、电解质平衡。

2. 感染灶的治疗

对仍有咽部、皮肤感染灶者应给予青霉素或其他敏感药物治疗 7 ~ 10 d。待肾炎病情稳定后，可做扁桃体摘除术，手术前后 2 周应注射青霉素。注意选择无肾毒性的其他抗生素。

3. 利尿剂的应用

凡经控制水、盐而仍尿少、水肿、血压高者均应给予利尿剂。噻嗪类无效时可用强有力的袢利尿剂如呋塞米（速尿）和依他尼酸（利尿酸）。

4. 降压药的应用

常选用双氢吡啶钙离子通道阻滞剂，α 或 β 受体阻滞剂。尿少时禁用血管紧张素转换酶抑制剂及血管紧张素 AT_1 受体阻滞剂，以防高钾血症产生。

5. 透析

对少数发生急性肾衰竭、严重心力衰竭和不能控制的高血压可予血液透析或腹膜透析治疗。

6. 中医药治疗

治疗以有外感表证及水肿、尿少、血尿等急症为依据，治疗法则为祛风利水、清热解毒、凉血止血等。恢复期治疗仍以驱邪为主。

（六）护理问题

（1）体液过多：与肾小球滤过率降低所致水钠潴留有关。

（2）有皮肤完整性受损的危险：与皮肤水肿有关。

（3）活动无耐力：与疾病所致高血压、水肿有关。

（4）潜在并发症：急性肾衰竭、急性左心衰、高血压脑病。

（七）护理目标

（1）维持体液平衡，水肿消失，血压恢复正常。

（2）未出现急性肾衰竭、急性心力衰竭、高血压脑病等并发症。

（3）保持皮肤完整性，无破溃、受损。

（4）患者了解急性肾小球肾炎相关知识，了解相关预防和康复知识，自我照顾和管理能力提高。

（5）患者焦虑 / 恐惧减轻，配合治疗护理，树立战胜疾病的信心。

（6）活动能力恢复。

（八）护理措施

1. 一般护理

（1）饮食方面：急性期应严格限制钠的摄入，以减轻水肿和心脏负担；水肿重且尿少者，应控制入量。一般每天盐的摄入量应低于 3 g。病情好转，水肿消退，血压下降后，可由低盐饮食逐渐转为正常饮食。尿量明显减少者还应注意控制水和钾的摄入。另外，还应根据肾功能调节蛋白质的摄入量，维持 1 g/（kg · d）：过多的蛋白摄入会加重肾脏负担，同时注意给予足够的热量和维生素。

（2）休息与睡眠方面：①急性期患者应绝对卧床休息，症状比较明显者需卧床休息4～6周，待水肿消退、肉眼血尿消失、血压恢复正常后，方可逐步增加活动量。待病情稳定后可从事一些轻体力活动，但1～2年内应避免重体力活动和劳累。②提供安静舒适的睡眠环境，有助于入睡。

（3）皮肤的护理：水肿较重的患者要注意衣着柔软、宽松。长期卧床者，应嘱其经常变换体位，防止发生压疮；年老体弱者，可协助其翻身或用软垫支撑受压部位。水肿患者皮肤非常薄，易发生破损而感染，故需协助患者做好全身皮肤的清洁，清洗时避免过分用力而损伤皮肤。同时，密切观察皮肤有无红肿、破损和化脓等情况发生。

（4）预防感染：①注意保暖，不要着凉，尽量少去人多的地方，避免上呼吸道感染；②做好会阴部护理，保持清洁，做好个人卫生，防止泌尿系统和皮肤感染；③保持病房环境清洁，定时开门窗通风换气，定期进行空气、地面消毒，尽量减少病区的探访人次。

2. 心理护理

限制儿童的活动可使其产生焦虑、烦躁、抑郁等心理反应，故对儿童及青少年患者，应使其充分理解急性期卧床休息及恢复期限制运动的重要性。在患者卧床休息期间，应尽量多关心、巡视患者，及时询问患者的需要并予以解决。多关心、鼓励患者，消除他们的心理负担。由于本病为自限性疾病，总的预后良好。及早诊治可防止严重并发症及持续高血压和（或）肾病综合征，避免造成肾功能的损害或进行性恶化。给予患者心理安慰、鼓励，帮助患者树立战胜疾病的信心。

3. 治疗配合

本病为自限性疾病，基本上是对症治疗。密切观察病情，出现异常及时报告医生。治疗的重点包括：注意休息，预防和治疗水钠潴留，控制循环血量，遵医嘱利尿、降血压，从而减轻症状（水肿、高血压）。预防肾衰竭等致死性并发症，如心力衰竭、高血压脑病、急性肾衰竭以及防治各种加重肾脏病变的因素，如抗感染治疗。少尿性急性肾衰竭及严重水钠潴留引起左心衰者应透析治疗。

4. 用药护理

遵医嘱给予利尿剂，常用噻嗪类利尿剂，必要时可用髓袢利尿剂。应注意大剂量呋塞米可能引起听力及肾脏的严重损害，还要注意血钾的丢失。积极稳步地控制血压对于增加肾血流量，改善肾功能，预防心、脑并发症非常重要。常用噻嗪类利尿剂，必要时可用钙离子通道阻滞剂及其他降压药物联合应用。

5. 健康教育

（1）休息与活动：患者患病期间应加强休息，痊愈后可适当参加体育活动，以增强体质，但应注意避免劳累。

（2）预防感染：本病的发生常与呼吸道感染或皮肤感染有关，且感染还可增加疾病慢性化的发生率。注意休息和保暖，加强个人卫生，预防上呼吸道和皮肤感染。若患感冒、咽炎、扁桃体炎和皮肤感染等，应及时就医。

二、急进性肾小球肾炎及护理

（一）概述

急进性肾小球肾炎（RPGN）简称急进性肾炎，临床表现为急性肾炎综合征、肾功能急剧恶化、早期出现少尿或无尿的肾小球疾病，病理表现为新月体性肾小球肾炎。此病进展快速，若无有效治疗患者将于几周至几月（一般不超过半年）进入终末期肾衰竭。

（二）病因

产生急进性肾小球肾炎的疾病种类很多，常常是系统性免疫复合物性疾病的一部分。其病因不十分清楚，可能与感染、某些药物、化学物质（碳氢化合物）、自身免疫以及遗传易感性等因素有关。其基本发病机制为免疫反应。抗肾小球基底膜抗体型肾炎（Ⅰ型）是由于直接沉积于基底膜的Ⅳ型胶原上的外源性抗体作用于该胶原链中的抗原产生的抗原抗体反应导致了肾脏损伤；免疫复合物型肾炎（Ⅱ型）则是由于循环免疫复合物和（或）原位免疫复合物在毛细血管壁或系膜沉积导致的炎症损伤；非免疫复合物型肾炎（Ⅲ型）的发病则与免疫因素的参与及中性粒细胞的激活有关，即血清抗中性粒细胞胞质抗体（ANCA）呈阳性，可能与肾微血管炎导致的内皮损伤有关。

急进性肾小球肾炎每年的发病率仅在7%以下，在我国绝大多数（91.7%）为Ⅱ型，Ⅱ型以儿童多见。Ⅰ型虽较少见，但有逐渐增多趋势，常发生于青年男性和老年女性。Ⅲ型多见于成年人，特别是老年人。

（三）病理

肾脏体积较正常增大，病理类型为新月体肾小球肾炎，光镜下，肾小球囊内大量新月体细胞充填，可伴不同程度的肾间质细胞浸润及纤维化。免疫病理检查是分型的主要依据：Ⅰ型IgG及C3呈光滑线条状沿肾小球毛细血管壁分布，Ⅱ型IgG及C3呈颗粒状沉积于系膜区及毛细血管壁，Ⅲ型肾小球内可仅有微量免疫沉积物。电镜下可见Ⅱ型有电子致密物在系膜区和内皮下沉积，其他两型均没有。

（四）护理评估

1. 临床表现

全身症状重，以严重的少尿、无尿，迅速发展为尿毒症为其突出表现。发展速度最快者数小时，一般数周至数月。

（1）尿改变：患者尿量显著减少，出现少尿或无尿，部分患者可出现肉眼血尿，常见红细胞管型及少量或中等量蛋白，尿中白细胞也常增多。

（2）严重贫血。

（3）水肿：半数以上病例有水肿，以颜面和双下肢为主，肾病综合征患者可出现重度水肿。

（4）高血压：部分患者可出现高血压，短期内可出现心、脑并发症。

（5）肾功能损害：以持续性、进行性肾功能损害为特点，血肌酐、尿素氮进行性增高，内生肌酐清除率显著下降，肾小管功能也出现障碍，最终发展为尿毒症。

（6）全身症状：可有疲乏、无力、精神萎靡、体重下降、发热等表现，随着肾功能的恶化，患者可出现恶心、呕吐，甚至上消化道出血、心力衰竭、肺水肿和严重的酸碱失衡及电解质紊乱，感染也是常见的并发症。

2. 辅助检查

（1）尿液检查：尿蛋白程度不一，可从少量到肾病综合征的大量蛋白尿。可有肉眼或镜下血尿，常见细胞管型。尿中白细胞也常增多。尿蛋白电泳呈非选择性，尿纤维蛋白原降解产物（FDP）呈阳性。

（2）血液检查：常出现严重贫血，有时伴白细胞及血小板增高，如与C反应蛋白（CRP）同时存在，则提示急性炎症。

血肌酐、尿素氮持续上升，肌酐清除率（Ccr）呈进行性下降。

Ⅰ型患者血清抗肾小球基底膜抗体阳性；Ⅱ型血循环复合物及冷球蛋白呈阳性，血补体C3降低；Ⅲ型由肾微血管炎引起者，血清ANCA呈阳性。

（3）肾脏B超：急性期B超显示双肾增大或大小正常，但皮质与髓质交界不清。晚期双肾体积缩小，肾实质纤维化。

（4）肾穿活检：凡怀疑本病者应尽早行肾活检。

（五）治疗

本病为肾内科急重症疾病，应分秒必争，尽早开始正规治疗。

1. 强化治疗

（1）甲泼尼龙冲击治疗：每次0.5～1 g静脉点滴，每次滴注时间需超过1 h，每日或隔日1次，3次为一疗程，间歇3～7 d后可行下一疗程，共1～3个疗程。此治疗适用于Ⅱ、Ⅲ型急进性肾炎，对抗肾小球基底膜（GBM）抗体致病的Ⅰ型急进性肾炎效果差。

（2）强化血浆置换治疗：用离心或膜分离技术分离并弃去患者血浆，用正常人血浆或血浆制品（如白蛋白）置换患者血浆，每次2～4 L，每日或隔日1次，直至患者血清致病抗体（抗GBM抗体及ANCA）消失，患者病情好转，一般需置换10次以上。适用于各型急进性肾炎，但是主要用于Ⅰ型以及Ⅲ型伴有咯血的患者。

（3）双重血浆置换治疗分离出的患者血浆不弃去，再用血浆成分分离器做进一步分离，将最终分离出的分子量较大的蛋白（包括抗体及免疫复合物）弃去，而将富含白蛋白的血浆与自体血细胞混合回输。

（4）免疫吸附治疗分离出的患者血浆不弃去，而用免疫层析吸附柱（如蛋白A吸附柱）将其中致病抗体及免疫复合物清除，再将血浆与自体血细胞混合回输。

双重血浆置换与免疫吸附治疗均能达到血浆置换的相同目的（清除致病抗体及免疫复合物），却避免了利用他人大量血浆的弊端。这两个疗法同样适用于各型急进性肾炎，但也主要用于Ⅰ型及Ⅲ型伴有咯血的患者。

在进行上述强化免疫抑制治疗时，尤应注意感染的防治，还应注意患者病房消毒及口腔清洁卫生（如用复方氯己定漱口液及5%碳酸氢钠漱口液交替漱口，预防细菌及真菌感染）。

2. 基础治疗

用常规剂量糖皮质激素（常用泼尼松或泼尼松龙）配伍细胞毒药物（常用环磷酰胺）作为急进性肾炎的基础治疗，任何强化治疗都应在此基础上进行。

3. 对症治疗

降血压、利尿治疗。但是利尿剂对重症病例疗效甚差，此时可用透析超滤来清除体内水分。

4. 透析治疗

利用透析治疗清除体内蓄积的尿毒症毒素，纠正机体水、电解质及酸碱紊乱，以维持生命，赢得治疗时间。

（六）护理问题

（1）潜在并发症：急性肾衰竭。

（2）体液过多：与肾小球滤过率下降、大剂量激素治疗导致水钠潴留有关。

（3）有感染的危险：与激素、细胞毒药物的应用和血浆置换、大量蛋白尿致机体抵抗力下降有关。

（4）恐惧：与本病进展快、预后差有关。

（5）知识缺乏：缺乏疾病相关知识。

（七）护理目标

（1）保护残余肾功能，防治急性肾衰竭。

（2）维持体液平衡，水肿消失，血压恢复正常。

（3）预防感染。

（4）患者焦虑/恐惧减轻，配合治疗护理，树立战胜疾病的信心。

（5）保持皮肤完整性，无破溃、受损。

（6）患者了解急进性肾小球肾炎相关知识，了解相关预防和康复知识，自我照顾和管理能力提高。

（7）生活自理能力恢复。

（八）护理措施

1. 一般护理

（1）急性期绝对卧床休息，积极配合，以尽快诊断。

（2）积极用药治疗和护理。

（3）提供安静舒适的睡眠环境，有助于入睡。

2. 心理护理

由于病情重，疾病进展快，患者可能出现恐惧、焦虑、烦躁、抑郁等心理。护士应充分理解患者的感受和心理压力，通过教育使患者及家属配合治疗。护士尽量多关心、巡视患者，及时满足患者的合理需要。护士应鼓励患者说出对患病的担忧，给其讲解疾病过程、合理饮食和治疗方案，以消除疑虑，提高治疗信心。及早预防和发现问题并给予心理疏导。

3. 治疗配合

（1）水肿较严重的患者应着宽松、柔软的棉质衣裤、鞋袜。协助患者做好全身皮肤、黏膜的清洁，指导患者注意保护好水肿的皮肤，如清洗时注意水温适当、勿过分用力；平时避免擦伤、撞伤、跌伤、烫伤。阴囊等部位严重的皮肤水肿可用中药芒硝粉袋或硫酸镁溶液敷于局部。水肿部位皮肤破溃应用无菌敷料覆盖，必要时可使用稀释成1：5的碘附溶液局部湿敷，以预防或治疗破溃处感染，促进创面愈合。

（2）注射时严格无菌操作，采用5～6号针头，保证药物准确及时的输注，注射完拔针后，应延长用无菌干棉球按压穿刺部位的时间，减少药液渗出。

4. 用药护理

（1）按医嘱严格用药，动态观察药物使用过程中疗效与不良反应。

（2）治疗后需认真评估有无甲泼尼龙冲击治疗常见的不良反应发生，如继发感染、水、钠潴留、精神异常、可逆性记忆障碍、面红、高血糖、消化道出血或穿孔、严重高血压、充血性心力衰竭等。

（3）实施保护性隔离，预防继发感染。

（4）观察利尿剂、环磷酰胺冲击治疗的相关不良反应，如血清电解质变化情况及相应的临床症状。

5. 病情观察

（1）监测肾小球滤过率（GFR）、内生肌酐清除率（Ccr）、血尿素氮（BUN）、血肌酐（Scr）水平。若Ccr快速下降，BUN、Scr进行性升高，提示有急性肾衰竭发生，应协助医生及时处理。

（2）监测尿量的变化，注意尿量迅速减少或无尿的现象。

（3）监测血电解质及pH的变化，特别是血钾情况，避免高血钾可能导致的心律失常，甚至心脏骤停。

（4）观察有无恶心、呕吐、呼吸困难（如端坐呼吸）等症状的发生，及时进行护理干预。

6. 健康宣教

（1）休息：卧床休息时间应较急性肾小球肾炎更长。

（2）积极预防和控制感染：从病因与治疗方法上对患者进行健康教育，增强患者预防感染的意识。

（3）提高治疗的依从性：告诉患者与家属严格依从治疗的意义、药物治疗可能出现的不良反应与转归，避免患者擅自停药或改变剂量，鼓励患者配合治疗。

（4）避免加重肾损害的因素，建立随访计划，鼓励患者进行自我病情监测。

三、慢性肾小球肾炎及护理

（一）概述

慢性肾小球肾炎（CGN）简称慢性肾炎，是由多种病因引起、呈现多种病理类型的一组慢性进行性肾小球疾病。患者常呈现不同程度的水肿、高血压、蛋白尿及血尿，肾功能常逐渐恶化直至终末期肾衰竭。

慢性肾小球肾炎可发生于任何年龄，但以青、中年为主，男性多见。

（二）病因

本病病因不明。起病前多有上呼吸道感染或其他部位感染，少数慢性肾炎可能是由急性链球菌感染后肾炎演变而来，但大部分慢性肾炎并非由急性肾炎迁延而来，而由其他原发性肾小球疾病直接迁延发展而成，起病即属慢性肾炎。

（三）病理

该病根据其病理类型不同，可分为如下几种类型：

（1）系膜增殖性肾炎，免疫荧光检查可分为IgA沉积为主的系膜增殖性肾炎和非IgA系膜增殖性肾炎。

（2）膜性肾病。

（3）局灶节段性肾小球硬化。

（4）系膜毛细血管性肾小球肾炎。

（5）增生硬化性肾小球肾炎。

（四）护理评估

1. 临床表现

慢性肾炎为起病缓慢、病程迁延、临床表现多样、多种病因引起的一组原发性肾小球疾病，不同病理改变有其相应的临床表现。早期患者可有乏力、疲倦、腰部酸痛、食欲差；有的可无明显症状。

1）基本临床表现

（1）蛋白尿：大多数患者有持续性蛋白尿，尿蛋白量常在 1 ~ 3 g/24 h。有的也可表现为大量蛋白尿，出现肾病综合征的表现。

（2）血尿：尿沉渣可见不同程度的肾小球源性血尿，常伴有管型。

（3）高血压：多表现为中度以上的血压增高，呈持续性。

（4）水肿：多发生在眼睑、面部或下肢踝部。

2）慢性肾衰竭临床表现

随着病情的发展可逐渐出现夜尿增多、肾功能减退，最后发展为慢性肾衰竭而出现相应的临床表现。

（1）早期表现：本病早期常表现为无症状性蛋白尿和（或）血尿，有时伴管型，也可伴乏力、腰酸、食欲差和间断轻微水肿等。肾小球和（或）肾小管功能正常或轻度受损。

（2）急性发作表现：慢性肾炎病程中可因呼吸道感染等原因诱发急性发作，表现为感染后 2 ~ 5 d 内病情急剧恶化，出现大量蛋白尿和血尿，甚至肉眼血尿，管型增多，水肿、高血压和肾功能损害均加重。适当处理可使病情恢复至原有水平，但部分患者由此进入尿毒症阶段。

2. 辅助检查

（1）尿液检查：多数尿蛋白（+）~（+++），尿蛋白定量为 1 ~ 3 g/24 h。镜下可见多型红细胞，可有红细胞管型。

（2）血液检查：早期血常规检查多正常或轻度贫血，晚期红细胞计数和血红蛋白计数明显下降。晚期血肌酐和血尿素氮增高，内生肌酐清除率明显下降。

（3）肾 B 超检查：晚期双肾缩小，肾皮质变薄。

（五）治疗

本病的治疗重点应放在保护残存肾功能，延缓肾损害进展上。

1. 一般治疗

（1）饮食：低盐（每日食盐 <3 g）；出现肾功能不全时应限制蛋白质摄入量。

（2）休息：肾功能正常的轻症患者可适当参加工作，重症及肾功能不全患者应休息。

2. 对症治疗

（1）利尿：轻者合用噻嗪类利尿剂及保钾利尿剂，重者用袢利尿剂。

（2）降血压：应将血压严格控制至 130/80 mmHg，能耐受者还能更低，这对尿蛋白 >1 g/d 者尤为重要。但是，对于老年患者或合并慢性脑卒中的患者，应该个体化地制订降压目标，常只宜降至 140/90 mmHg。

慢性肾炎高血压于治疗之初就常用降压药物联合治疗，往往选用血管紧张素转换酶抑制剂或血管紧张素 AT_1 受体阻滞剂，与双氢吡啶钙离子通道阻滞剂和（或）利尿药联合治疗，无效时再联合其他降压药物。

血清肌酐 >265 μmol/L（3 mg/dl）不是禁用血管紧张素转换酶抑制剂或血管紧张素 AT_1 受体阻滞剂的指征，但是必须注意警惕高钾血症发生。

3. 延缓肾损害进展的措施

严格控制高血压就是延缓肾损害进展的重要措施，除此而外，还可采用如下治疗。

（1）血管紧张素转换酶抑制剂（ACEI）或血管紧张素 AT_1 受体阻滞剂（ARB）：无高血压时亦可服用，能减少尿蛋白及延缓肾损害进展，宜长期服药。

（2）调血脂药物：以血浆胆固醇增高为主者，应服用羟甲基戊二酰辅酶 A 还原酶抑制剂（他汀类药）；以血清甘油三酯增高为主者，应服用纤维酸类衍生物（贝特类药）治疗。

（3）抗血小板药物：常口服双嘧达莫 300 mg/d，或服阿司匹林 100 mg/d。若无副作用此两类药可长期服用，但是肾功能不全、血小板功能受损时要慎用。

（4）降低血尿酸药物：肾功能不全致肾小球滤过率 <30 mL/min 时，增加尿酸排泄的药物已不宜使用，只能应用抑制尿酸合成药物（如别嘌呤醇及非布司他），并需根据肾功能情况酌情调节用药剂量。

除上述药物治疗外，避免一切可能加重肾损害的因素也极为重要，例如不用肾毒性药物（包括西药及中药）、预防感染（一旦发生，应及时选用无肾毒性的抗感染药物治疗）、避免劳累及妊娠等。

4. 糖皮质激素及细胞毒药物

一般不用。至于尿蛋白较多、肾脏病理显示活动病变（如肾小球细胞增生、小细胞新月体形成及肾间质炎症细胞浸润等）的患者，是否可以酌情考虑应用，需要个体化地慎重决定。

慢性肾炎如已进展至慢性肾功能不全，则应按慢性肾功能不全非透析疗法处理；如已进入终末期肾衰竭，则应进行肾脏替代治疗（透析或肾移植）。

（六）护理问题

（1）体液过多：与肾小球滤过功能下降致水、钠潴留有关。

（2）焦虑：与疾病反复发作、预后不良有关。

（3）营养失调，低于机体需要量：与限制蛋白饮食、患者食欲缺乏、低蛋白血症有关。

（4）潜在并发症：慢性肾衰竭。

（5）知识缺乏：缺乏慢性肾小球肾炎相关知识。

（七）护理目标

（1）维持体液平衡，纠正水、电解质紊乱。

（2）减轻焦虑情绪或消除焦虑表现及症状，能正确认知疾病与自我。

（3）维持良好的营养状态，Alb 正常，营养评估（SCA）等指标良好。

（4）延缓肾功能进展及恶化、控制血压、合理饮食、预防感染、防止滥用药物。

（八）护理措施

1. 一般护理

（1）休息与睡眠方面：嘱咐患者加强休息，以延缓肾功能减退。

（2）皮肤的护理：水肿较重的患者要注意衣着柔软、宽松。长期卧床者，应嘱其经常变换体位，防止发生压疮；年老体弱者，可协助其翻身或用软垫支撑受压部位。水肿患者皮肤非常薄，易发生破损而感染，故需协助患者做好全身皮肤的清洁，清洗时避免过分用力而损伤皮肤。同时，密切观察皮肤有无红肿、破损和化脓等情况发生。

（3）预防感染：①注意保暖，不要着凉，尽量少去人多的地方，避免上呼吸道感染。②注意个人卫生，做好会阴部护理，保持清洁，防止泌尿系和皮肤感染。③保持病房环境清洁，定时开门窗通风换气，定期进行空气、地面消毒，尽量减少病区的探访人次。

（4）病情观察：监测患者营养状况，包括观察并记录进食情况，如每天摄取的食物总量、品种，评估膳食中营养成分结构是否合适，总热量是否足够；观察口唇、指甲和皮肤色泽有无苍白；定期监测体重和上臂肌围，有无体重减轻、上臂环围缩小；检测血红蛋白浓度和人血白蛋白浓度是否降低。应注意，体重指标不适合水肿患者的营养评估。

慢性患者的水肿一般不重，但少数患者可出现肾病综合征的表现，注意观察患者的尿量，水肿程度有无加重，或有无胸腔、腹腔积液。密切观察血压的变化，血压突然升高或持续高血压可加重肾功能的恶化。监测肾功能，如 Ccr、血肌酐。监测血尿素氮，定期检查尿常规，监测水、电解质、酸碱平衡有无异常。

2. 心理护理

由于多数患者病程较长，肾功能逐渐恶化，预后差，心理护理就显得尤为重要，特别是对于那些由于疾病而影响了正常工作、学习和生活的患者。

（1）一般性的心理支持：主要通过支持、解释、疏导、鼓励等方法建立良好的社会支持体系，帮助患者树立生活和治疗的信心，保持乐观的心态。

（2）放松疗法：可结合音乐疗法放松精神、稳定情绪，还可辅助性地起到降血压、增加外周血流量、改善微循环的作用。

（3）集体心理治疗：可将患者集中到一起进行疾病的讲解，鼓励患者之间的探讨，自我病情的介绍和分析，通过交流起到互相鼓励、宣泄不良情绪的作用。

3. 治疗配合

（1）饮食治疗：慢性肾炎患者肾功能减退时应予以优质蛋白饮食，0.6 ~ 0.8 g/（kg·d），每天限制在 30 ~ 40 g，其中 50% 以上为优质蛋白，以减轻肾小球毛细血管高灌注、高压力和高滤过状态。低蛋白饮食时，应适当增加糖类的摄入，以满足机体生理代谢所需要的热量，避免因热量供给不足加重负氮平衡。控制磷的摄入，同时注意补充多种维生素及锌元素，因为锌有刺激食欲的作用。有明显水肿和高血压时需低盐饮食。

（2）积极控制高血压：近来通过研究结果证实，ACEI 作为一线降压药物与钙离子通道阻滞剂等药物联合应用治疗高血压，对延缓肾功能恶化也有肯定的疗效。ACEI 和 ARB 两类降压药物可以降低尿蛋白，β 受体阻滞剂对肾素依赖性高血压有较好疗效，对防治心血管并发症也有较好疗效。

4. 用药护理

（1）利尿药：观察利尿效果，防止低钠、低钾血症及血容量减少等不良反应的发生。

（2）降压药：使长期服用降压药者充分认识降压治疗对保护肾功能的作用，嘱其勿擅自改变药物剂量或停药，以确保满意的疗效。卡托普利对肾功能不全者易引起高钾血症，应定时观察血压，降压不宜过快或过低，以免影响肾灌注。

（3）激素或免疫抑制剂：慢性肾炎伴肾病综合征者常见，应观察药物可能出现的不良反应。

（4）抗血小板聚集药：观察有无出血倾向，监测出血、凝血时间等。

5. 健康教育

（1）休息与饮食：嘱患者加强休息，避免剧烈运动和过重的体力劳动，以延缓肾功能减退。饮食上应注意摄取低盐、优质蛋白、低磷、高热量饮食，指导患者选择适合自己病情的食物和量。

（2）避免加重肾损害的因素：注意休息和保暖，加强个人卫生，预防各种感染。若患感冒、咽炎、扁桃体炎和皮肤感染等，应及时就医。避免使用对肾功能有害的药物，如氨基糖苷类抗生素、抗真菌药等。

（3）定期门诊随访：慢性肾炎病程长，需定期随访疾病的进展。若病情出现变化，如出现水肿或水肿加重、血压增高、血尿等，应及时就医。

四、肾病综合征及护理

（一）概述

肾病综合征（NS）是肾小球疾病引起的一个临床综合征，包括：①大量蛋白尿；②低蛋白血症；③水肿；④高脂血症。除外系统性疾病导致的继发性肾病综合征后，原发性肾病综合征才能成立。肾病综合征的主要并发症有感染、血栓及肾功能损害（包括肾前性氮质血症及特发性急性肾衰竭）等。

原发性肾病综合征儿童期多见于微小病变，青少年期主要是增生性肾炎、系膜毛细血管性肾炎、局灶性肾小球硬化；中老年多见于膜性肾病。继发性肾病综合征儿童期常见于过敏性紫癜肾炎、乙肝相关性肾炎等；青少年期常继发于系统性红斑狼疮、过敏性紫癜、乙肝等；中老年多继发于糖尿病、肾淀粉样变、多发性骨髓瘤等。

（二）病因

病因分为原发性和继发性两大类。原发性肾病综合征是指原发于肾小球本身的病变，因免疫介导性炎症而导致肾脏损害。继发性肾病综合征是指继发于全身系统性疾病或先天遗传性疾病，如系统性红斑狼疮、糖尿病性肾病、过敏性紫癜、肾淀粉样变、多发性骨髓瘤、药物、感染、先天遗传性疾病如家族性出血性肾炎（Alport 综合征）等。

（三）病理

原发性肾病综合征肾小球病变的主要病理类型有微小病变型肾病、系膜增生性肾小球肾炎、系膜毛细血管性肾小球肾炎、膜性肾病及局灶性节段性肾小球硬化。

（四）护理评估

1. 临床表现

肾病综合征作为一组临床综合征具有共同的临床表现、病理生理和代谢变化。但是，由于这是由多种病因、病理和临床疾病引起的一组综合征，所以其表现、机制和防治等方面各有其特点。

（1）大量蛋白尿和低蛋白血症：当肾小球滤过膜的屏障作用，尤其是电荷屏障受损时，滤过膜对血浆蛋白（以白蛋白为主）的通透性增高。当原尿中的蛋白含量超过肾小管的重吸收能力时，导致大量蛋白尿，这是低蛋白血症的主要原因。

（2）水肿：低蛋白血症造成血浆胶体渗透压下降是患者出现水肿的主要原因。水肿往往是肾病综合征患者最明显的体征。严重水肿的患者还可出现胸腔、腹腔、心包积液。

（3）高脂血症：低白蛋白血症刺激肝脏合成脂蛋白代偿性增加，加之脂蛋白分解减少，使得血中胆固醇、甘油三酯含量升高，低密度及极低密度脂蛋白的浓度也增高。

（4）并发症

①感染：为最常见的并发症，与大量蛋白尿和低蛋白血症、免疫功能紊乱及激素治疗有关。感染部位以呼吸道、泌尿道、皮肤最多见。感染是肾病综合征复发和疗效不佳的主要原因之一。

②血栓、栓塞：由于有效血容量减少，血液浓缩及高脂血症使血液黏稠度增加；某些蛋白质自尿中丢失以及肝脏代偿性合成蛋白质增加，引起机体凝血、抗凝和纤溶系统失衡，加之强效利尿剂的应用，进一步加重高凝状态，易发生血管内血栓形成和栓塞，以肾静脉血栓最为多见（发生率为10% ~ 40%，其中大部分病例无临床症状）。血栓和栓塞是直接影响肾病综合征治疗效果和预后的重要因素。

③急性肾衰竭：低蛋白血症使血浆胶体渗透压下降，水分从血管内进入组织间隙，引起有效循环血容量的减少、肾血流量下降，可诱发肾前性氮质血症，经扩容、利尿治疗后多可恢复。少数患者可发展为肾实质性急性肾衰竭，表现为无明显诱因出现少尿、无尿，经扩容、利尿无效，其机制可能是肾间质高度水肿压迫肾小管及大量蛋白管型阻塞肾小管，导致肾小管高压，肾小球滤过率骤减所致。

④其他：长期高脂血症易引起动脉硬化、冠心病等心血管并发症；长期大量蛋白尿可导致严重的蛋白质营养不良，儿童生长发育迟缓；免疫球蛋白减少致机体抵抗力下降，易发生感染；金属结合蛋白及维生素 D 结合蛋白丢失可致体内铁、锌、铜缺乏以及钙、磷代谢障碍。

2. 辅助检查

（1）尿液检查：尿蛋白定性一般为（+++）~（++++），24 h 尿蛋白定量超过 3.5 g。尿中可有红细胞和颗粒管型等。

（2）血液检查：血浆白蛋白低于 30 g/L，血中胆固醇、甘油三酯、低及极低密度脂蛋白均可增高，血 IgG 可降低。

内生肌酐清除率正常或降低，血肌酐、尿素氮可正常或升高。

（3）肾 B 超检查：双肾正常或缩小。

（4）肾组织活检：可明确肾小球病变的病理类型，指导治疗及判断预后。引起原发性肾病综合征的肾小球病变的主要病理类型有微小病变型肾病、系膜增生性肾小球肾炎、系膜毛细血管性肾小球肾炎、膜性肾病及局灶性节段性肾小球硬化。

（五）治疗

1. 一般治疗

（1）休息：重症肾病综合征患者应卧床，但应注意在床上活动肢体，以防血栓形成。

（2）饮食：低盐（食盐每日 <3 g），蛋白质人量以每日 0.8 ~ 1.0 g/kg 为妥，不宜采用高蛋白饮食，要保证热量（每日 126 147 kj/kg，即每日 30 ~ 35 kcal/kg），并注意维生素及微量元素补充。

2. 对症治疗

（1）利尿消肿：有效血容量不足时，可先静脉输注胶体液（如低分子右旋糖酐等血浆代用品，用含糖、不含氯化钠制剂）扩张血容量，然后再予袢利尿剂；无有效血容量不足时，可以直接应用袢利尿剂。

袢利尿剂宜静脉给药，首剂给以负荷量，然后持续泵注（如呋塞米首剂 40 mg 从输液小壶给入，然后以每小时 5 ~ 10 mg 速度持续泵注，全日量不超过 200 mg）。袢利尿剂若与作用于远端肾小管或集合管的口服利尿药（如氢氯噻嗪、美托拉宗、螺内酯及阿米洛利）联用，利尿效果可能更好。利尿消肿以每天减少体重 0.5 ~ 1.0 kg 为当。注意不应滥输血浆或白蛋白制剂利尿，因为人血制剂来之不易，不应轻易使用，另外，滥用还可能加重肾脏负担，损伤肾功能。

对于严重水肿（甚至皮肤渗液）和（或）大量胸、腹水利尿无效的患者，可以考虑用血液净化技术超滤脱水。

（2）减少尿蛋白排泄：可服用血管紧张素转换酶抑制剂或血管紧张素 AT_1 受体阻滞剂。服药期间应密切监测血清肌酐变化，如果血清肌酐上升超过基线的 30%，则提示肾缺血（肾病综合征所致有效血容量不足，或过度利尿脱水），应暂时停药。为此，在肾病综合征的利尿期最好不服用这类药物，以免上述情况发生。

（3）调血脂治疗：对具有明显高脂血症的难治性肾病综合征病例应服用调脂药治疗。以血浆胆固醇增高为主者，应服用羟甲基戊二酰辅酶 A 还原酶抑制剂（他汀类药）；以血清甘油三酯增高为主者，应服用纤维酸类衍生物（贝特类药）治疗。

3. 糖皮质激素及免疫抑制剂治疗

（1）糖皮质激素：是治疗肾病综合征的主要药物。治疗原则：①“足量”：起始量要足，常用泼尼松或泼尼松龙每日 1 mg/kg 口服，但是最大量一般不超过每日 60 mg，服用 1 ~ 2 个月（完全缓解病例）或 3 ~ 4 个月（未缓解病例）后减量；②“慢减”：减撤激素要慢，一般每 2 ~ 3 周减去前用量的 1/10；③“长期维持”：以隔日服 20 mg 作维持量，服半年或更长时间。

（2）细胞毒药物：常与激素配伍应用。现多用环磷酰胺，每日 0.1 g 口服，或隔日 0.2 g 静脉注射，累积量达 6 ~ 12 g 停药。其他细胞毒药物还有苯丁酸氮芥等。

（3）钙调神经磷酸酶抑制剂：包括环孢素 A 及他克莫司。

①环孢素 A：常与糖皮质激素（泼尼松或泼尼松龙起始剂量可减为每日 0.5 mg/kg）配伍应用。每日 3 ~ 4 mg/kg，最多不超过每日 5 mg/kg，分早晚 2 次空腹口服，维持血药浓度谷值于 125 ~ 175 ng/mL，服用 3 ~ 6 个月后逐渐减量，共服药 6 ~ 12 个月。

②他克莫司：常与激素（泼尼松或泼尼松龙起始剂量可减为每日 0.5 mg/kg）配伍应用。每日 0.05 ~ 0.1 mg/kg，分早晚 2 次空腹口服，持续 6 个月，维持血药浓度谷值于 5 ~ 10 ng/mL，然后逐渐减量，将血药浓度谷值维持于 3 ~ 6 ng/mL，再服 6 ~ 12 个月。

（4）吗替麦考酚酯：是一种新型免疫抑制剂，主要用于难治性肾病综合征治疗。也常与激素配伍应用，用量 1.5 ~ 2 g/d，分 2 次空腹服用，半年后渐减量至 0.5 ~ 0.75 g/d，然后维持服药 0.5 ~ 1 年。

（5）雷公藤总苷（雷公藤多苷）：与激素配合应用。用法：每次 10 ~ 20 mg，每日 3 次口服。

（6）其他：应用西罗莫司（雷帕霉素）及利妥昔单抗治疗原发性肾病综合征，仅有个例或小样本报道，作为推荐用药目前尚缺证据。

4. 并发症防治

（1）感染：包括细菌（包括结核杆菌）、真菌（包括卡氏肺孢子菌）及病毒感染，尤易发生在足量激素及免疫抑制剂初始治疗的头 3 个月内，对感染一定要认真防治。在进行上述免疫抑制治疗前及治疗中应定期给患者检验外周血淋巴细胞总数及 CD4 细胞数，前者低于 0.6×10^9/L（600/mm^3）和（或）后者低于 0.2×10^9/L（200/mm^3）时发生感染的概率显著增加，同时还应定期检验血清 IgG。感染一旦发生，即应选用敏感、强效、无肾毒性的抗病原微生物药物及时治疗。反复感染者可试用免疫增强剂（如胸腺素、丙种球蛋白等）预防感染。

（2）血栓：防治血栓栓塞并发症的药物如下：①抗血小板药物：肾病综合征未缓解前均应用。②抗凝药物：当人血白蛋白 < 20 g/L 时即应用。③溶栓药物：一旦血栓形成即应尽早应用溶栓药物（如尿激酶）治疗。

（3）特发性急性肾衰竭：此并发症常见于老年、微小病变肾病的肾病综合征复发患者。发病机制不清，部分患者发病与大量血浆蛋白滤过形成管型堵塞肾小管及肾间质高度水肿压迫肾小管，导致“肾内梗阻”相关。因此主要治疗如下：①血液透析：除维持生命赢得治疗时间外，并可在补充血浆制品后脱水（应脱水至干体重），以减轻肾间质水肿。②甲泼尼龙冲击治疗：促进肾病综合征缓解。③袢利尿剂：促使尿量增加，冲刷掉阻塞肾小管的管型。

（六）护理问题

（1）体液过多：与低蛋白血症致血浆胶体渗透压下降有关。

（2）营养失调，低于机体需要量：与大量蛋白质丢失、胃肠黏膜水肿致蛋白吸收障碍等因素有关。

（3）有感染的危险：与皮肤水肿，大量蛋白尿致机体营养不良，激素、细胞毒药物的应用致机体免疫功能低下有关。

（七）护理目标

（1）维持体液平衡，纠正低蛋白血症。

（2）维持良好的营养状态，补充蛋白。

（3）防治感染。

（4）增强活动耐力。

（5）积极控制疾病的进展，减轻焦虑。

（6）避免血栓形成、急性肾衰竭及心、脑血管并发症等。

（7）与患者沟通，讲解疾病有关的防治知识。

（八）护理措施

1. 一般护理

（1）饮食护理：合理饮食能改善患者的营养状况和减轻肾脏负担，蛋白质的摄入是关键。肾病综合征患者食物中各种营养成分的构成一般为以下几种：

①蛋白质：提倡正常量的优质蛋白（富含必需氨基酸的动物蛋白）每天每公斤体重 1.0 g；有氮质血症的水肿患者，应同时限制蛋白质的摄入。

②足够热量：低蛋白饮食者需注意提供不少于每天每公斤体重 126 ~ 147 kJ（30 ~ 50 kcal）的热量，以免导致负氮平衡。

③水、钠限制：有明显水肿、高血压或少尿者，严格限制水、钠摄入，勿食腌制品等含钠高的食物。

④脂肪限制：脂肪占总供能的 30% ~ 40%，饱和脂肪酸和不饱和脂肪酸比例为 1 ∶ 1，为减轻高脂血症，少进富含饱和脂肪酸的食物如动物油脂，而多食富含不饱和脂肪酸的食物如植物油及鱼油等。

⑤注意补充各种维生素及微量元素（如铁、钙）。

（2）休息与活动：全身严重水肿，合并胸腔积液、腹水，有严重呼吸困难者应绝对卧床休息，取半坐卧位，必要时给予吸氧。病情缓解后逐渐增加活动量，减少血栓等并发症的发生。高血压患者限制活动量，老年患者改变体位时不可过快以防体位性（直立性）低血压。卧床期间注意肢体适度活动与被动运动，防止血栓形成。

（3）皮肤的护理：水肿较重的患者要注意衣着柔软、宽松。长期卧床者，应嘱其经常变换体位，防止发生压疮；年老体弱者，可协助其翻身或用软垫支撑受压部位。水肿患者皮肤非常薄，易发生破损而感染，故需协助患者做好全身皮肤的清洁，清洗时避免过分用力而损伤皮肤。同时，密切观察皮肤有无红肿、破损和化脓等情况发生。

（4）预防感染：①注意保暖，不要着凉，尽量少去人多的地方，避免上呼吸道感染。②注意个人卫生，做好会阴部护理，保持清洁，防止泌尿系和皮肤感染。③保持病房环境清洁，定时开门窗通风换气，定期进行空气、地面消毒，尽量减少病区的探访人次。

2. 病情观察

注意观察患者的尿量，水肿程度有无加重，或有无胸腔、腹腔积液。密切观察血压的变化，血压突然升高或持续高血压可加重肾功能的恶化。监测肾功能如 Ccr、血肌酐和血尿素氮，定期检查尿常规，监测水、电解质、酸碱平衡有无异常。注意观察出现血栓栓塞及心、脑血管等并发症的征象。

3. 用药护理

患者遵医嘱用利尿剂时，应观察利尿剂的效果及副作用，防止水、电解质的紊乱。激素或免疫抑制剂常用于肾病综合征的患者，应注意观察药物可能的副作用。使用血小板解聚药时应注意观察有无出血倾向，监测出血和凝血时间等。

4. 健康教育

（1）休息与饮食：嘱患者加强休息，避免剧烈运动和过重的体力劳动，以延缓肾功能减退。饮食上应注意摄取低盐饮食，以减轻水肿。

（2）避免加重肾损害的因素：注意休息和保暖，加强个人卫生，预防各种感染。若患感冒、咽炎、扁桃体炎和皮肤感染等应及时就医。避免使用对肾功能有害的药物，如氨基糖苷类抗生素、抗真菌药等。

（3）遵医嘱用药，勿自行减量或停用激素，了解激素及细胞毒药物的常见副作用。

（4）定期门诊随访，监测肾功能变化。

第二节　肾小管、间质疾病及护理

一、肾小管性酸中毒

（一）概述

肾小管性酸中毒（RTA）是近端肾小管对碳酸氢盐离子的重吸收障碍或者远端肾小管管腔与管周液间 pH 梯度建立障碍所引起的代谢性酸中毒。

临床上将肾小管性酸中毒分为Ⅰ型（远端型）肾小管性酸中毒（RTA）、Ⅱ型（近端型）肾小管性酸中毒（PRTA）、Ⅲ型（混合型）肾小管性酸中毒和Ⅳ型（高血钾型）肾小管性酸中毒。

（二）病因

1. Ⅰ型肾小管性酸中毒

有原发性和继发性，原发者见于先天性肾小管功能缺陷，多为常染色体显性遗传，也有隐性遗传和特发病例；继发者可见于很多疾病，如肾盂肾炎、药物性或中毒性肾病、甲状腺功能亢进、肾髓质囊性病、系统性红斑狼疮等。

2. Ⅱ型（近端）肾小管性酸中毒

有原发性、继发性和一过性，原发性多为常染色体显性遗传；继发性可能由药物、镉铅铝汞等中毒、遗传性疾病、多发性骨髓瘤、肾小管间质性疾病等引起；一过性多为婴儿发生。

3. Ⅲ型（混合型）肾小管性酸中毒

Ⅰ型与Ⅱ型肾小管性酸中毒合并存在的类型。

4. Ⅳ型肾小管性酸中毒

病因主要有两种，一是醛固酮分泌减少，二是远端肾小管对醛固酮的反应减弱。

（三）病理

由于原发性或继发性原因导致远端肾小管排泌氢离子和小管腔液 - 管周间氢离子梯度功能障碍，导致尿液 pH>6，净酸排泄减少。正常情况下远曲小管对碳酸氢根离子的重吸收很少，排泌的氢离子主要与管中磷酸氢钠交换钠离子，形成铵根离子不能弥散至细胞内，因此产生较陡峭的氢离子梯度。Ⅰ型 RTA 患者不能形成或维持这个梯度，故使氢离子储积，进而影响到体内碳酸氢根离子的储备，血液中氯离子代偿性增高，发生高氯性酸中毒。

（四）护理评估

1. 临床表现

1）Ⅰ型 RTA（远端型）

女性多见，多发病于 20 ~ 40 岁。主要表现为高氯性代谢性酸中毒及电解质紊乱而引起的系列表现。

（1）慢性高氯性代谢性酸中毒：临床上通常在晚期才有典型的酸中毒表现，如食欲差、呕吐、深大呼吸及神志改变等。

（2）电解质紊乱：由于远端肾单位氢泵与皮质集合管氢、钾泵功能减退而导致酸中毒与低血钾。

（3）肾性骨病：肾小管性酸中毒可抑制对钙的再吸收和维生素 D 的活化而引起高尿钙和低血钙，后者又可继发甲状旁腺功能亢进。因此，患者又可有低血磷及肾性骨病，患者常有骨痛、肾性骨折，小儿则可有骨畸形、侏儒、牙齿易松动、脱落。

（4）高钙尿、肾结石与肾钙化：由于大量排 Ca^{2+}，极易发生钙沉着而形成肾结石和肾钙化、继发感染与梗阻性肾病。

（5）肾功能：早期即有尿浓缩功能障碍，再加上溶质利尿，因此，有的患者可以多尿、烦渴和多饮为最早症状，晚期肾小球功能亦受损而导致尿毒症。

2）Ⅱ型肾小管性酸中毒（近端型）：常见于幼儿期，少数患者随年龄增长可自行缓解，较多见于男性。主要表现为：

（1）高氯性代谢性酸中毒。

（2）一般患者低钾表现比较明显，而低血钙与骨病较轻。

（3）可同时有其他近曲小管功能障碍，如糖尿、氨基酸尿。

3）混合型 RTA（Ⅲ型 RTA）

指Ⅰ和Ⅱ两型混合存在，该型 RTA 在临床并无特殊重要性。

4）Ⅳ型肾小管性酸中毒（Ⅳ型 RTA）

Ⅳ型肾小管性酸中毒以高氯性酸中毒及持续型高血钾为特点。本型多见于老年人。临床常伴轻度肾功能不全、氮质血症，但阴离子正常，血氯升高，且酸中毒、高血钾程度与肾功能减退程度不相称。尿 NH_4^+ 降低，酸中毒时尿可呈酸性，尿碳酸氢根离子排出不多。

2. 辅助检查

（1）血液检查：查看电解质及血气分析的变化，如Ⅰ型 RTA 常引起低钾血症和高氯血症，Ⅱ型 RTA 可引起低磷血症，而Ⅳ型 RTA 常伴有高钾血症。

（2）尿液检查：观察尿量及尿的酸碱度变化。

（3）肾脏 B 超：肾脏呈弥漫性损害。

（五）治疗

1. 纠正代谢性酸中毒

可用枸橼酸钾和枸橼酸钠混合液如复方枸橼酸合剂（Shohl 合剂）、Al-bright 合剂、枸橼酸合剂。用量依血碳酸氢根水平及呼吸代偿能力、血 pH 值综合判断，用药量应足以使血 pH 和二氧化碳结合力（CO_2CP）维持在正常范围。

2. 纠正骨质疏松

对儿童患者或骨质软化的成人患者需给予钙剂和维生素 D。每日维生素 D 5 000 单位，促进钙的吸收和加速骨质恢复。需定期监测血钙水平，以防发生高钙血症。还可肌注苯丙酸诺龙，以利骨质成长。

3. 消除结石

远端 RTA 往往发生多发肾结石，对于较大结石、估计不能自行排出或引起梗阻的结石，可做体外冲击波碎石治疗。

4. 中医中药

可按肾阴虚或肾阳虚辨证施治应用六味地黄丸、金匮肾气丸、桂附地黄丸等。

（六）护理问题

（1）体液不足：与疾病所致多尿有关。

（2）活动无耐力：与本病造成的肾性骨病、骨折或手足抽搐有关。

（3）潜在并发症：严重电解质紊乱造成的急性或慢性肾功能不全、骨病、肾结石等。

（4）知识缺乏：缺乏与疾病相关的知识。

（七）护理目标

（1）维持体液、电解质及酸碱平衡，使患者不发生脱水症状。

（2）治疗原发病，使患者不影响日常活动。

（3）积极治疗疾病，延缓肾小管功能进一步损伤与恶化。

（4）学习掌握本病知识，了解遵医嘱服药的意义及必要性。

（八）护理措施

1. 一般护理

（1）肾小管性酸中毒严重者需卧床休息，必要时予以吸氧、镇静等护理。如发生低血钙引起手足抽搐，在遵医嘱用药的同时应严格卧床以免摔伤。

（2）做好低钾、低钙等电解质紊乱及代谢性酸中毒的病情观察。

（3）准确记录出入量：出入量是反映机体内水、电解质、酸碱平衡的重要指标，可直接反映患者病情变化。

（4）做好各项化验检查：各项化验检查为病情诊断提供良好的依据，所以应正确收集血、尿等各种标本，及时送检。

2. 饮食护理

保持电解质、酸碱度的平衡，维持营养物质的摄入，对于恶心、呕吐的患者要及时服用止吐药物，同时可给予清淡易消化饮食。

3. 病情观察

（1）观察低血钾表现，如有无恶心、呕吐、肌无力和软瘫、腹胀等表现，应给予相应的护理。

（2）观察低钙的表现，如骨痛、抽搐、骨发育不良等表现。

（3）观察尿量及尿酸碱度的变化。

（4）观察患者神志、体温、脉搏、呼吸、血压、大小便及用药后的反应，这些情况既可提示疾病进展，又利于发现病情异常变化。

4. 心理护理

由于本病的并发症较多，应主动与患者进行沟通，详细讲解疾病的发病机制及预后情况，消除患者恐惧等不良情绪，以便能积极配合诊断、治疗和护理。还要及时与患者家属沟通，有利于患者得到更多关心和支持。

5. 健康教育

（1）肾小管性酸中毒患者的酸碱失衡，尿素可从唾液腺、汗腺排出，在皮肤上沉着，引起口臭、口腔溃疡，所以在加强口腔及皮肤护理的同时，应做好卫生宣教，注意个人卫生。

（2）肾小管性酸中毒易反复发作，要做好卫生宣教及出院指导。让患者合理安排饮食起居，避免上呼吸道感染及其他部位的感染，并加强锻炼，增强机体抵抗力。

二、急性间质性肾炎

（一）概述

急性间质性肾炎（AIN）又称急性肾小管间质性肾炎，是一组临床出现急性肾损害、病理以肾间质炎细胞浸润及水肿为主要表现的肾脏病。根据病因可分为药物相关性 AIN、感染相关性 AIN 及自身免疫性 AIN。

（二）病因

急性间质性肾炎的病因多样，大致有药物过敏、感染相关、肾移植急性排异反应、系统性疾病伴发等几种。

1. 药物相关性急性间质性肾炎

药物过敏是导致 AIN 最常见的原因，常见的致病药品有抗生素、利尿剂和制酸剂等，用药后可能出现肾功能下降及肾小管功能损害。

2. 感染相关性急性间质性肾炎

肾脏局部感染和全身感染均可引起急性间质性肾炎，肾脏感染主要见于肾盂肾炎和肾结核；全身感染主要由于细菌、真菌和病毒感染。

3. 自身免疫性急性间质性肾炎

结节病、干燥综合征、系统性红斑狼疮等自身免疫性疾病均可能引起自身免疫性急性间质性肾炎。

（三）病理

各种急性间质性肾炎存在几种基本病理变化，一是间质水肿和炎症细胞浸润，二是小管病变，三是肉芽肿形成。光镜下病变主要在肾间质及肾小管，肾小管上皮细胞退行性变，肾小球与肾血管可以正常。电镜显示在病变早期可见细胞肿胀、空泡变性、线粒体肿胀、近端小管刷状缘脱落。在进展的病例可见小管细胞变扁平并伴有膜撕裂、萎缩、变性。当非甾体抗炎药同时引起肾小球微小病变型肾病时，还可见肾小球脏层上皮细胞足突广泛融合。

（四）护理评估

1. 临床表现

（1）药物相关性急性间质性肾炎：主要表现为突发的肾小球滤过率下降，血清尿素氮、肌酐进行性增高，可伴有恶心、呕吐、消瘦、疲乏无力、发热、皮疹、关节痛等症状。伴或不伴有少尿，血压多正常。发热、皮疹、嗜酸性粒细胞增多称为三联征。

（2）感染相关性急性间质性肾炎：有原发病的临床表现，如发热、寒战、血白细胞增多等感染中毒症状或午后低热、盗汗、食欲差等结核中毒症状以及感染部位的症状。如果是肾脏局部感染，则有腰背痛和肾区叩痛。其他症状同上。

（3）自身免疫性急性间质性肾炎：主要是原发病的表现，原发病的表现随着病种的不同而迥异，肾脏病变也不同，因此临床表现差异大，但是多有间质性肾炎的临床表现。

2. 辅助检查

（1）尿液检查：一般为少量蛋白尿、无菌性白细胞尿、嗜酸性粒细胞尿（>5%）、肾性糖尿、低渗尿。

（2）血液检查：肌酐和尿素氮增高，高钾、高氯等电解质紊乱，代谢性酸中毒等，菌血症时血培养阳性。

（3）B 超检查：肾脏呈正常大小或体积增大，皮质回声增强，同于或高于肝脏回声。

（4）病理学检查：肾间质水肿伴灶性或弥漫性炎细胞浸润，肾小管可有不同程度的退行性变，肾小球和肾血管正常或病变较轻。

（五）治疗

1. 药物相关性急性间质性肾炎

治疗原则为去除病因，支持治疗以防治并发症以及促进肾功能恢复。

（1）一般治疗：应力争去除病因，首先停用相关药物或可疑药物，避免再次使用同类药物。支持治疗主要在于对急性肾衰竭及其并发症的非透析治疗措施或透析治疗，主要目标是改善症状并减少并发症。

（2）特殊治疗：如果停用致病药物数周后患者的肾功能未能得到改善、肾衰竭程度过重且病理提示肾间质弥散性炎细胞浸润，或肾脏病理显示肉芽肿性肾间质肾炎者，有必要早期给予糖皮质激素治疗，常可获得利尿、加速肾功能改善的疗效。

2. 感染相关性急性间质性肾炎

针对可疑病原体给予积极抗感染及支持治疗最重要，对重症呈少尿或无尿型急性肾衰竭表现或伴有多器官衰竭，应按急性肾衰竭治疗原则给予替代治疗。

3. 自身免疫性急性间质性肾炎

特发性急性间质性肾炎的治疗主要是支持治疗和免疫抑制治疗。对病情较重者及伴有肉芽肿的特发急性间质性肾炎应早期应用中等剂量的激素治疗，必要时可以考虑给予甲泼尼龙冲击治疗。若无效或停药后复发，则可考虑应用其他免疫抑制剂（如环磷酰胺或环孢素等）治疗，仍可获得满意疗效，但需要特别注意监测这些药物的副作用。

（六）护理问题

（1）体液过多：与肾小球滤过率下降、水钠潴留有关。

（2）有电解质和酸碱失衡的危险：与肾小管功能异常有关。

（3）有感染的危险：与贫血、抵抗力下降有关。

（4）有皮肤完整受损的危险：与高度水肿有关。

（5）知识缺乏：缺乏疾病预防及用药相关知识。

（6）潜在并发症：急性肾衰竭等。

（7）体温过高：与身体受到感染有关。

（七）护理目标

（1）体液平衡，表现为水肿消退、尿量增加、尿分析结果正常。

（2）电解质和酸碱平衡，表现为血液生化指标正常，呼吸平稳。

（3）避免及减轻肾实质的损伤，防止肾衰竭。

（4）避免全身或局部的感染。

（5）皮肤完好无损。

（6）学习掌握疾病相关知识，了解疾病过程和治疗方案。

（八）护理措施

1. 一般护理

卧床休息，水肿明显者给予无盐饮食，水肿减轻后给予低盐饮食，饮食应易消化、富含维生素。出现急性肾功能不全者，限制蛋白入量，给予优质蛋白，维持营养状态。

2. 心理护理

鼓励患者表达自己的想法，适时给予心理支持，对焦虑紧张的患者给予心理疏导。

3. 治疗配合

针对病因治疗，如药物过敏所致的急性间质性肾炎应该找到致敏药物，并立即停用，可以应用糖皮质激素，同时加强支持治疗，必要时给予透析支持治疗。尽量减轻肾功能受损，加速肾功能的恢复。如感染引起的急性间质性肾炎应控制感染，预防出现医院内感染，提供安静舒适的环境。

4. 用药护理

停用致敏药物，慎用对肾功能有影响的药物，纠正酸碱和电解质平衡紊乱，治疗并发症。

5. 心理、社会因素与健康教育

应尽快明确病因，即刻停用致病药物，经适当治疗后，肾功能可以部分或完全恢复。但由于起病病因、治疗病程长短、肾功能受损程度、间质浸润和纤维化情况及治疗及时与否均可影响肾功能的恢复时间和程度，而且，肾功能的恢复还取决于多学科的协作和综合治疗的措施。因此，帮助患者掌握本病知识，对健康人群宣教用药常识，与社区医护人员相互支持、通力协作非常重要。

三、慢性间质性肾炎

（一）概述

慢性间质性肾炎是由不同病因引起的一组以肾间质纤维化及肾小管萎缩伴慢性炎细胞浸润为主要病理表现的临床病理综合征，又称慢性肾小管间质性肾炎。

（二）病因

引起该病的原因较多，常见的有药物、重金属、放射线、血管疾病、尿路梗阻、代谢疾病、免疫疾病、肉芽肿病、感染、血液病、遗传病等。

1. 微生物感染引起的慢性间质性肾炎

尿流动力学出现异常的情况下容易出现尿路的感染，慢性非梗阻反流性肾盂肾炎是导致慢性间质性肾炎的常见原因。

2. 中毒引起的慢性间质性肾炎

引起中毒性慢性间质性肾炎的原因有很多，包括止痛剂、某些化疗药物、重金属、放射线等因素。

（三）病理

在慢性间质性肾炎的晚期，肾脏缩小，外形不规则，见多发的瘢痕，经常存在两肾不等大。光镜下，间质呈典型的慢性炎症变化，主要见淋巴细胞、浆细胞和成纤维细胞。有大量的胶原和含黏多糖的基质沉积。肾小管细胞萎缩扁平，肾小管外形扭曲，常见管腔扩张，内含嗜酸性管型。肾小管基底膜特征性增厚。疾病后期肾小球受累，周围绕以纤维组织，最后肾小球发生纤维化和透明样变。

（四）护理评估

1. 临床表现

（1）微生物感染引起的慢性间质性肾炎：慢性非梗阻反流性肾盂肾炎多见于儿童，排尿或膀胱充盈时有腰痛，排尿间歇短而尿量多，合并感染时有肾盂肾炎发作。另外，还有肾小管功能障碍的临床表现，如尿液酸化功能、浓缩功能障碍，早期一般无水肿。

（2）中毒性慢性间质性肾炎：止痛剂中毒者以年轻女性多见，长期服用止痛剂后出现肾小管功能受损；化疗药物中毒者表现为化疗后出现蛋白尿和肾功能改变；重金属中毒后出现肾小管功能损害，锂中毒可以出现肾性尿崩症，铅中毒除了全身表现外，在肾脏表现为肾小管功能失常，肾性糖尿、氨基酸尿、蛋白尿、管型尿及尿铅排量增加等。

2. 辅助检查

（1）尿液检查：蛋白尿、红细胞和白细胞尿，感染时有脓尿、糖尿、低渗透尿等。

（2）血液检查：代谢性酸中毒、低钠、低钾等。

（3）病理学检查：肾间质纤维化，肾小管和肾血管萎缩。

（4）影像学检查：微生物感染引起的慢性间质性肾炎可见病侧肾盂肾盏腔增大，输尿管扩张，肾皮质区变薄；止痛剂性肾病的 X 线表现为戒指征或环形影，铅中毒者骨 X 线表现有骨硬化现象。

（五）治疗

1. 尿路感染

对于细菌感染引起的慢性间质性肾炎应用抗生素，抗感染用药时注意细菌敏感性的变化、用量和疗程，并根据肾功能状态调整药物用量，尽量选择对肾脏毒性小的药物。

2. 镇痛剂性肾病

早期诊断至关重要，做出诊断后即应停止服用有关药物，减少非那西汀投放量，有助于预防本病的发生。

3. 梗阻性肾病

根据梗阻的病因解除梗阻，同时控制感染并保存肾功能。

4. 中毒性肾病

药物引起的中毒性肾病应停用该药，重金属引起的中毒性肾病应减少接触并用解毒药。

（六）护理问题

（1）有生命体征改变的可能：与疾病严重程度有关。

（2）饮食习惯与摄入量改变：与肌酐的升高引起的消化功能紊乱有关。

（3）恐惧：与慢性疾病引起的全身不适有关。

（4）健康维护能力降低：与滥用药物或重金属慢性中毒引起的机体功能改变有关。

（5）知识缺乏：与缺乏疾病治疗和护理知识有关。

（七）护理目标

（1）通过治疗维持正常生命体征。

（2）纠正营养不良，改善机体一般情况。

（3）患者不安情绪得到缓解。

（4）患者的病情变化得到及时的评估和处理。

（5）患者得到全面的、系统的健康维护。

（八）护理措施

1. 一般护理

卧床休息，提供安静舒适环境，给予优质蛋白、高营养、低盐饮食。

2. 心理护理与治疗配合

护士应了解患者及家属对该病的认知程度，及时提供各种治疗信息，帮助患者树立对治疗的信心，积极参与检查和治疗，保证治疗和护理的连续性，做好心理关怀，创造舒适的休息环境，减轻和控制症状，增加患者的生活乐趣。

3. 用药配合

对有尿路感染的患者选用敏感的抗生素。对有尿路梗阻的患者，在控，制感染后应手术解除尿路梗阻。寻找引起肾功能恶化的原因，通过治疗减缓肾功能的下降。

4. 健康指导

指导患者应用正确的饮食方法，改进一些不良的生活习惯，避免肾损害因素，定期检查，了解肾功能的情况。

告知患者避免长期应用止痛药；对进行化疗的患者，在化疗期间密切观察肾脏功能改变；对于接触重金属者，应定期检查肾脏功能，以了解是否存在重金属引起的肾脏病变。如果出现肾脏病变，应该立即停止应用止痛药或化疗药，脱离重金属环境。

第三节　代谢性肾病及护理

一、糖尿病肾病及护理

（一）概述

糖尿病肾病（DN）又称糖尿病肾脏病（DKD），指糖尿病导致的肾脏疾病。当今随着糖尿病患病率的日益增高，DN的患病率也在显著上升，在欧美发达国家已成为导致终末期肾病（ESRD）的首位原因，在我国仅次于慢性肾小球肾炎，是导致ESRD的第二位疾病。因此对DN防治应予高度重视。

（二）病因

在欧美等国家，DN是慢性肾衰竭的首位病因，约占肾脏替代治疗患者的50%。在我国DN是继肾小球疾病之后第二位构成ESRD的常见病因，据我国1999年初步统计，在血液透析的患者中DN占第二位，约为13.5%；在腹膜透析的患者中占第三位，约为12%。我国2001年对30个省市糖尿病住院患者慢性并发症调查发现，患者中1/3合并有肾脏损害。

（三）病理

1. 光镜

早期可见肾小球肥大，肾小球基底膜（GBM）轻度增厚，系膜轻度增生。随病情进展，GBM弥漫增厚，少量系膜细胞增生。可形成典型的Kimmelstiel Wilson结节，部分患者无明显结节，称为弥漫性肾小球硬化症。

2. 免疫荧光

可见IgG、白蛋白沿肾小球毛细血管壁线样沉积，还可伴有IgM沉积。

3. 电镜

GBM均质性增厚和系膜基质增多；无电子致密物沉积；足细胞足突融合。

（四）护理评估

1. 临床表现

糖尿病肾病的主要临床表现包括：

（1）蛋白尿：是最主要的临床表现，出现在早期肾病期。微量白蛋白：尿白蛋白分泌率在

30 ~ 300 mg/24 h。临床糖尿病肾病期：蛋白尿 >300 mg/24 h。

（2）高血压：发生率高，晚期多为持续性高血压。合并高血压的患者可在更短时间内发生肾衰竭。

（3）肾病综合征：约有 10% 的 DN 患者表现为肾病综合征，蛋白尿 >300 mg/24 h，血清蛋白降低，可伴水肿。

（4）肾功能不全：在糖尿病患者持续蛋白尿出现后，5 ~ 20 年进入肾功能不全期。此期的 1 型患者多死于尿毒症；2 型患者多死于心肌梗死，仅 1/4 死于尿毒症。

（5）其他临床表现：糖尿病肾病的患者可同时伴有糖尿病性视网膜病变、大血管病变、神经病变和贫血。

2. 分期

根据糖尿病患者肾功能及肾脏结构变化，DN 在临床上分为五期：

Ⅰ期：表现为肾脏肥大及肾小球的高滤过，控制血糖可使上述异常有所恢复。

Ⅱ期：正常白蛋白尿期，尿中白蛋白排泄达 20 ~ 200 μg/min，大多数患者仍出现明显的肾小球滤过率增高。此期肾脏病理可见早期肾小球基底膜增厚和系膜基质增加。

Ⅲ期：微白蛋白尿期，或早期糖尿病肾病期，呈持续性微量白蛋白尿。此期肾脏肥大更为明显，GFR 升高，出现肾小球结节型和弥漫型病变及小动脉壁的玻璃样变。

Ⅳ期：显性糖尿病肾病或临床糖尿病肾病期，3 ~ 4 年内可发展为大量蛋白尿，GFR 下降，血压升高。外周水肿可能是首发症状。肾小球基底膜明显增厚，系膜基质增宽，肾小球闭塞及残余肾小球代偿性肥大。

Ⅴ期：终末期肾衰竭期，GFR 严重下降 <10 mL/min，血肌酐、尿素氮升高。严重高血压、低蛋白血症和水肿。出现尿毒症的全身性症状（表 8–2）。

表 8–2　糖尿病肾病分期

分期	主要临床特征	血压	GFR(ml/min)	UAER（μ/min）
I 期	肾小球高滤过期。肾脏体积增大	正常	增高，>150	正常
II 期	正常白蛋白尿期	可轻度升高	正常或增高	应急状态时可稍增高
亚期	微量白蛋白尿期，持续尿白蛋白排泄量超过正常，尿常规蛋白多阴性	升高	正常	20~200
IV 期	临床蛋白尿期，尿常规蛋白持续阳性，24 小时尿蛋白定量 >0.5 g	常明显升高	逐渐下降	> 200
V 期	终末肾衰竭期，出现尿毒症症状	明显升高	<10	> 200, 尿蛋白量可能因肾小球广泛硬化而减少

注：GFR: 肾小球滤过率；UAER：尿白蛋白排泄率。

3. 辅助检查

（1）尿蛋白测定：是诊断 DN 的主要依据。连续三次测定，其中两次阳性即可诊断。

（2）肾小球滤过率：不但能诊断 DN，还能了解 DN 的严重程度。

（3）血肌酐和尿素氮：可升高，在 DN 早期，此项指标不敏感。

（4）影像学检查和肾穿刺：用超声波或静脉肾盂造影检查可了解患者肾脏的大小，肾脏穿刺活检则能更确切地了解患者肾脏的病理改变及其严重程度。

（5）其他检查：视网膜病变、心血管功能以及神经功能的检查对诊断有一定的参考价值。

（6）心理社会因素：糖尿病系终身性疾病，患者病程长，治疗效果差，易复发，多数患者反复住院，家庭经济较为困难，易产生悲观失望、焦虑易怒、寂寞孤独或固执怪癖等心理特征。

（五）治疗

1. 饮食治疗

从进入临床DN期开始，蛋白质入量即应减少为0.8 g/(kg·d)；从GFR下降开始，即应实施低蛋白饮食，即蛋白质入量0.6 g/（kg·d），应以优质蛋白为主，并可适当补充α酮酸制剂，剂量0.12 g/（kg·d）。

在进行上述饮食治疗时，热卡摄入量需维持于30～35 kcal/（kg·d），但是肥胖的2型糖尿病患者热量需酌情减少，直至达到标准体重。

2. 降低血糖治疗

（1）胰岛素：中晚期DN患者常需要用胰岛素控制血糖。肾功能不全时，胰岛素降解减少，体内胰岛素常蓄积，而需要减少胰岛素用量，肾功能不全患者应用胰岛素需要仔细观察血糖反应，实时调整用量。

（2）刺激胰岛β细胞药物：包括磺脲类药、格列奈类药及二肽基肽酶Ⅳ（DPP4）抑制剂。

（3）胰岛素增敏剂：包括双胍类药及噻唑烷二酮类药。

（4）α糖苷酶抑制剂：如阿卡波糖。

血糖控制标准为空腹血糖 <6.1 mmol/L、餐后2 h血糖 <8.0 mmol/L、糖化血红蛋白 <7%。肾功能受损的患者及老年人，过于严格地控制血糖将增加低血糖发生的危险，应该认真避免。

3. 减少尿（白）蛋白治疗

（1）ACEI或ARB: 可以降低DN患者的尿（白）蛋白，并延缓DN进展。

（2）舒洛地特：一种高纯度糖胺聚糖类药，能减少尿蛋白排泄。

4. 降低高血压治疗

应将DN患者血压控制至130/80 mmHg，能耐受者可以降得更低，但是老年患者的降压目标值需酌情放宽，降至（140～150）/（80～90）mmHg即可。一般而言，从降压治疗开始即需要联合用药，常以血管紧张素转换酶抑制剂（ACEI）或血管紧张素 AT_1 受体阻滞剂（ARB）为基础药物，首先联合利尿剂或双氢吡啶钙离子通道阻滞剂，血压控制不满意时再加其他降压药。

5. 调血脂治疗

调血脂治疗的目标值如下：血清总胆固醇 <4.5 mmol/L、低密度脂蛋白胆固醇 <2.5 mmol/L、高密度脂蛋白胆固醇 >1.1 mmol/L、甘油三酯 <1.5 mmol/L。如以胆固醇增高为主，宜用他汀类降脂药，如洛伐他汀；以甘油三酯升高为主可选择贝特类降脂药，如非诺贝特。

（六）护理问题

（1）营养失调：低于机体需要量，与糖代谢紊乱、蛋白丢失、低蛋白血症有关。

（2）活动无耐力：与贫血、水肿、血压高等因素有关。

（3）有感染的危险：与皮肤水肿、蛋白丢失致机体营养不良、透析等因素有关。

（七）护理目标

（1）维持正常糖代谢，科学进食，营养状况逐步改善。

（2）活动耐力增加，能自理日常生活。

（3）无感染发生或发生感染时被及时发现和处理。

（八）护理措施

1. 一般护理

（1）提供一个安静且没有感染的休养环境。

（2）向患者及其家属讲解糖尿病的危害，通过控制血糖可以减轻糖尿病肾病的病理改变、治疗及其预后。

（3）轻症患者注意劳逸结合，无高血压水肿的患者可适当参加体育锻炼以增强体质，预防感染；对水肿明显、血压较高患者或肾功能不全的患者，强调卧床休息，按病情给予相应的护理级别。

（4）监测体重，每日2次，每次在固定时间穿着相同衣服测量。记录24 h出入量，限制水的摄入，水的摄入量应控制在前一日尿量加500 mL为宜。

（5）观察尿量、颜色、性状变化：有明显异常及时报告医师，每周至少化验尿常规和尿比重1次。

（6）注意观察患者的血压、水肿、尿检结果及肾功能变化：如有异常及时报告主管医师，给予相应的处理。

（7）注意观察患者神志、呼吸、血压、心率的变化；注意高血压脑病、心功能不全的先兆症状。

（8）指导使用胰岛素的患者，根据血糖、尿糖计算胰岛素的使用剂量。

2. 用药护理

指导患者及家属掌握所服用降糖、降压药物的作用、不良反应以及注意事项等，注意监测血糖、血压动态变化以及有无身体不适等状况。出院后按要求定期到门诊复诊。

3. 心理护理

（1）安慰患者，鼓励患者讲出心中的感受，以消除紧张情绪，保持其思想乐观，情绪稳定。主动向患者介绍环境及同病室的病友，消除患者的陌生和紧张。

（2）耐心向患者解释病情，使患者认识到糖尿病目前不能根本治愈，严格按糖尿病饮食进行治疗，注意肾功能的变化，大多数糖尿病肾病可以通过治疗得到控制。

（3）增加患者家属的探视次数，必要时留家人陪伴，通过良好的思想沟通，减轻患者的思想压力，有利于病愈。

4. 健康宣教

糖尿病肾病患者抵抗力低，长期疾病导致合并心、肺、眼、皮肤等多种并发症，严重影响患者生活质量。对糖尿病肾病患者进行有效的健康教育是做好三级预防措施的基础和保证。

（1）指导患者及家属掌握相关知识和理论，建立门诊随访、电话随访等沟通方式，及时关心和帮助患者。

（2）指导患者严格饮食治疗，并长期坚持。

（3）指导患者做好自我观察和护理，定期进行血糖、血压、尿常规的监测，积极做好各级预防，尽量阻止、延缓ESRD。

（4）积极预防并发症，加强病情观察，密切观察感染发生的初始征象，如有无体温升高、咳嗽、咳痰、尿路刺激征、皮肤瘙痒等，发现异常及时处理，并按要求正确留取血尿标本送检。

二、高尿酸血症肾病及护理

（一）概述

高尿酸血症肾病又称尿酸肾病，是由嘌呤代谢紊乱、尿酸及其盐类沉积于肾脏导致的疾病。临床上可见急性尿酸肾病、慢性尿酸肾病和尿酸结石，可伴或不伴痛风关节炎（趾、跖、膝、腕、手指等关节红肿热痛）的肾外表现。

（二）病因

尿酸对肾脏有直接的致病作用，是导致痛风及痛风性肾脏损害的重要原因。我国20世纪80年代初期，中国男性高尿酸血症（HUA）的患病率为1.4%，女性为1.3%。20世纪90年代中期以后调查显示男性HUA患病率为8.2% ~ 19.8%，女性为5.1% ~ 7.6%。10年间我国HUA患病率平均增加了10倍。

肾损害是痛风除关节炎外的重要临床表现。文献报道痛风有显著肾功能损害的患者占41%，25%死于肾衰竭。痛风患者尸解几乎都发现有肾脏损害的存在。欧洲透析移植协会的资料显示，终末期肾衰竭由痛风性肾病所致者为0.6% ~ 1.0%。

（三）病理

1. 急性尿酸肾病

集合管和输尿管可见大量尿酸盐结晶沉积，管腔堵塞、梗阻，无间质纤维化和痛风结节。

2. 慢性尿酸肾病

主要为肾小管间质损害。

3. 尿酸结石

显微镜下成针状或六角形橘红色结晶。

（四）护理评估

1. 临床表现

一般轻、中度的高尿酸血症无明显的临床表现。慢性高尿酸血症患者出现临床症状者以痛风为最多见。

（1）慢性高尿酸血症肾病（即痛风肾病）：起病隐匿。早期表现为轻度腰痛及轻微蛋白尿，以小分子蛋白尿为主。40% 病例伴轻度水肿，60% 病例血压中度升高。尿浓缩稀释功能障碍为肾受累之最早指征。结石阻塞肾小管及以下尿路可引起肾绞痛或血尿。结石阻塞尿路可引起继发感染，呈肾盂肾炎表现，有尿频、尿急、尿痛、发热及腰痛症状，尿中白细胞增多，细菌培养阳性结果。晚期呈肾衰竭表现，可因尿毒症而致死。

（2）尿酸结石：90% 痛风患者发生结石，易反复发作。

（3）急性高尿酸血症肾病。

（4）肾外表现：关节病变是痛风肾病的主要肾外表现，多侵犯第一跖趾关节，其后是足跟部、踝部、手指、肘及膝关节受累。急性关节炎所患关节局部红、肿、热、痛、运动受限，常伴有高热、血沉增快，末梢血白细胞增高。可反复发作，多在酗酒、暴食、过劳或受冷后出现。慢性关节炎可发展为关节肿胀、变形、畸形、僵直、活动受限。此种结节称为痛风结节肿。如痛风结晶沉积于皮下组织，呈白色硬性结节，称为痛风石。60% 以上病例关节病变在肾病变之前出现。

（5）其他表现：嘌呤代谢异常常伴有脂肪代谢障碍，可引起高脂血症及心血管疾病，包括高血压、冠心病、心肌梗死、心肌病及心力衰竭。

2. 辅助检查

化验尿酸水平、排泄量及酸碱度很容易诊断高尿酸血症。X 线、静脉肾盂造影、B 型超声检查有助于诊断尿酸结石。

（五）治疗

当高尿酸血症合并肾损害时，则需尽可能控制血尿酸水平至正常范围，同时应多饮水及碱化尿液。

1. 饮食治疗

（1）避免摄入高嘌呤食物：如动物内脏、动物肉及肉汤、海鲜、芦笋、香菇、豆类及花生，以减少尿酸的来源；另外，进食肉类食物多，尿液呈酸性，尿酸易于沉积，对疾病不利。

（2）戒酒：酒精可使血乳酸量增高，对肾小管排泄尿酸有竞争性抑制作用；另外，啤酒因嘌呤含量高更不宜饮用。

（3）多饮水：每日饮水 2 000 ~ 4 000 mL，并且睡前也饮水，维持每日尿量 2 000 mL 以上，以利于尿酸排出，防止尿酸结晶形成及沉积。

2. 碱化尿液

尿 pH 升高可以增加尿酸的溶解度，利于防止尿酸在肾脏沉积，并能使已形成的尿酸结晶溶解。常用药物为碳酸氢钠或枸橼酸合剂，以维持尿液 pH 于 6.2 ~ 6.8 为适宜，过分碱化尿液则有形成磷酸盐及碳酸盐结石的危险。

3. 降低血尿酸

（1）促进尿酸排泄：通过抑制肾小管对尿酸再吸收促进尿酸从尿中排泄，此类药包括苯溴马隆、丙磺舒及磺吡酮，另外氯沙坦也具有一定的排尿酸作用。

（2）抑制尿酸合成：该类药物包括别嘌呤醇和非布司他（又称非布索坦），通过抑制黄嘌呤氧化酶减少尿酸的生成。

（3）氧化尿酸：人类无尿酸（盐）氧化酶，故不能氧化尿酸生成水溶性的尿囊素。给予基因重组的尿酸氧化酶如拉布立酶，即可将尿酸氧化成尿囊素，随尿排出体外，从而降低血尿酸浓度。

4. 透析治疗

急性高尿酸肾病急性肾衰竭时，可应用透析治疗维持生命，以赢得治疗时间。慢性高尿酸肾病进展至终末期肾衰竭时，亦需进行维持性透析治疗。

（六）护理问题

（1）舒适的改变：与痛风发作、关节疼痛有关。

（2）焦虑：与疾病反复发作有关。

（七）护理目标

（1）疼痛减轻。

（2）增加舒适。

（3）焦虑减轻或消失。

（4）使患者了解疾病的表现、过程、治疗及饮食、用药知识。

（八）护理措施

1. 观察病情

监测生命体征及疼痛发生的部位和时间。观察有无血尿及水肿发生。

2. 防治关节炎

急性期应迅速控制急性发作，避免过早停药及过劳、暴食、酗酒等。忌用影响尿酸排泄、分泌及增加尿酸合成的药物，如噻嗪类、汞剂、氨苯蝶啶、乙胺丁醇及小剂量阿司匹林等。遵医嘱使用控制关节炎急性发作的药物，如有胃肠反应如恶心、腹部不适、稀便、粒细胞减少时立即停药。可服用别嘌呤醇或促进尿酸排泄的药物。

3. 饮食护理

饮食指导非常重要。告知患者控制嘌呤食物的摄入，控制蛋白质入量，不超过 1.0 g/（kg·d），一般认为，动物内脏、肉汤、啤酒等嘌呤含量最高，其次包括大部分鱼类、贝类、肉食及禽类。蔬菜中以芦笋、花菜、四季豆、菠菜、蘑菇及花生等含量较高，而奶、蛋、米及面制品和其他大部分蔬菜嘌呤含量较低。蔬菜、水果多属碱性食物，可以增加体内碱储量，使体液 pH 升高。尿液 pH 升高，可防止尿酸结晶形成和促使其溶解，增加尿酸的排出量，防止形成结石或使已形成的结石溶解。不少蔬菜、水果中含有少量的钾元素，钾可以促进肾脏排泄尿酸，减少尿盐沉积。另外，要多注意饮水，每日尿量达到 2 000 ~ 3 000 mL 有利于尿酸排泄。血尿酸与体质指数呈正相关，因此要节制每日进食总热量，低脂肪、低糖饮食可减轻体重，严禁暴饮暴食。

4. 健康宣讲

（1）加强健康指导，强调改善生活方式是治疗 HUA 的核心。说明饮食对预防痛风复发、对肾脏保护的重要性和必要性，在病情允许的情况下，多饮水，以助尿酸从尿中排出。

（2）戒烟。

（3）鼓励患者坚持适度运动，指导患者掌握关节保护的技巧。

（4）指导患者消除不良情绪，保持情绪开朗、乐观，保持规律生活，肥胖者应积极减轻体重，使体重控制在正常范围（BMI<24）。

（5）积极治疗与血尿酸升高相关的代谢性危险因素，如高脂血症、高血压、高血糖、肥胖和吸烟。

（6）指导患者定期到门诊复诊，检查血尿酸、肾功能等指标。

三、肥胖相关肾病及护理

（一）概述

肥胖相关性肾小球病是肥胖导致的以肾小球肥大和不同程度蛋白尿为主要表现的慢性肾脏病。据病理表现此病又能分为“肥胖相关性肾小球肥大症”（OB-GM）及“肥胖相关性局灶节段性肾小球硬化”（OB-FSGS）两型。

（二）病因

不良生活方式及饮食习惯是引起国人肥胖的主要原因。目前估计全球人口中超重和肥胖者约有 13 亿。2003 年美国疾病控制中心颁布，近 20 年来肥胖病患者增加了 2 倍，约占总人口的 3/5。在欧洲占

20% 以上。1993 年我国北京有关部门的一次检查显示，成人超重逾 40%（其中男性肥胖者占 32.7%，女性占 67.3%），中小学生肥胖者也超过了 20%。据国际生命科学学会中国肥胖问题工作组（WGOC）估算，我国超重人数为 2 亿 ~ 3 亿，占总人口的 22.4%。

（三）病理

肾小球体积增大和（或）局灶节段性肾小球硬化。

（四）护理评估

1. 临床表现

临床上，肥胖相关性肾病常隐袭，OB-GN 临床上主要表现为微量白蛋白尿至大量蛋白尿。肥胖相关性局灶节段性肾小球硬化症（OB-FSGS）则常表现为中等量蛋白尿，如出现大量蛋白尿，但很少发生低蛋白血症及肾病综合征为其特点。OB-GN 患者肾小球滤过率（GFR）常增高或正常，血肌酐正常，OB-FSGS 患者 GFR 常随肾脏病理改变加重而下降，而后血肌酐增高，但是该病肾功能损害进展缓慢。

2. 辅助检查

（1）患者肥胖，体质指数常超过 28，而且常为腹型肥胖，腰围男性超过 90 cm，女性超过 85 cm。

（2）本病以蛋白尿为主要表现。OB-GM 早期呈现微量白蛋白尿，而后出现蛋白尿，并逐渐进展成大量蛋白尿。OB-FSGS 常呈现中、大量蛋白尿。

（3）OB-GM 患者病理检查可见肾小球普遍肥大，而 OB-FSGS 患者在肾小球普遍肥大基础上，出现了肾小球局灶节段性硬化病变。

（五）治疗

本病必须以减轻体重为重点，进行综合治疗。

1. 减轻体重治疗

（1）改变不良生活习惯：减少饮食热量摄入，并增加体力活动，最好能在相关专业医师指导下进行。

（2）药物减肥：上述治疗无效时才考虑应用，并且需与控制饮食及增加体力活动配合。目前可用的药物如下。

①奥利司他：能抑制肠道脂肪酶，减少脂肪吸收，但是它具有胃肠不适、脂肪泻及致脂溶性维生素缺乏等副作用，偶尔还能引起严重肝损害或过敏反应，需要注意。

②利莫那班：能选择性地拮抗大麻素 CB1 受体，降低食欲而减少体重，此药副作用较轻，但可能引起腹泻、抑郁及焦虑。

（3）外科手术：极度肥胖且上述各种减肥方法治疗无效的患者，才考虑行胃肠改道手术减肥。

2. 胰岛素增敏剂治疗

胰岛素抵抗在本病发病中占有重要地位，故应考虑应用胰岛素增敏剂治疗。常用二甲双胍，它除能胰岛素增敏外，还能降低食欲帮助减肥。此药副作用较轻，仅呈现轻度胃肠反应，但是肾功能不全患者应禁用，以免药物在体内蓄积引起严重乳酸酸中毒。

3. 血管紧张素Ⅱ拮抗剂治疗

可用血管紧张素转换酶抑制剂或血管紧张素 AT_1 受体阻滞剂进行治疗，伴随或不伴高血压的患者均可应用，以期减少尿蛋白排泄及延缓肾损害进展。

4. 并发症治疗

本病患者常并发代谢综合征，则应对并发症如高血压、糖代谢紊乱、脂代谢失调及高尿酸血症等都同时进行治疗，并力争治疗达标。

（六）护理问题

（1）营养失调：高于机体需要量，与不良饮食习惯有关。

（2）舒适的改变：与肥胖导致高血压等有关。

（七）护理目标

（1）体重降低，体质指数趋于正常。

（2）头晕、头痛等不适改善或消失，患者自觉舒适感提高。

（八）护理措施

1. 饮食护理

（1）限制膳食胆固醇的摄入：忌食胆固醇含量高的食物，如动物脑、肝、肾，蟹黄、蛋黄、松花蛋等。胆固醇摄入量每日应控制在 300 mg 以下，血胆固醇中度以上升高者每日膳食胆固醇应控制在 200 mg 以下。高脂蛋白血症患者血中的脂类物质含量均较高，因此，应适当控制这类食物的摄入。

（2）限制动物性脂肪摄入，适当增加植物油，食用豆油、花生油、菜油、麻油等，大多数植物油除椰子油外都符合这个条件，特别是向日葵籽油、玉米油中多聚不饱和脂肪酸含量最丰富。

（3）膳食纤维可促进胆固醇排泄，减少胆固醇合成，能降低血胆固醇含量，所以食物勿过细过精，每日膳食不能缺少蔬菜、水果、粗粮等含纤维高的食物。水果中维生素 C 丰富且无须烹调，维生素免遭破坏，并含有果胶，可增加胆固醇的排出。山楂降脂的效果很好。柑橘类含生物类黄酮，对血栓形成有预防作用。

（4）适当增加一些具有降血脂、降胆固醇作用的食物，如豆类食品、大蒜、洋葱、山楂、灵芝等。

（5）饮食宜清淡，特别是老年人，体内调节能力逐渐减弱，饮食清淡比肥腻更有利于控制血胆固醇升高。

（6）禁食辣椒，多吃去脂性食物。高脂蛋白血症患者一般都饮食不节，而辣椒为调味品，能开胃、促进消化、增加食欲，故应禁食。而去脂性食物（对脂肪沉积有溶解作用），如海鱼、海带、燕麦、粗面粉、苦荞麦、粳米、玉米等，应适量多吃一些，以降脂减肥。

（7）限制糖类的摄取：糖可在肝脏中转化为内源性三酰甘油，使血浆中三酰甘油的浓度增高，所以应限制甜食的摄入。因此，高脂蛋白血症患者应少吃或不吃糖类。

（8）戒烟酒：饮酒可增加热量，而且乙醇可以影响肝脏分解脂肪的功能，使脂肪大量积存于体内，不适当饮酒能使心功能减退，对胃肠道、肝脏、神经系统、内分泌系统均有损害。香烟中的尼古丁能使周围血管收缩和心肌应激性增加，使血压升高，心绞痛发作，应绝对戒烟。

2. 运动护理

（1）运动要量力而行：对于没有严重并发症的高脂血症患者来说，除了走路以外，慢跑、太极拳、气功、游泳、爬山、骑自行车也是很好的运动方式。合并有轻度高血压、糖尿病和无症状性冠心病及肥胖的患者，可在医生指导下，进行适量其他类型的运动。

（2）运动需循序渐进：高脂血症患者运动时要采取循序渐进的方式，不能“一口吃一个胖子”，如超出自己的适应能力，最终加重心脏和血管的负担，会出现心脑血管事件。一旦出现心悸、呼吸困难或心绞痛等症状，一定要立刻停止运动并及时做相应检查。

3. 健康宣教

（1）加强健康指导，说明减轻体重对肾脏保护的重要性和必要性，加强心理支持，使患者树立减肥的信心和恒心，鼓励患者家属也积极参与和指导患者的减肥计划。

（2）对患者及家属进行营养、饮食、生活方式等知识宣教，避免不良饮食习惯。

（3）指导患者持之以恒坚持运动及低脂饮食，避免间断运动、体重反弹等情况影响减肥目标的实现。但同时也要避免过度体育运动、过度饮食限制致机体发生低血糖、头晕、眩晕、胸闷、恶心、丧失肌肉控制能力、内分泌失调等不良反应。合理的饮食计划既要达到减轻体重、减少蛋白尿的目的，也要保证机体每日营养需要。

（4）指导患者加强对自我病情的观察，除加强对体重的观察外，还应定期进行血压、尿常规、血脂、肾功能等生化指标的监测。

四、高脂血症与肾病及护理

（一）概述

高脂血症是指血中胆固醇或甘油三酯（三酰甘油）水平升高或两者都升高的疾病。因为血液中的脂质是以脂蛋白的形式存在而运转全身，所以高脂血症亦称“高脂蛋白血症”。另外，血浆中高密度脂蛋白水平降低也是一种血脂代谢紊乱。

多数肾脏疾病患者由于体内部分调节因素的失控，常伴随明显的脂质代谢紊乱。研究表明，多种肾脏疾病伴有脂质代谢紊乱。

肾病综合征、慢性肾功能不全、肾脏移植术后、持续性血液透析和腹膜透析患者的血浆脂蛋白代谢可能出现严重的紊乱，表现为各种类型的高脂血症。

糖尿病性肾病和高血压肾病患者也普遍存在高脂血症。有资料表明，狼疮性肾炎患者的血脂水平也多异常。

（二）病因

1. 遗传因素

多由于基因缺陷引起。

2. 饮食因素

大部分高脂血症与饮食因素密切相关。糖类摄入过多、胆固醇和动物脂肪摄入过多与高胆固醇血症形成有关，其他膳食因素（如长期摄入过量的蛋白质、脂肪及膳食纤维摄入过少等）也与本病发生有关。

3. 其他原发性疾病所引起者

如糖尿病、肝病、甲状腺疾病、肾脏疾病、肥胖症、糖原累积病、痛风、艾迪生病、库欣综合征、异常球蛋白血症等。

（三）病理

高脂血症能引起或加重肾脏损害，因此，近年来有关脂质对肾脏疾病进展的影响日益引起临床重视。高脂血症是肾小球硬化发生、发展的独立致病因素。高脂血症可引起血管内皮细胞损伤，血浆脂蛋白得以进入并沉积于血管壁内膜，其后引起巨噬细胞的清除反应和血管平滑肌细胞增生并形成斑块，而导致动脉硬化、管腔狭窄，可使肾脏发生缺血、萎缩、间质纤维增生。

脂质在肾小球内沉积，低密度脂蛋白可激活循环中的单核细胞并导致肾小球内单核细胞浸润，而引起或加重炎症反应。同时肾小球的系膜细胞、内皮细胞均能产生活化氧分子，促进脂质过氧化，氧化的低密度脂蛋白具有极强的细胞毒作用，导致肾组织损伤。另外，高脂血症还能引起肾小球系膜基质中胶原、层粘连蛋白和纤维蛋白增加，这些成分均与肾小球硬化直接相关。

（四）护理评估

1. 临床表现

高脂血症的临床表现主要包括两大方面：

（1）脂质在真皮内沉积所引起的黄色瘤。

（2）脂质在血管内皮沉积所引起的动脉粥样硬化，易产生冠心病和周围血管病。

由于高脂血症时黄色瘤的发生率并不很高，动脉粥样硬化的发生和发展则需要相当长的时间，所以多数高脂血症患者并无任何症状和异常体征发现，而患者的高脂血症则常常是在血液生化检验时被发现的。还有角膜弓和高脂血症眼底改变这两个体征也有助于高脂血症的诊断。

2. 辅助检查

高脂血症的诊断主要依靠实验室检查，常检查的项目包括总胆固醇、高密度脂蛋白胆固醇、低密度脂蛋白胆固醇、甘油三酯以及载脂蛋白 A 与 B 的各项数值。

（1）总胆固醇的理想值为 <5.2 mmol/L，边缘升高值为 5.23 ~ 5.69 mmol/L，升高值 >5.72 mmol/L。

（2）低密度脂蛋白胆固醇的理想值为 <3.12 mmol/L，边缘升高值为 3.15 ~ 3.61 mmol/L，升高值 >3.64 mmol/L。

（3）甘油三酯的理想值为 <1.70 mmol/L，升高值 >1.70 mmol/L。

中国正常成年人血液中含胆固醇 2.86 ~ 5.20 mmol/L，甘油三酯 0.22 ~ 1.21 mmol/L，其中一项或两项增高就可以诊断为高脂血症。

（五）治疗

1. 饮食治疗

（1）合理的饮食应以维持身体健康和保持理想体重恒定为原则。合理的饮食量供应通常可按下列公式计算基础代谢（BMR）所必需的能量（指清醒、静卧、空腹和无情绪紧张状态下所需的能量）。BMR 所需能量计算公式为：BMR = 体重（kg）× 101 J/d。

（2）食物的特殊动力作用能量消耗（指食物消化、吸收、代谢过程中的能量消耗）约占食物提供总热能的 10%。

（3）补充活动时额外消耗，在原基础代谢基础上增加 30%，中度和重度体力活动分别增加 40% 和 50%，相应的能量需要又与体重成正比例。

2. 药物治疗

一般来说，大多数降脂药物都可以用于肾病患者。对于晚期肾衰竭患者，可能需要调整药物剂量，而且必须记住，他汀类药物和贝特类药物还会引起肌炎（如心肌炎），并使肝酶升高，特别是对肾衰竭患者。

（1）高胆固醇血症：首选羟甲基戊二酸单酰辅酶 A（HMG-CoA）还原酶抑制剂如他汀类降脂药，其降低 TC 的能力为 20% ~ 30%，降低 LDL-C 的能力为 30% ~ 35%，还轻度增高 HDL-C 和轻度降低 TG。胆酸摘置剂、贝特类、烟酸类也可应用。

（2）高甘油三酯血症：非药物治疗包括合理饮食、减轻体重、减少饮酒等，如不能明显降低 TG，可应用贝特类药物。

（3）混合型高脂血症：如以 TC 和 LDL-C 增高为主，可用他汀类药物；如以 TG 增高为主，则用贝特类药物；如 TC、LDL-C 和 TG 均显著升高，可联合药物治疗。

（六）护理问题

（1）焦虑：与血脂控制差、并发症增多有关。

（2）知识缺乏：与患者不了解疾病的过程、治疗及自我保健知识有关。

（3）潜在并发症：冠状动脉粥样硬化、心肌梗死、肾小球硬化等。

（七）护理目标

（1）维持理想体重。

（2）增加自我管理能力。

（3）减轻焦虑。

（4）促使患者摄取适合病情的饮食。

（5）预防并发症。

（6）血脂控制在正常范围内。

（八）护理措施

1. 一般护理

（1）改善膳食：少吃动物脂肪和内脏、甜食和淀粉类，多吃植物蛋白质、蔬菜、水果和鱼类，有利于降低血中的脂质。

（2）减轻体重：对体重超过正常标准的人，应在医师指导下逐步减轻体重，最好以每月减重 1 ~ 2 kg 为宜。降体重时的饮食原则是低脂肪、低糖、足够的蛋白质。

（3）加强体育锻炼：体力活动不仅能增加热能消耗，而且可以增强机体代谢，提高体内某些酶尤其是脂蛋白的活性，有利于甘油三酯的运输和分解，从而降低血中的脂质。

（4）戒烟，少喝酒：酗酒或长期饮酒可以刺激肝脏合成更多的内源性甘油三酯，使血液中低密度脂蛋白的浓度增高，引起高脂血症。

（5）避免过度紧张：情绪紧张、过度兴奋可以引起血中胆固醇和甘油三酯含量增高。

2. 生活护理

（1）晚饭不要过饱：进食后血液流向胃肠部，而流向头部、心脏的血液减少，会增加脑梗死、冠心病的危险。

（2）服药不要过量：不要服大量安眠药及强降血压药，这些药会使血液黏稠度相对增加，导致脑卒中发生。

（3）枕头不要过高：血脂过高的人血液流动速度比正常人慢，如果再把头颈垫高，那么血液流向头部的速度将减慢，易发生缺血性脑卒中。

（4）盖被不要过重：将厚重棉被压盖人体会使全身血液运行受阻，易导致脑血流障碍，使脑静脉压和颅内压增高。

五、肾淀粉样变及护理

（一）概述

淀粉样变病是一组由特殊蛋白在细胞外形成具有 B 样折叠结构的纤维丝沉积于器官系统所引起的疾病，可分为系统性和局限性两种。系统性淀粉样变病可进一步分型为：① AL 型淀粉样变病包括原发性淀粉样变病和多发性骨髓瘤相关性淀粉样变病，构成蛋白为淀粉样单克隆免疫球蛋白轻链，占淀粉样变病的绝大多数。近年还发现有 AH 型淀粉样变病，其构成蛋白为淀粉样单克隆免疫球蛋白重链。② AA 型淀粉样变病又称继发性淀粉样变病，构成蛋白为血清淀粉样蛋白 A，常继发于慢性炎症，此型现已少见。③遗传性淀粉样变病又称家族性淀粉样变病，是遗传基因突变形成的淀粉样蛋白致病，在西方发达国家及我国的淀粉样变病中，其占第二位，患病率仅次于 AL 型。

肾脏淀粉样变病是系统性淀粉样变病的一个组成部分，常见于 AL 型淀粉样变病、AA 型淀粉样变病及遗传性淀粉样变病中的某些类型（如纤维蛋白原淀粉样变病、溶菌酶淀粉样变病、载脂蛋白 A Ⅰ或 A Ⅱ淀粉样变病及白细胞趋化因子 2 淀粉样变病等）。

（二）病因

学者们细致的分析与研究了病变组织中的沉积物，发现所有淀粉样沉积物中的纤维成分占 85% ~ 95%，该纤维成分即为淀粉样物质的前体蛋白，可溶于水和低离子强度的缓冲液，分子量介于 4 000 ~ 25 000 D。至今为止已鉴定出 20 余种淀粉样物质的前体蛋白，这些蛋白质既可以以溶解的形式也可以以纤维的形式存在，它们的一级结构各不相同。前体蛋白以纤维形式存在时，X 线衍射可以见到这些淀粉样纤维具有共同的核心结构，即与淀粉样纤维长轴垂直的反平行 B 片层样结构，因此，也有些学者认为淀粉样变性是一种蛋白质二级结构病。研究还发现，明确这些蛋白质不仅具有病因学意义，与临床表现、相关疾病、治疗与预后也有直接的关系。

（三）病理

肾脏组织沉积的淀粉样物质中主要含有两种蛋白成分：①淀粉样 A 蛋白（AA）：分子量 8 500，可能为血清中的 AA（SAA）水解而成，多见于继发性淀粉样变。②淀粉样轻链（AL）：γ 型多见，分子量 500 ~ 25 000，为浆细胞产生。主要见于原发性和继发于骨髓瘤的淀粉样变。此类患者血清中常可检出单株峰球蛋白并出现轻链尿。淀粉样肾外观增大，光镜下淀粉样物质呈嗜酸性染色，主要沉积于基膜、系膜、肾间质和小动脉中层。刚果红染色呈均匀橘红色，在偏极光下呈苹果绿的双折光反应。如切片用高锰酸钾预处理，AA 蛋白的刚果红染色仍呈阳性反应，AL 蛋白则转阴，此有助于鉴别原发性或继发性肾淀粉样变，在电镜下可见 B 片状结构的长纤维呈不分支相嵌。

（四）护理评估

1. 临床表现

（1）肾脏受累表现：蛋白尿、肾病综合征和发热等。

蛋白尿是本病早期最常见的临床表现，并可作为唯一的临床表现而存在多年。蛋白尿程度不等，与淀粉样蛋白在肾小球沉积的部位及程度有关。可伴镜下血尿，偶见红细胞管型。

35% ~ 57% 患者出现低白蛋白血症及水肿，呈肾病综合征表现。此期患者病情发展迅速，预后差。

肾衰竭是本病最主要死亡原因之一。此期患者常伴有程度不等的高血压。

肾静脉血栓形成是本病最常见的并发症. 大多起病隐匿，表现为难治性肾病综合征。少数患者出现急性肾静脉血栓，有明显腰痛，肾体积明显增大。

（2）其他系统表现：淀粉样物质常侵犯心脏，表现为心肌病变、心脏扩大、心律失常甚至猝死。

侵犯胃肠道黏膜可引起便秘、腹泻、消化不良及肠梗阻等症状，黏膜下血管受侵犯则可引起消化道出血。胃受累时可出现反复呕吐难以进食。累及肝胆时可出现肝区痛、肝功能减退、胆囊增厚、胆汁淤积，但黄疸罕见。

周围神经受累表现为多发性周围神经炎、肢端感觉异常、肌张力低下及腱反射低下。老年患者中枢神经系统受累表现为痴呆。

血液系统可表现为浆细胞增多，引起代偿性红细胞增多症；可因凝血因子缺乏而出现出血、皮肤出现瘀点、瘀斑。

此外，皮肤、关节、肌肉、骨骼也会发生不同程度的受累病变，如紫癜、肌无力、关节肿痛等。

2. 辅助检查

（1）光镜检查：肾小球系膜区增宽，其中有无结构的团块样均匀物质（淀粉样蛋白）沉积。镀银染色肾小球基底膜外侧可见细长的“睫毛样”突起。小动脉壁也常见到上述无结构的均匀物质沉积，严重时肾间质及肾小管上也有沉积。进行刚果红染色做光镜检查，可见上述淀粉样物质呈砖红色，偏振光检查呈苹果绿色双折光。

（2）电镜检查：特征性改变是在淀粉样蛋白沉积部位见到直径 8 ~ 10 nm 不分支的排列紊乱的纤维丝。

淀粉样变病的确诊必须靠病理组织学检查，刚果红染色阳性及电镜见到特征性纤维丝是诊断“金指标”。如果淀粉样变病已侵犯其他器官，做这些受累器官（如直肠、牙龈等）的组织病理学检查，也能同样见到上述特异改变。

（3）免疫病理检查：主要用于淀粉样变病的分型，免疫荧光检查比免疫组化检查更敏感、图像更清晰。

① AL 型淀粉样变病：用抗 λ 、抗 K 轻链抗体进行染色，常见 λ 轻链型淀粉样变病。

② AA 型淀粉样变病：用抗 AA 抗体进行染色。

③遗传性淀粉样变病：需分别用针对各种遗传性淀粉样变病的淀粉样蛋白抗体进行染色。

（五）治疗

本病治疗困难、预后差。如下治疗可供参考。

1. AL 型淀粉样变病治疗

以治疗浆细胞病，抑制单克隆淀粉样轻链的产生为目的。治疗方案如下。

（1）马法兰（melphalan，即苯丙氨酸氮芥）联合泼尼松治疗（MP 方案）。

（2）马法兰联合地塞米松治疗（MD 方案）。

（3）长春新碱、阿霉素与地塞米松联合治疗（VAD 方案）。

（4）大剂量静脉应用马法兰联合自体外周造血干细胞移植治疗（HDM/SCT 方案），效果优于上述治疗，但是必须警惕大剂量静脉应用马法兰的严重毒副作用。另外，还可选用沙利度胺（又名反应停）、来那度胺（系沙利度胺衍生物）或硼替佐米进行治疗。

2. AA 型淀粉样变病治疗

治疗的关键是控制慢性炎症及清除慢性感染灶，以减少血清淀粉样蛋白 A 产生。另外，还可应用如下药物。

（1）依罗沙特，通过抑制淀粉样纤维形成而起效。

（2）秋水仙碱已被应用于家族性地中海热伴发淀粉样变病。

3. 遗传性淀粉样变病治疗

转甲状腺素蛋白淀粉样变病（此淀粉样变病一般不累及肾脏）及纤维蛋白原淀粉样变病目前可采用肝移植进行治疗，因为它们的淀粉样蛋白系在肝脏产生，故肝移植能获得一定疗效。而其他遗传性淀粉样变病尚缺乏治疗措施。

决定给淀粉样变病（包括肾淀粉样变病）患者进行治疗以及选择治疗方案都一定要慎重，要考虑患者年龄、受累器官情况（受累器官数目及严重度）及全身状况，权衡利弊才决策。

疾病晚期已进入终末期肾衰竭时可进行透析治疗（血液透析或腹膜透析），也可以进行肾移植，但是移植肾可能再发肾淀粉样变病。

（六）护理问题

（1）皮肤完整性受损：与水肿、低蛋白血症、末梢神经改变有关。

（2）营养失调，低于机体需要量：与呕吐、消化不良有关。

（3）机体活动受限：与关节僵硬、肿胀有关。

（4）焦虑：与病情变化所带来的不适、并发症增多及害怕死亡有关。

（5）有感染的危险：与低蛋白血症、机体抵抗力下降、药物副作用有关。

（6）知识缺乏：与患者不了解疾病的表现、过程、治疗及用药有关。

（七）护理目标

（1）保持皮肤完整性。

（2）促使患者摄取适合病情的饮食。

（3）增进舒适感。

（4）焦虑减轻或消失。

（5）控制感染。

（6）让患者了解疾病的表现、过程、治疗及用药知识。

（八）护理措施

1. 保持皮肤黏膜完整性

密切观察患者皮肤黏膜瘀点、瘀斑出现的部位、大小，有无血疱、溃疡形成。嘱患者注意个人卫生，保持皮肤清洁，避免感染。

2. 增进舒适

指导患者采取舒适的体位，指导患者锻炼，保持活动能力。

3. 肾损害治疗的配合

评估肾损害的表现：水肿、蛋白尿、高血压等，监测尿比重、血尿素氮、肌酐、电解质。遵医嘱给予糖皮质激素及免疫抑制剂。护士应了解治疗方案，指导患者规律用药，观察不良反应。药物减量时宜慢，减量过快则可以引起病情反复。定期检查血象。有明显肾功能不全者按慢性肾衰竭的常规护理。

4. 心理护理

评估患者的焦虑程度和表现。患者易情绪低落，精神、食欲差。鼓励患者表达自己的感受，耐心向患者解释病情，了解患者的需要并尽力满足。指导患者使用放松术，如深呼吸、听音乐等，分散注意力，减轻焦虑症状。及时与患者家属沟通，使家属积极配合医护工作。

5. 健康教育

评估患者对疾病知识的了解程度。向患者介绍疾病的表现、治疗及自我保健知识。坚持按医嘱服药，注意观察药物的副作用，定期复查。嘱患者保持情绪稳定，生活有规律。

第九章

普通外科疾病的护理

第一节　急性阑尾炎的护理

一、疾病概述

（一）概念

急性阑尾炎是阑尾的急性化脓性感染，是外科急腹症中最常见的疾病，居各种急腹症的首位，可在各个年龄段发病，以 20 ~ 30 岁的青壮年发病率最高，且男性发病率高于女性。大多数患者能获得良好的治疗效果。但是，因阑尾的解剖位置变异较多，病情变化复杂，有时诊断相当困难。

（二）相关病理生理

根据急性阑尾炎发病过程的病理解剖学变化，可分为 4 种病理类型。

1. 急性单纯性阑尾炎

为阑尾病变的早期，病变以阑尾黏膜或黏膜下层较重。阑尾外观轻度肿胀，浆膜面充血并失去正常光泽，表面有少量纤维素性渗出物。

2. 急性化脓性阑尾炎

又称急性蜂窝织炎性阑尾炎，常由急性单纯阑尾炎发展而来。阑尾显著肿胀，浆膜高度充血，表面覆以脓性渗出物。阑尾周围的腹腔内有稀薄脓液，形成局限性腹膜炎。

3. 坏疽性及穿孔性阑尾炎

坏疽性及穿孔性阑尾炎是一种重型的阑尾炎。阑尾病变进一步加剧，阑尾管壁坏死或部分坏死，呈暗紫色或黑色。由于管腔梗阻或积脓，压力升高，加重管壁血运障碍，严重者发生穿孔。若穿孔后局部未能被大网膜包裹，感染扩散，可引起急性弥漫性腹膜炎。

4. 阑尾周围脓肿

急性阑尾炎化脓、坏疽或穿孔时，大网膜和邻近的肠管将阑尾包裹并形成粘连，即形成炎性肿块或阑尾周围脓肿。

急性阑尾炎的转归可有：①炎症消退。部分单纯性阑尾炎经及时药物治疗后，炎症消退，大部分将转为慢性阑尾炎。②炎症局限。部分化脓、坏疽或穿孔性阑尾炎被大网膜和邻近肠管包裹粘连后，炎症局限，形成阑尾周围脓肿。③炎症扩散。阑尾炎症较重，发展快，未及时手术切除，又未能被大网膜包裹局限，炎症扩散，发展为弥漫性腹膜炎、门静脉炎或感染性休克等。

（三）病因与诱因

1. 基本病因

阑尾管腔梗阻后并发感染是急性阑尾炎的基本病因。

（1）阑尾管腔阻塞：是急性阑尾炎的最常见病因。导致阑尾管腔阻塞的原因有：①淋巴滤泡明显增生，约占 60%，多见于年轻人。②肠石阻塞：约占 35%。③异物、炎性狭窄、食物残渣、蛔虫、肿瘤等，较少见。④阑尾的管腔细，开口狭小，系膜短，使阑尾卷曲呈弧形。

（2）细菌入侵：阑尾管腔阻塞后，细菌繁殖并分泌内毒素和外毒素，损伤黏膜上皮，形成溃疡，细菌经溃疡面进入阑尾肌层引起急性炎症。

2. 诱因

饮食生冷和不洁食物、便秘、急速奔走、精神紧张，导致肠功能紊乱，妨碍阑尾的血液循环和排空，为细菌感染创造了条件。另外饮食习惯、生活方式也与阑尾炎发病有关。

（四）临床表现

1. 症状

典型表现为转移性右下腹痛，疼痛多开始于中上腹或脐周，数小时（6 ~ 8 h）后腹痛转移并固定于右下腹，呈持续性。70% ~ 80% 的患者具有此典型的腹痛特点，部分患者也可在发病初即表现为右下腹痛。并伴有轻度厌食、恶心、呕吐、便秘、腹泻等胃肠道反应。早期有乏力、头痛，炎症加重时有发热、心率增快等中毒症状。

2. 体征

右下腹压痛是急性阑尾炎的最常见的重要体征。压痛点通常位于麦氏点，可随阑尾位置变异而改变，但压痛点始终在一个固定位置上。伴有腹肌紧张、反跳痛、肠鸣音减弱或消失等腹膜刺激征象。阑尾周围脓肿时，右下腹可扪及压痛性包块。其他可协助诊断的体征有结肠充气试验、腰大肌试验、闭孔内肌试验和直肠指诊。

（五）辅助检查

1. 实验室检查

多数急性阑尾炎患者血液中白细胞计数和中性粒细胞比例增高。

2. 影像学检查

腹部 X 线平片可见盲肠扩张和液气平面。B 超检查有时可发现肿大的阑尾或脓肿。CT 扫描可获得与 B 超相似的结果，对阑尾周围脓肿更有帮助。

（六）治疗原则

一旦确诊，绝大多数急性阑尾炎应早期手术治疗。但对于早期单纯性阑尾炎、阑尾周围脓肿已局限、病程超过 72 h、病情趋于好转、严重器质性疾病、手术禁忌者，可采用非手术治疗。

1. 非手术治疗

包括用抗菌药物控制感染、严密观察病情变化、休息、禁食及输液等全身支持疗法。一般在 24 ~ 48 h 内，炎症可逐渐消退，如治疗效果不明显或病情加重，应及时改行手术治疗。

2. 手术治疗

根据急性阑尾炎的临床类型，选择不同手术方法。

（1）急性单纯性阑尾炎：行阑尾切除术，切口一期缝合。有条件时也可采用腹腔镜进行阑尾切除术。

（2）急性化脓性或坏疽性阑尾炎：行阑尾切除术，若腹腔已有脓液，可清除脓液后关闭腹腔，留置引流管。

（3）阑尾周围脓肿：先行非手术治疗，如肿块缩小，体温正常者，3 个月后再行手术切除阑尾。非手术治疗过程中，如无局限趋势，应行脓肿切开引流术，伤口愈合 3 个月后再行阑尾切除术。

二、护理评估

（一）一般评估

1. 生命体征（T、P、R、BP）

一般只有低热，无寒战；炎症重时出现中毒症状，可表现心率增快，体温升高可达 38℃左右；阑尾穿孔形成腹膜炎者，出现寒战、体温明显升高（39℃或 40℃）。

2. 患者主诉

是否有转移性右下腹痛；是否伴恶心、呕吐等。

3. 相关记录

饮食习惯，如有无不洁食物史；有无经常进食高脂肪、高糖、少纤维食物等；发作前有无剧烈活动史；腹痛的特点、部位、程度、性质、疼痛持续的时间以及腹痛的诱因、有无缓解和加重的因素等。

（二）身体评估

1. 视诊

无特殊。

2. 触诊

腹部压痛的部位；麦氏点有无固定压痛；有无腹肌紧张、压痛、反跳痛等腹膜刺激征；右下腹有无扪及压痛性包块。

3. 叩诊

无特殊。

4. 听诊

肠鸣音有无减弱或消失。

（三）心理－社会评估

急性阑尾炎常常突然发作，腹痛明显，且需急诊手术治疗，患者可因毫无心理准备而产生焦虑和恐惧。术前应了解患者的心理状况，对疾病及手术治疗有关知识的了解程度。同时，评估其家庭经济情况及手术治疗的经济承受能力。

（四）辅助检查阳性结果评估

评估血白细胞计数和中性粒细胞比例是否增高；了解腹部立位X线检查是否提示盲肠扩张，CT或B超检查是否提示阑尾肿大或脓肿形成等。

（五）治疗效果的评估

1. 非手术治疗评估要点

观察患者体温、脉搏、呼吸和血压有无变化；观察患者腹部症状和体征的变化，尤其注意腹痛的变化，如出现右下腹痛加剧、发热；血白细胞计数和中性粒细胞比例上升，应做好急诊手术的准备。

2. 手术治疗评估要点

观察患者体温、脉搏、呼吸和血压有无变化；注意倾听患者的主诉；观察患者腹部体征有无变化；引流管是否妥善固定，引流是否通畅；切口局部是否有胀痛或跳痛、红肿、压痛，甚至出现波动等。

三、主要护理诊断（问题）

（一）疼痛

与阑尾炎症刺激壁腹膜或手术创伤有关。

（二）潜在并发症

（1）切口感染：与手术污染、存留异物和血肿、引流不畅等有关。

（2）腹腔感染或脓肿：与阑尾残端结扎不牢、缝线脱落、全身抵抗力弱等有关。

（3）出血：与阑尾系膜的结扎线脱落有关。

（4）粘连性肠梗阻：与局部炎性渗出、手术损伤和术后长期卧床有关。

四、主要护理措施

（一）休息和活动

全麻术后清醒或硬膜外麻醉平卧6 h后，血压、脉搏平稳者，改为半卧位，以降低腹壁张力，减轻切口疼痛，有利于呼吸和引流，并可预防膈下脓肿形成。鼓励患者术后早期在床上翻身、活动肢体，待麻醉反应消失后即下床活动，以促进肠蠕动恢复，减少肠粘连发生。

（二）饮食

肠蠕动恢复前暂禁食，予静脉补液。肛门排气后，逐步恢复经口进食。开始勿进食过多甜食和牛奶，以免引起腹胀，逐渐恢复正常饮食。

（三）用药护理

遵医嘱及时应用有效抗生素，控制感染，防止并发症的发生。

（四）术后并发症的观察和护理

1. 切口感染

阑尾切除术后最常见的并发症，多见于化脓性或穿孔性阑尾炎。表现为术后 2 ~ 3 d 体温升高，切口局部胀痛或跳痛、红肿、压痛，甚至出现波动等。感染伤口先行试穿抽出脓液，或在波动处拆除缝线敞开引流，排出脓液，定期换药。

2. 腹腔感染或脓肿

常发生在化脓性或坏疽性阑尾炎术后，特别是阑尾穿孔并发阑尾炎的患者。常发生于术后 5 ~ 7 d，表现为体温升高或下降后又升高，并有腹痛、腹胀、腹肌紧张、腹部压痛、腹部包块及直肠膀胱刺激症状等，全身中毒症状加剧。其护理同急性腹膜炎患者的护理。

3. 出血

常发生在术后 24 ~ 48 h 内。表现为腹痛、腹胀、出血性休克。一旦发现出血征象，需立即输血补液，纠正休克，紧急再次手术止血。

4. 粘连性肠梗阻

也是阑尾切除术后较常见的并发症。不完全梗阻者行胃肠减压，完全性肠梗阻者则应手术治疗。

（五）健康教育

1. 经非手术治疗痊愈的患者

应合理饮食，增加食物中纤维素含量，避免饮食不洁和餐后剧烈运动，注意劳逸结合，适当锻炼身体，增强体质，提高机体抵抗力，遵医嘱继续服药，以免疾病复发。

2. 经手术治疗的患者

出院后注意适当休息，逐渐增加活动量，3 个月内不宜参加重体力劳动或过量活动。

3. 出院后自我监测

如果出现腹痛、腹胀、高热、伤口红肿热痛等不适，应及时就诊。阑尾周围脓肿未切除阑尾者，出院时告知患者 3 个月后再行阑尾切除术。

五、护理效果评估

（1）患者自述疼痛减轻或缓解，舒适感增加。

（2）患者未发生并发症，或并发症得到及时发现和处理。

第二节　急性化脓性腹膜炎的护理

一、疾病概述

（一）概念

腹膜炎（peritonitis）是发生于腹腔脏腹膜和壁腹膜的炎症，可由细菌感染、化学性（胃液、胆汁、血液）或物理性损伤等引起。急性化脓性腹膜炎是指由化脓性细菌包括需氧菌和厌氧菌或两者混合引起的腹膜急性炎症，累及整个腹腔时称为急性弥漫性腹膜炎。按发病机制分为原发性腹膜炎和继发性腹膜炎。原发性腹膜炎，又称为自发性腹膜炎，腹腔内无原发性病灶，致病菌多为溶血性链球菌、肺炎双球菌或大肠杆菌。继发性腹膜炎多由于腹腔内空腔脏器穿孔、破裂，或腹腔内脏器缺血、炎症扩散引起。临床所称急性腹膜炎（acute peritonitis）多指继发性的化脓性腹膜炎，是一种常见的外科急腹症。

（二）相关病理生理

腹膜受到刺激后立即发生充血、水肿等炎症反应，随后大量浆液渗出，可以稀释腹腔内的毒素。并逐渐出现大量中性粒细胞和吞噬细胞，可吞噬细菌及微细颗粒，加上坏死组织、细菌和凝固的纤维蛋白，使渗出液变为浑浊而成为脓液。大肠杆菌感染的脓液呈黄绿色、稠厚，并有粪臭味，在诊断上有着重要意义。

腹膜炎的转归取决于患者全身和腹膜局部的防御能力和污染细菌的性质、数量和时间。当患者身体抵抗力较弱，细菌数量多，毒力强时，炎症趋于恶化。这时细菌及其内毒素刺激机体的防御系统，激活多种炎性介质后，可导致全身炎症反应；毒素吸收可导致感染性休克；腹膜严重充血水肿并渗出大量液体后可引起水、电解质紊乱、蛋白丢失和贫血；腹腔内脏器浸泡在脓液中，肠管扩张、麻痹，膈肌上抬影响心肺功能加重休克。当患者年轻体壮，抗病能力强时可使病菌毒力减弱，使炎症局限和消散。当腹膜炎治愈后，腹腔内多有不同程度的粘连，部分肠管粘连扭曲可造成粘连性肠梗阻。

（三）病因与诱因

原发性腹膜炎多由血行播散、上行性感染、直接扩散、透壁性感染引起。

继发性腹膜炎多由腹内脏器穿孔、炎症、损伤、破裂或手术污染引起的。其主要的原因是急性阑尾炎，其次是胃、十二指肠溃疡穿孔。病原菌以大肠杆菌最多见，其次为厌氧类杆菌、肠球菌、链球菌、变形杆菌等，一般多为细菌性混合感染，毒性强。

临床表现：早期表现为腹膜刺激症状，如腹痛、压痛、腹肌紧张和反跳痛等；后期由于感染和毒素吸收，主要表现为全身感染中毒症状。

（1）腹痛是最主要的症状，其程度随炎症的程度而异，但一般都很剧烈，不能忍受，且呈持续性。深呼吸、咳嗽、转动身体时都可加剧疼痛，故患者不愿意变动体位。疼痛多自原发灶开始，炎症扩散后蔓延及全腹，但仍以原发病变部位较为显著。

（2）恶心、呕吐等消化道症状为早期出现的常见症状。开始时因腹膜受刺激引起反射性的恶心、呕吐，呕吐物为胃内容物；后期出现麻痹性肠梗阻时，呕吐物转为黄绿色内含胆汁液，甚至为棕褐色粪样肠内容物。由于呕吐频繁，可呈现严重脱水和电解质紊乱。

（3）发热：开始时体温可以正常，之后逐渐升高。老年衰弱的患者，体温不一定随病情加重而升高。脉搏通常随体温的升高而加快。如果脉搏增快而体温反而下降，多为病情恶化的征象，必须及早采取有效措施。

（4）感染中毒症状：当腹膜炎进入严重阶段时，常出现高热、大汗、口干、脉快、呼吸浅促等全身中毒表现。后期由于大量毒素吸收，患者则表现为表情淡漠、面容憔悴、眼窝凹陷、口唇发绀、肢体冰冷、舌黄干裂、皮肤干燥、呼吸急促、脉搏细速、体温剧升或下降、血压下降、休克、酸中毒。若病情继续恶化，终因肝肾功能衰弱及呼吸循环衰竭而死亡。

（5）腹部体征：腹式呼吸减弱或消失，并伴有明显腹胀。腹胀加重常是判断病情发展的一个重要标志。肌紧张、压痛、反跳痛是腹膜炎的重要体征，始终存在，通常是遍及全腹而以原发病灶部位最为显著。腹肌紧张程度则随病因和患者全身状况的不同而有轻重不一。腹部叩诊可因胃肠胀气而呈鼓音。胃肠道穿孔时，叩诊时常发现心肝浊音界缩小或消失。腹腔内积液过多时，可以叩出移动性浊音。听诊常发现肠鸣音减弱或消失。直肠指诊时，如直肠前窝饱满及触痛，则表示有盆腔感染存在。

（四）辅助检查

1. 实验室检查

血常规检查提示白细胞计数和中性粒细胞比例增多，或有中毒颗粒。病情危重或机体反应能力低下者，白细胞计数可不升高。

2. X线检查

腹部立卧位平片可见小肠普遍胀气，并有多个小液平面的肠麻痹征象；胃肠穿孔时多数可见膈下游离气体。

3. B超检查

可显示腹内有积液。

4. 诊断性腹腔穿刺或腹腔灌洗

根据叩诊或B超定位穿刺，根据穿刺液性状、气味、浑浊度、涂片镜检、细菌培养以及淀粉酶测定等可判断病因。如胃十二指肠溃疡穿孔时穿刺液呈黄色、浑浊、无臭味，有时可抽出食物残渣；急性重症胰腺炎时抽出液为血性，胰淀粉酶含量高。如果腹腔穿刺抽出不凝固血液，说明有腹腔内实质脏器损伤。腹腔内液体少于100 mL时，腹腔穿刺往往抽不出液体，注入一定量的生理盐水后再行抽液检查。

（五）治疗原则

积极消除原发病因，改善全身状况，促进腹腔炎症局限、吸收或通过引流使炎症消除。

1. 非手术治疗

对于病情较轻或病情已经超过24 h，且腹部体征已经减轻；原发性腹膜炎；伴有严重心肺等脏器疾病不能耐受手术者；伴有休克、严重营养不良、电解质紊乱等需术前纠正可采取非手术治疗。主要措施包括半卧位、禁食、持续胃肠减压、输液、输血、应用抗生素、镇静、给氧等治疗措施。

2. 手术治疗

手术治疗适应证：①腹腔内原发病灶严重者，如腹内脏器损伤破裂、绞窄性肠梗阻、炎症引起肠坏死、肠穿孔、胆囊坏疽穿孔、术后胃肠吻合口瘘所致腹膜炎。②弥漫性腹膜炎较重而无局限趋势者。③患者一般情况差，腹腔积液多，肠麻痹重，或中毒症状明显，尤其是有休克者。④经非手术治疗6 ~ 8 h（一般不超过12 h），如腹膜炎症状与体征均不见缓解，或反而加重者。⑤原发病必须手术解决的，如阑尾炎穿孔、胃十二指肠穿孔等。

具体措施包括处理原发病因、清理腹腔、充分引流。

二、护理评估

（一）一般评估

1. 生命体征（T、P、R、BP）

每15 ~ 30 min测定一次呼吸、脉率和血压。

2. 患者主诉

腹痛发生的时间、部位、性质、程度、范围以及伴随症状。如有呕吐，了解呕吐物性状。了解患者健康史，包括了解患者年龄、性别、职业等一般资料；了解既往病史，有无胃十二指肠溃疡或阑尾炎、胆囊炎发作史；有无腹部手术、外伤史；近期有无呼吸系统、泌尿系统感染病史或营养不良等其他导致抵抗力下降的情况。

（二）身体评估

1. 腹部情况

腹式呼吸是否减弱或消失；有无腹部压痛、反跳痛、腹肌紧张及其部位、程度、范围；有无肝浊音界缩小或消失，或移动性浊音；肠鸣音是否减弱或消失；直肠指诊时，如直肠前窝饱满及触痛，则表示有盆腔感染存在。

2. 全身情况

患者精神状态、生命体征是否稳定、饮食活动情况；有无寒战、高热、呼吸浅快、面色苍白等感染性中毒表现；有无水、电解质、酸碱失衡表现；有无口干、肢端发冷、血压下降、神志恍惚等休克表现。

（三）心理一社会评估

了解患者及家属的心理反应和心理承受能力，有无焦虑、恐惧表现。以及对本病的认识程度、治疗合作情况；家属态度，家庭经济以及社会支持情况。

（四）辅助检查阳性结果评估

（1）实验室检查血常规检查提示白细胞计数和中性粒细胞比例增多，或有中毒颗粒。病情危重或机体反应能力低下者，白细胞计数可不升高。

（2）X线检查小肠普遍胀气，并有多个小液平面的肠麻痹征象；胃肠穿孔时多数可见膈下游离气体。

（3）B超检查可显示腹内有积液，有助于原发病的诊断。

（4）诊断性腹腔穿刺或腹腔灌洗腹腔穿刺可判断原发病变，明确病因。如胃十二指肠溃疡穿孔时穿刺液呈黄色、浑浊、无臭味，有时可抽出食物残渣；急性重症胰腺炎时抽出液为血性，胰淀粉酶含量高。如果腹腔穿刺抽出不凝固血液，说明有腹腔内实质脏器损伤。腹腔内液体少于 100 mL 时，腹腔穿刺往往抽不出液体，注入一定量的生理盐水后再行抽液检查。

（五）治疗效果评估

1. 非手术治疗评估要点

患者主诉腹痛及恶心、呕吐情况是否好转；腹部压痛、反跳痛是否好转；生命体征是否平稳且趋于正常；水、电解质失衡是否纠正；患者精神状况是否好转。

2. 手术治疗评估要点

麻醉方式、手术类型，腹腔引流管放置的位置，引流的情况，切口愈合的情况。

三、主要护理诊断（问题）

（一）腹痛、腹胀

与腹壁膜受炎症刺激有关。

（二）体温过高

与腹膜炎毒素吸收有关。

（三）体液不足

与腹腔内大量渗出、高热或体液丢失过多有关。

（四）焦虑、恐惧

与病情严重、躯体不适、担心术后康复及预后有关。

（五）潜在并发症

腹腔脓肿、切口感染。

四、主要护理措施

（一）休息

休克患者采取平卧位，或头、躯干、下肢抬高20° 角，尽量减少搬动，以减轻疼痛。全麻术后头偏一侧，平卧位 6 h，待清醒后改为半坐卧位。半坐卧位可促进腹腔内渗出液流向盆腔，有利于局限炎症和引流；可促使腹内器官下移，减轻对呼吸和循环的影响；也减轻因腹肌紧张引起的腹胀等不适。鼓励患者进行脚背、脚趾的勾、绷活动，或自下而上按摩下肢以预防下肢静脉血栓形成。

（二）饮食

胃肠穿孔患者必须禁食，并留置胃管持续胃肠减压，以抽出胃肠道内容物和积液、积气，减少消化道内容物继续流入腹腔，改善胃壁血运，利于炎症的局限和吸收，促进胃肠道恢复蠕动。手术后等肠功能恢复后才可以从流质开始逐步过渡到半流质 – 软食 – 普食，而且宜循序渐进、少量多餐，可进食富含蛋白、热量和维生素的饮食，以促进机体康复和伤口愈合。

（三）用药护理

主要为维持体液平衡和有效循环血量，保持生命体征稳定；控制感染和营养支持治疗。迅速建立静脉输液通道，遵医嘱补充液体及电解质，病情严重者，必要时输入血浆或全血等以纠正低蛋白血症和贫血，根据情况使用激素，减轻中毒症状，或使用血管活性药，以维持生命体征稳定。根据患者丢失的液体量和生理需要量计算总补液量，安排好各类液体的输注顺序，并根据患者临床表现和补液监测指标及时调整输液的成分和速度。遵医嘱合理应用抗生素，根据细菌培养及药敏结果合理选择抗生素；急性腹膜炎患者的代谢率约为正常人的 140%，分解代谢增强，因此在补充热量的同时应该补充蛋白、氨基酸等。对于长期不能进食的患者应尽早实施肠外营养支持，提高机体防御和修复能力。

（四）心理护理

做好患者及家属的沟通解释工作，稳定其情绪，减轻焦虑、恐惧；鼓励帮助患者面对和接受疾病带来的变化，尽快适应患者角色，增强战胜疾病的信心和勇气。

（五）健康教育

根据患者需要介绍有关腹膜炎的基本知识，以及检查、治疗、手术、康复等方面的知识，如禁食、胃肠减压、半卧位的重要性，制订合理的健康教育计划，提高其认识和配合治疗。

五、护理效果评估

（1）患者体温、脉搏、血压、呼吸等生命体征是否稳定。

（2）患者体液、电解质是否平衡，有无脱水、休克表现。

（3）患者腹痛、腹胀有无减轻或缓解，炎症是否得到控制。

（4）患者情绪是否稳定，焦虑程度有无减轻，是否配合治疗和护理。

（5）患者是否掌握了腹膜炎的相关知识。

（6）患者未发生腹腔脓肿或切口感染，或如果发生能够得到积极有效的处理。

第三节　腹部损伤的护理

一、疾病概述

（一）概念

腹部损伤（abdominal injury）是由于各种原因所导致的腹壁和（或）腹腔内脏器官损伤。平时多见于交通事故、空中坠落、工业劳动意外，以及打架斗殴中的刀伤、枪伤等，发病率占 0.4% ~ 1.8%，战时损伤可高达 50%。

多数腹部损伤同时伴有严重的内脏损伤，如果伴有脾、肝、胰腺等腹腔实质脏器破裂或大血管损伤，可因大出血而导致死亡；如果伴有胃、十二指肠、小肠、结肠、直肠等空腔脏器受损伤时，可发生严重的腹腔感染而威胁生命。早期正确的诊断和及时、合理的处理，是降低腹部损伤导致死亡的关键。

（二）相关病理生理

腹部损伤可分为开放性和闭合性两大类。在开放性损伤中，有腹膜破损者为穿透伤（多伴内脏损伤），无腹膜破损者为非穿透伤（有时伴内脏损伤）。有入口、出口者为贯通伤，有入口无出口者为非贯通伤。

腹部损伤的严重程度，以及是否涉及内脏、涉及什么内脏多取决于暴力的强度、速度、着力部位和方向等。而且与身体解剖特点、内脏原有的病理情况和功能状态等内在因素有关。一般来说，肝、脾组织结构脆弱，血供丰富，位置固定，受到暴力打击容易发生破裂。上腹受压可使胃、十二指肠、胰腺破裂等。

常见开放性损伤容易受损的内脏依次是：肝、小肠、胃、结肠、大血管；闭合性损伤中依次是脾、肾、小肠、肝、肠系膜。

（三）病因与诱因

开放性损伤常由刀刺、枪弹、弹片等锐器或火药伤引起。闭合性损伤常是坠落、碰撞、冲击、挤压、拳打脚踢等钝性暴力所致。

（四）临床表现

由于致伤原因、受伤的器官及损伤的严重程度不同，腹部损伤的临床表现差异很大。轻微的腹部损伤，临床上可无明显症状和体征；而严重者可出现重度休克甚或处于濒死状态。

肝、脾、胰、肾等实质性器官或大血管损伤时主要临床表现为腹腔内（或腹膜后）出血。包括面色苍白，脉搏加快、细弱、脉压变小，严重时血压不稳甚至休克；腹痛呈持续性，一般不很剧烈，腹膜刺激征也并不严重。但当肝破裂伴有较大肝内或肝外胆管断裂时，可发生胆汁性腹膜炎；胰腺损伤伴有胰管断裂，胰液溢入腹腔可出现明显腹痛和腹膜刺激征。体征最明显处常是损伤所在的部位。右肩部放射痛，提示可能有肝损伤；左肩部放射痛则提示有脾损伤。肝、脾破裂出血量较多者可有明显腹胀和移动性浊音。

肝、脾包膜下破裂或系膜、网膜内出血则有时可表现为腹部包块，泌尿系脏器损伤时可出现血尿。

胃肠道、胆管、膀胱等空腔脏器破裂的主要临床表现是弥漫性腹膜炎。除胃肠道症状及稍后出现的全身性感染表现外，最突出的是腹膜刺激征，通常胃液、胆液、胰液刺激最强，肠液次之，血液最轻。伤者可有气腹征，尔后可因肠麻痹而出现腹胀、严重时可发生感染性休克。腹膜后十二指肠破裂的患者有时可出现睾丸疼痛、阴囊血肿和阴茎异常勃起等症状和体征。如果实质性脏器和空腔脏器两类器官同时破裂，则出血和腹膜炎两种临床表现可以同时出现。

（五）辅助检查

1. 实验室检查

包括血、尿常规检查，血、尿淀粉酶以及生化检查。

2. B型超声检查

B超检查在腹部损伤的诊断中倍受重视。可发现直径1 ~ 2 cm的实质内血肿，并可发现脏器包膜连续性中断和实质破裂等情况。超声检查对腹腔积液的发现率很高。并可根据B超检查估计出腹腔积液的量，即每1 cm液平段，腹腔积液约有500 mL。由于气体对超声的反射强烈，其在声像图上表现为亮区。因此，B超检查也可发现腹腔内的积气，有助于空腔脏器破裂或穿孔的诊断。

3. X线检查

有选择的X线检查对腹部损伤的诊断是有价值的。常用的有胸片、平卧位及左侧卧位腹部平片。立位腹部平片虽然更有意义，但不适用于重伤员。根据需要拍骨盆正、侧位片。

4. CT检查

CT对软组织和实质性器官的分辨力较高。CT能清晰地显示肝、脾、肾的包膜是否完整、大小及形态结构是否正常，对实质性脏器损伤的诊断有价值。

5. 诊断性腹腔穿刺术和腹腔灌洗术

抽到液体后观察其性状，推断受损器官种类；必要时行显微镜和涂片检查。严重腹内胀气、大月份妊娠、腹腔内广泛粘连和躁动不能合作者则禁忌做穿刺检查。

（六）治疗原则

1. 非手术治疗

适用于暂时不能确定有无腹腔内器官损伤；血流动力学稳定，收缩压 >90 mmHg（11.9 kPa）；心律 <100 次 / 分；无腹膜炎体征；未发现其他内脏的合并伤；已证实为轻度实质性脏器损伤，生命体征稳定者。

非手术治疗期间应严密观察病情变化，包括：①每15 ~ 30 min测定一次呼吸、脉率和血压；②腹部体征检查，每半小时进行一次，注意有无腹膜炎的体征及其程度和范围的改变；③每30 ~ 60 min检查一次血常规，了解红细胞数、血红蛋白、血细胞比容和白细胞计数的变化；④每30 ~ 60 min作一次B超扫查；⑤必要时可重复进行诊断性腹腔穿刺术或灌洗术，或进行CT、血管造影等检查。

观察期间需要特别注意的是：①不要随便搬动伤者，以免加重伤情；②不注射止痛剂（诊断明确者例外），以免掩盖伤情。

非手术治疗措施包括：①输血补液，防治休克；②应用广谱抗生素，预防或治疗可能存在的腹内感染；③禁食，疑有空腔脏器破裂或有明显腹胀时应行胃肠减压；④营养支持。

2. 手术治疗

已确定腹腔内脏器破裂者，应及时进行手术治疗。对于非手术治疗者，经观察仍不能排除腹内脏器损伤，或在观察期间出现以下情况时，应终止观察，进行剖腹探查手术。①腹痛和腹膜刺激征有进行性加重或范围扩大者；②肠蠕动音逐渐减少、消失或出现明显腹胀者；③全身情况有恶化趋势，出现口渴、烦躁、脉率增快或体温及白细胞计数上升者；④膈下有游离气体表现者；⑤红细胞计数进行性下降者；⑥血压由稳定转为不稳定甚至休克者；或积极救治休克过程中，情况不见好转反而继续恶化者；⑦腹腔穿刺吸出气体、不凝血液、胆汁或胃肠内容物者；⑧胃肠出血不易控制者。

一旦决定手术，就应尽快完成手术前准备：建立通畅的输液通道、交叉配血、放置鼻胃管及尿管。

如有休克，应快速输入平衡液补充血容量。由于腹部创伤患者往往处于休克状态，因此一般选择气管内麻醉，既能保证麻醉效果，又能根据需要供氧。手术原则上是先处理出血性损伤，后处理穿破性损伤；对于穿破性损伤，应先处理污染重（如下消化道）的损伤，后处理污染轻的损伤。腹腔内损伤处理完后，彻底清除腹内残留的异物（如遗留的纱布等）、组织碎块、食物残渣或粪便等。用大量生理盐水冲洗腹腔。根据需要放置引流管或双腔引流管。腹壁切口污染不重，可予分层缝合；污染较重者，皮下应留置引流物。

二、护理评估

（一）一般评估

1. 生命体征（T、P、R、BP）

腹部损伤如果伴有严重的内脏损伤或大血管损伤，患者可出现大出血而引起血压和脉搏的变化；如果伴有胃、十二指肠、小肠、结肠、直肠等空腔脏器受损伤时，可发生严重的腹腔感染引起体温升高。因此应每 15 ~ 30 min 监测一次生命体征，出现异常应及时告知主管医生。

2. 患者主诉

向患者或护送人员详细了解受伤时间、地点、部位、姿势、伤情、致伤源性质、方向、强度，受伤后的病情变化、急救措施及效果。了解患者受伤后有无腹痛及腹痛的特点、部位、持续时间，有无伴随恶心、呕吐等症状。

（二）身体评估

1. 视诊

观察患者有无面色苍白、出冷汗等失血表现，腹部有无外伤、瘀血、瘀斑、包块及其部位、大小，有无脏器自腹壁伤口脱出。

2. 触诊

脉搏是否加快、细弱，腹部有无包块，有无肌紧张、压痛、反跳痛，以及疼痛程度范围。

3. 叩诊

肝浊音界是否缩小或消失，有无移动性浊音等内出血表现。

4. 听诊

肠鸣音是否减弱或消失。

（三）心理社会评估

评估患者及家属对突发的腹部损伤以及伤口、出血、内脏脱出这些视觉刺激的心理承受能力；对预后的担心程度；评估经济承受能力和家庭、社会支持情况；在疾病治疗过程中的其他心理反应；本次损伤相关知识的了解程度及需求。

（四）辅助检查阳性结果评估

1. 实验室检查

血常规检查中红细胞、血红蛋白、血细胞比容等数值明显下降，白细胞计数可略有增高提示腹内有实质性脏器破裂而出血。白细胞计数明显上升提示空腔脏器破裂。血、尿淀粉酶值升高提示可能有胰腺损伤、胃或十二指肠损伤。尿常规检查发现血尿提示有泌尿器官的损伤。

2. B 型超声检查

B 超检查腹腔有无血肿，实质脏器是否破裂，包膜是否完整，以及腹腔积液情况。

3. X 线检查

胸片、平卧位及左侧卧位腹部平片检查有无气液平面等空腔脏器损害征象。

4. CT 检查

CT 显示肝、脾、肾的包膜是否完整、大小及形态结构是否正常。

5. 诊断性腹腔穿刺术和腹腔灌洗术

如果抽到不凝血性液，可能提示脏器破裂。

三、主要护理诊断（问题）

（一）有体液不足的危险

与腹腔内出血、呕吐、禁饮食有关。

（二）疼痛

与腹腔内器官破裂、消化液刺激腹膜有关。

（三）恐惧

与意外损伤和担心预后有关。

（四）潜在并发症

器官损伤、腹腔感染。

四、主要护理措施

（一）休息

手术前绝对卧床休息，禁止随意搬动；全麻未清醒者平卧位，头偏一侧；全麻清醒或硬膜外麻醉平卧6 h后，血压平稳改为半卧位，以利于腹腔引流，减轻腹痛，改善呼吸循环功能。

（二）饮食

留置胃肠减压，绝对禁饮、禁食、禁灌肠。

（三）用药护理

根据医嘱迅速补充血容量；使用抗感染治疗；诊断未明确者绝对不能使用止痛剂。

（四）心理护理

加强病情观察，耐心解释病情和治疗过程。

（五）健康教育

加强宣传，避免意外损伤；了解和掌握简单急救知识；发生腹部损伤，及时就医；出院后若有不适及时就诊。

五、护理效果评估

（1）患者体温、脉搏、血压、呼吸等生命体征是否稳定。

（2）患者体液、电解质是否平衡，有无脱水现象。

（3）患者腹痛有无减轻或缓解。

（4）患者有无继续发生内脏出血、腹腔感染情况，或是否得到及时发现和处理。

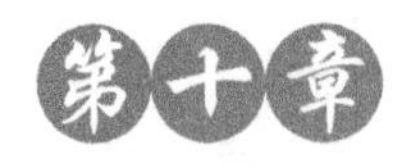

胃肠肿瘤疾病的护理

第一节　胃癌患者的护理评估

胃癌是一种高发的恶性肿瘤疾病，其发生在胃上皮，是机体在各种致癌因素的作用下，胃局部组织异常增生而形成的新生物。早期无明显症状，或仅有胃部不适及不规则的胃痛或食欲减退，恶心、呕吐、消瘦，或出现不明原因的呕血及上腹部饱胀感等表现。在我国胃癌死亡率占所有恶性肿瘤的23.02%，居各种癌症之首。胃癌可发生于任何年龄，但高发年龄为40 ~ 56岁。

一、护理评估

（一）疾病评估

1. 健康史

了解患者一般情况，包括患者的年龄、性别、性格特征、职业、饮食习惯，以及用药史（特别是皮质类固醇药物及非甾体类抗炎药等）；同时了解患者家族中有无胃癌或其他肿瘤患者；对于既往有慢性胃病者应掌握疾病相关内容，特别是溃疡、慢性萎缩性胃炎、胃息肉及胃部手术史等可能诱发肿瘤的“癌前病变”。另外，应询问患者的饮食、烟酒嗜好等，了解患者是否喜好熏烤、腌制食品等。

2. 身体状况

早期胃癌患者由于身体状况良好，相关症状和体征较少。应了解患者上消化道相关症状及程度，如上腹饱胀、隐痛、返酸、嗳气、食欲不振等。后期患者出现上腹疼痛，应评估疼痛的性质、程度、发作规律、与饮食的关系等特点。如出现溃疡或梗阻症状，应密切观察恶心、呕吐的发生情况，特别是呕吐物的特点，同时观察粪便的颜色和量，判断是否出血和梗阻的程度等；晚期患者应观察全身情况，包括是否出现消瘦、乏力、贫血和恶病质；对于可能出现的远处器官转移症状亦应密切观察，及时发现。

3. 实验室及其他检查结果

及时了解大便隐血试验、胃酸分析结果，特别是X线钡餐检查和胃镜检查的结果等。

4. 心理和社会支持状况

了解患者的心理状况，包括对癌症的认识和接受程度，掌握患者的情绪反应，是否出现恐惧、愤怒、否认、消沉等不良情绪，观察患者对治疗的配合程度；同时了解疾病对经济、工作状况、家庭关系、社会关系的影响，以及家人及社会对患者的反应和支持。

（二）围手术期评估

1. 手术相关情况

了解术前准备是否完成，判断患者对手术的耐受程度；掌握麻醉、手术方式的选择，了解患者及家属对手术的认知程度、应对方式等。

2. 术后康复情况

密切观察生命体征、引流液性状、切口愈合情况等，是否存在手术引起的疼痛和不适，掌握呼吸、循环、神经、泌尿等各个系统的功能变化和康复状况，了解饮食、生活自理能力、心理状态等，评估可能发生的并发症及原因、临床表现、处理效果等。

3. 心理和认知情况

了解患者对手术及术后改变的认知和接受情况，掌握患者在术后不同阶段的情绪反应。

二、护理诊断

1. 恐惧、焦虑

与环境改变、手术治疗、恶性疾病诊断及预后不佳、死亡威胁等。

2. 疼痛

与肿瘤侵蚀组织、手术创伤有关。

3. 营养失调

低于机体需要量，与胃肠消化功能减退、进食不足、术后禁食、机体代谢率增加等有关。

4. 有体液不足的危险

与呕吐、胃肠减压、术后禁食、出汗较多、可能的胃肠梗阻并发症等有关。

5. 潜在并发症

上消化道出血、穿孔、梗阻、吻合口瘘、感染、伤口裂开等，与肿瘤侵蚀或手术创伤有关。

6. 知识缺乏

与缺乏胃癌治疗和护理的知识有关。

三、护理措施

1. 疼痛患者的护理

术前及术后都可能出现疼痛，疼痛对睡眠和饮食均有影响，继而导致身心伤害，应密切观察疼痛的性质、程度、持续时间、伴随症状等，并采取有效措施控制疼痛。如为晚期肿瘤引起的癌痛，应采取国际规定，采取循序渐进的方式，制定镇痛药使用的计划，有效缓解疼痛，提高患者生活质量。对于病情突然改变、程度加剧的疼痛，应考虑穿孔、化学性腹膜炎等的发生，必须及时采取外科治疗措施。对于术后疼痛，可采用非药物治疗结合药物治疗的方法，包括分散注意力、指导性想象、行为疗法、针灸等，使用药物应密切观察用药反应，按需给药，及时停药，减少药物依赖和副作用。必要时还可采用自控镇痛泵，有效缓解疼痛。

2. 饮食和营养

术前患者因消化道不适症状，以及可能存在的出血、溃疡及梗阻情况影响食物的正常摄入，应采取有效措施缓解症状，并鼓励患者少量多餐，进食高蛋白、高热量、富含维生素、易消化、无刺激的饮食，为手术做好准备。术后应根据患者恢复情况，制定周密的饮食和营养计划，从禁食、流质，逐渐过渡到半流质，量由少到多，并密切观察各个阶段的反应。饮食应选择柔软、少渣、易消化食物，忌产气、生冷、刺激食物，每日少量、多餐，定时定量。必要时可采用完全胃肠外营养（TPN），及时提供充分的营养支持。

3. TPN 的护理要点为

（1）预防感染：每次开放前及滴完营养液后，均应以无菌纱布包扎管口，以防细菌污染。

（2）防治堵塞：每次应先滴入葡萄糖盐水，然后再滴入营养液；滴完后要用温水冲洗营养管，以防堵塞。

（3）营养液种类配制：营养液种类很对，使用时应新鲜配制，调匀过滤；用量和浓度应从小到大，适量加入氯化钾、维生素、胰岛素、颠茄类药物等。同时应观察患者对营养液输入的反应，避免出现一过性低血糖等不良并发症。

（4）适当保温：滴入过程中应采取温水浴等对营养液进行保温，以免过冷、过热刺激机体，产生不良后果。

（5）控制滴数：营养液开始 2 ~ 3 d 滴速应慢，以后逐渐加快，一般需 8 ~ 10 h 滴完。

（6）病情观察：营养液滴入后应注意有无腹胀、腹痛、腹泻，症状轻者控制滴入量及速度，症状重者暂停使用。

（7）拔管护理：病情得到控制，全身情况明显好转，可考虑拔管。

通过对病历的分析提示，患者应具备疾病相关护理知识及护理人员给予健康教育的重要性。随着人民生活水平的提高，生活节奏的加快，许多人养成不良生活方式及不良饮食习惯，使胃癌的患病率增加。通过改变不良生活习惯及不良饮食习惯，做好健康的自我管理，是可以防癌及治癌的。即使是晚期胃癌，只要积极治疗，也会提高生存质量和生存期。

对于护士而言，可以在许多方面开展工作。如对胃癌的高发人群进行健康教育，改变其不良的饮食习惯，防止土壤、水源的污染，积极防治与胃癌有关的疾病等。给予遭受疾病打击的患者个性化的、有针对性的心理调适，使其保持战胜疾病的勇气和信心。给予经历手术的患者精心的术前指导和术后护理，使患者能够尽快康复。由于护士对患者提供了从生理到心理的恰当的整体护理，使得患者能够很快从手术和化疗的打击中恢复，体现了系统的整体护理的思想，表现出较高的临床护理质量。

第二节　胃癌术前护理

目前，对于胃癌的治疗一般首选手术治疗，大多数可以能取得理想的效果。当然有过手术经验的人知道，任何手术都有风险，其中一个大的风险就是并发症。所有患者在选择手术之前主治大夫都会把并发症做一个详细的介绍。很多患者和家属一看这么多并发症都害怕手术了。胃癌术前的心理疏导就显得很有必要了。

一、胃癌术前注意事项

由于寻求康复心切，许多患者会在确定手术前回去寻找各种途径来确认自己的疾病现状和选择治疗方式，当决定要手术时应将之前的就医经过和所做的各项检查资料交给自己的主治医师作为参考。

术前医生会对患者的心、肺功能，和一些重要脏器功能进行检查，以了解患者对手术的耐受程度，确认以前检查的准确性。其中包括一些血、尿、粪等常规检查，也有如B超、CT等一些专科性较强的检查。患者首先要相信医生会尽全力为自己治疗疾病，其次是要积极配合医生，根据治疗的进程完全遵照医嘱。只有医患双方通力合作，患者才能尽快康复。等待检查结果和等待手术的结果是紧张的，许多患者在此期间都会出现不同程度的焦虑和恐惧心理。希望患者将自己的真实心理告诉自己的主治医师或责任护士，当患者在诉说自己的担忧和顾虑的同时也是一次宣泄情感的过程，有了正确的疏导可以让患者情绪趋于稳定，其次也有助于医护人员了解患者的真正感受，对患者所担忧的问题进行讲解和指导。

手术前两周吸烟患者应戒烟，以防止术后痰多咳嗽引起伤口疼痛，同时也可防止术后一些呼吸道并发症。如有贫血、营养不良或上呼吸道感染等情况时应先进行治疗和纠正。如有幽门梗阻等症状时，应在术前 3 d 禁食禁饮水，如是不完全梗阻也只能进一些流质饮食。如有肿瘤波及横结肠时应按医嘱口服肠道抗生素。根据手术的需要医生会在术前适当的时候为患者放置胃管或洗胃，放置过程需要患者很好地配合。

胃癌的术前护理还包括手术相应部位的皮肤准备，即对手术部位剃净毛发。在临床上有不少患者对皮肤准备有排斥的情绪，但皮肤准备后可防止术后该部位和切口的感染。因此患者还应积极地配合治疗。术前最好能沐浴、理发、剪指甲和更衣以保持清洁。

术前除有护士给患者做普鲁卡因药敏试验和剔去手术区域毛发外，患者还应对手术后可能出现的一些生活问题进行训练。如术前患者应在护士的指导下学会术后如何进行正确的深呼吸和行有效咳嗽，以便术后有效地将痰液咳出又不致伤口太过疼痛；进行床上使用便盆的训练也是术前必需的，因为许多患者在术后麻醉未完全消退又处在平卧姿势时是很难解出尿液的。

二、胃癌术前护理

在胃癌手术前，医护人员及家属要做好各种手术前的护理工作，包括各种常规护理、心理护理、饮食护理、中药护理等。

（一）常规护理

纠正贫血及营养不良，指导患者合理膳食。幽门完全梗阻者术前禁食，需要时行胃肠减压，每晚用生理盐水500～1 000 mL洗胃一次，补充液体及电解质。幽门不完全梗阻者：术前3 d流质，每晚洗胃1次，术前1 d禁食并给予补液。胃癌波及横结肠时应做肠道准备，选择肠道不易吸收的抗生素：新霉素、卡那霉素、庆大霉素、甲硝唑等口服。术前晚行温盐水或肥皂水灌肠。手术日晨置胃管、导尿管（遵医嘱）。

在胃癌手术前进行护理的目的其实主要的是要消除患者对手术的顾虑以及想方设法提高患者对手术的耐受力的问题，相应的护理又涉及心理护理和饮食护理及中药护理三方面的内容。

（二）心理护理

胃癌手术不同于一般的手术，它不仅是清除了一部分的癌细胞，对我们的胃功能也有一定程度的伤害，且胃癌手术一般应叫作大手术，不等同于一般的小手术，会对我们的身体产生一个较大的创伤。因此，患者心中存在各种各样的顾虑和焦虑是难免的。作为医生来讲，应当关注并正视患者存在的这样的心理问题，对患者出现的心理变化，要及时给予恰当的疏导，不能让患者背着沉重的心理包袱来上手术台，若医生没有一个较高的配合度，手术效果势必会受到影响。我们要对患者讲解一定的胃癌知识，说明手术的必要性，对患者存在的疑问予以耐心解答，同时鼓励他们以正确的态度积极主动地配合治疗，消除他们的顾虑和焦虑，增强他们对治疗的信心。

（三）饮食护理

胃癌术前饮食护理的主要目的是增加营养，提高患者对手术的耐受力。胃癌术前患者应进行高蛋白、高热量、高维生素而又易消化的饮食，且烹饪方式要选择蒸、煮、炖、煨的方式，不能进食油炸的食物，主要是避免对胃黏膜的刺激，防止胃出血。但是，若患者已经有进食梗阻的症状，则不能强行进食，可采用静脉营养液注射的方式，甚至必要时要输送新鲜鲜血。除此之外，还要向患者讲明术前准备的目的，讲解术后胸式呼吸、咳嗽、翻身、早期下床活动的意义，指导深呼吸、按压伤口咳嗽的方法，为术后恢复提前做好准备，术后可直接进行相应的锻炼和功能恢复。

（四）中药护理

中药具有增强人体体质，加强免疫功能，保护器官功能的作用，所以针对部分胃癌患者术前体质虚弱的症状，可以采用中药来健脾益肾、增强体质，提高患者对手术的耐受力，也可以促进术后的恢复，从而避免胃癌细胞的手术期就发生扩散和转移。

三、手术前后胃癌的护理

胃癌的护理应贯穿于整个手术的始末，首先，在术前应注意患者的营养与进食情况：按病情给予高蛋白、高热量、高维生素少渣软食、半流食或流食。纠正水电解质紊乱，准确记录出入量，对重度营养不良、血浆蛋白低、贫血者，术前补蛋白质或输血。有幽门梗阻者，术前3 d每晚用温盐水洗胃，消除胃内积存物，减轻胃黏膜水肿。严重幽门梗阻者，应于术前1～3 d做胃肠减压，使胃体积缩小。予术日晨放置胃管，抽尽胃液后留置胃管。术后严密观察生命体征：硬膜外麻醉4～6 h或全麻清醒血压、脉搏平稳后半坐卧位。注意保持卧位正确，以利呼吸和腹腔引流。鼓励深呼吸、咳痰、翻身及早期活动，预防肺部感染及其他并发症。注意口腔卫生，预防腮腺炎。腹腔引流腹腔引流管接无菌瓶，每3 d更换1次，以防逆行感染。必须严密观察引流液的颜色、性质、量，并准确记录。一般在24 h内量多，为血浆样渗出液，以后逐渐减少。如引流液为鲜红色，且超过500 mL应考虑有出血。要勤巡视，随时观察引流管是否通畅以及有无扭曲、脱落。持续胃肠减压：保持胃管通畅，以减少胃内容物对吻合口的刺激，预防吻合口水肿和吻合口瘘。每2 h用生理盐水冲洗胃管1次，每次量不超过20 mL并相应吸出，避免压力过大，冲洗液过多而引起出血。注意引流液的性质及量，并准确记录引流量。如有鲜血抽出，必须及时报告医生处理。胃管应妥善固定，不可随意移动，并注意有无脱落或侧孔吸胃壁，使胃肠减压停止。

众所周知，外科手术是目前治疗胃癌的首选，手术前的护理工作更是不能掉以轻心。胃癌的术前护理除了以上的主要几点以外，还应注意患者的心理变化，术前很多患者会产生对手术的恐惧心理，担心手术后会出现伤口疼痛和并发症，此时，家属及医护人员应及时给予开导，帮助患者正确看待手术。

第三节　胃癌术后化疗的护理

胃癌是我国最常见的恶性肿瘤，因其早期无明显症状，出现典型症状时已属晚期，治愈率及生存率极低。我们多在胃癌根治术后 1 周内进行腹腔化疗，在严重手术创伤和巨体能消耗的情况下，加上化疗药物的剧烈毒性作用，患者身体虚弱，免疫功能低下，如护理上稍有不慎，患者可因各种并发症而危及生命。因此，加强安全护理显得尤为重要。

一、常见药物及主要毒性反应

1. 药物及治疗方案

阿霉素，于疗程开始的第 1、第 7 d 给药。顺铂，于疗程开始的第 2、第 8 d 给药。VP-16，于疗程开始的第 4、第 5、第 6 d 给药。给药方式：由术中腹腔内预置的硅管中滴入，8 d 为一疗程。

2. 主要毒性反应

化疗药物所致的毒性反应主要有：

（1）组织坏死。

（2）胃肠道反应如剧烈的恶心、呕吐、腹痛、腹泻。

（3）明显的骨髓抑制。

（4）肾脏损害（以顺铂最为明显）。

（5）心肌损害致心肌炎。

（6）皮肤黏膜反应如脱发、口腔溃疡等（以阿霉素最为明显）。药物局部刺激引起的反应有：腹痛、腹胀、便秘、呃逆、肠黏膜坏死脱落、肠出血等。

二、临床护理措施

（一）谨慎操作，保证安全

（1）将化疗药物按程序稀释于 200 mL 生理盐水中，连接腹腔预置的硅管缓慢滴入。

（2）给药用生理盐水冲管 5 min，确定无渗液后再给药，给药后再用生理盐水冲管 5 min，以防硅管内药液残留。给药后每 15 ~ 20 min 翻动患者一次，共 8 ~ 10 次，使药液均匀分布于腹腔内以达到疗效。

（3）给药后应扎紧硅管并包以无菌纱布，以防渗漏及污染；硅管应妥善固定，防止拖拉致硅管脱出。

（4）顺铂遇光后会增加毒性，应采取避光措施。

（5）拔管时，应用手反折并捏紧硅管，轻轻松动，慢慢拔出，当末端接近腹壁时应快速拔出，防止末端药液渗入组织间引起组织坏死。

（6）加强自我防护，抗肿瘤药物有癌诱发和致癌作用，在配药、给药过程中，应避免药物与皮肤黏膜直接接触，不慎接触药物应用生理盐水及清水反复冲洗。凡与药物接触的用具及患者排泄物，均应进行消毒处理。

（二）病情观察

（1）观察给药过程是否顺利，有无药液外渗，如有应立即停止给药，换注入部位并更换床单，药物接触部位用肥皂水和清水反复冲洗，并进行局部封闭（地塞米松 5 mg + 普鲁卡因 1 mL + NS 10 mL），再用 50% 硫酸镁局部湿敷 24 h。

（2）观察给药后患者发生毒性反应的时间和程度，以指导治疗并为掌握科学用药时间提供依据。

经观察，腹腔化疗药物吸收较慢，一般在给药后 8 ~ 12 h 发生反应，如在上夜给药，反应发生在次日白天，既有利于患者休息，又能减轻夜班护士工作量。

（3）观察患者生命体征变化及各项检查结果，掌握病情有利于并发症的预防；定期留取标本送检，加强心、肝、肾功能监测，预防和减轻化疗药物对机体组织器官的损害，每 2 d 检查血象 1 次，每周查心电图 1 次，以便早发现病情变化，为治疗提供依据。

（4）观察腹部情况变化及胃肠道反应、观察尿量及排便情况，以估计病情，保证安全。

三、预防并发症

（1）做好基础护理，保证患者舒适和口腔清洁，预防褥疮及口腔溃疡。

（2）记录出入量，以观察病情变化，为补液提供参考指标。

（3）维持尿量，水化尿液。为促进药物排泄，减少肾脏损害，每日入量维持在 5 000 mL 以上，尿量维持在 3 000 mL 以上。在保证足够入量的基础上而尿量仍少者，应按医嘱给予利尿剂如呋塞米或甘露醇。

（4）碱化尿液。为预防化疗药物在酸性环境下易形成结晶体影响肾脏排泄，增加肾脏毒性，应于每次排尿后测定尿 pH 值，当尿 pH 值 < 6.5 时，应即输入 5% 碳酸氢钠碱化尿液，以促进化疗药物的排泄，减少肾脏损害。

（5）静脉营养支持，以防患者体能消耗过大而致切口不愈，补充液体以纠正因剧烈频繁呕吐所致的水、电解质紊乱。腹胀、便秘多因腹腔化疗药物刺激引起肠蠕动减弱所致，可腹部热敷，风油精按摩腹部以刺激肠蠕动，必要时给予缓泻剂及 1、2、3 灌肠（50% 硫酸镁 30 mL、甘油 60 mL、温开水 90 mL，温度 38℃）。呃逆给按压合谷、内关穴，或用中药柿蒂煎水服。如大便中见大量脱落肠黏膜或出血应配合医生及时处理，以策安全。

四、并发症的护理

在使用抗癌药物后不良反应在临床反应上分类：①即刻反应：过敏性休克、心律不齐、注射部位疼痛。②早期反应：恶心、呕吐、发热、过敏反应。③中期反应：骨髓抑制、口腔炎，腹泻、脱发。④后期反应：皮肤色素沉着、重要器官系统损伤、肠麻痹、肾毒性、免疫抑制。

1. 心理疏导

胃癌患者对疾病敏感，心理承受能力差，在化疗前应向患者说明化疗后可能出现的反应，同时介绍所采取的对应措施，让患者放心地接受化疗，解除心理恐惧及副作用带来的心理压力。化疗过程中，经常与患者交谈，了解其心理感受，并尽量满足其需求，熟悉化疗方案，按时按量给药，向患者讲清可能引起的反应，并说明这些反应多是暂时性的，待停止用药后多可恢复正常。鼓励患者树立战胜疾病的信心，与医护人员密切配合，度过治疗期。

2. 血管选择

化疗药物对患者血管组织损伤较大，护士要有熟练过硬的穿刺技术，化疗时均选择前臂中上段桡侧粗直血管行浅静脉置管，穿刺侧肢体制动，严防渗漏。输注时避光，奥沙利铂不与生理盐水、碱性溶液或碱性药物配用，禁止与其他药物混合或与其他药物共用一条输液通道。输注时间大于 3 h。先用生理盐水进行穿刺，确定在血管内再推注化疗药物，如用两种以上化疗药物，中间要静脉滴注 100 mL 生理盐水，减少对局部血管的刺激。注射完毕，用生理盐水冲洗稀释药物在穿刺血管壁的浓度。如有外渗，立即停止输液，并回抽。

3. 胃肠道护理

患者化疗后大多数有胃肠道反应，如恶心、呕吐、食欲减退。化疗前给予格雷司琼 3 mg 入壶以及维生素 B_6 和地塞米松液体静滴。盐酸格雷司琼是高强度、高选择性的 5-HT_3 受体拮抗剂，拮抗外周和中枢神经元 5-HT_3 受体，从而阻断化疗引起小肠的 5-HT_3 释放而介导的呕吐反射。在应用过程中可有头痛、倦怠、发热、便秘及无症状暂时性转氨酶升高。应用格雷司琼止吐效果显著，甚至无任何反应，当天即可进食，患者情绪稳定，精神状态良好，安心接受治疗，有利于身体的恢复。

4. 按医嘱用药，防止发生贫血

奥沙利铂骨髓抑制发生率相对较高，定期检查血常规，化疗后每周复查血常规1 ~ 2次，未达标准者及时给予相应治疗，口服利血生、维生素 B_4、鲨肝醇片，白细胞影响较大的给予集落刺激因子治疗后均继续完成化疗，对患者生活质量无明显影响。

5. 预防和减轻奥沙利铂的神经毒性反应

化疗期间嘱进食清淡易消化无刺激食物，多饮水（＞3 000 mL/d），介绍奥沙利铂的毒性反应及神经反应的常见症状，如手足口周感觉迟钝、麻木、蚁行感等，使患者重视神经反应的症状，能及时报告，以得到有效处理。化疗期间注意保暖，穿袜子、戴手套至少3 ~ 7 d，不喝冷开水，禁冷食冷饮，水果用温热水加热后食用，用温水刷牙、洗漱、沐浴，不接触冰冷的物体。保持适宜的病室温度，避免冷风刺激。冬天在输液管下方放一热水袋加温。输液过程中避免接触铝制品，以免加重毒性反应。对有手脚麻木者对症处理，局部用50% 葡萄糖加维生素 B_{12}，局部湿热敷，1次/d，30 min/次。

6. 液体外漏的处理

常规处理适当抬高患肢，局部制动，禁忌按摩、挤压局部。定时测量臂围及肿胀范围，了解肿胀消退情况。奥沙利铂外渗者禁忌冷敷（以减轻对末梢神经的毒性反应），用50% GS 20 mL＋硫酸镁＋维生素 B_{12} 和蜂蜜加蛇药交替湿敷消肿，3次/d。或局部应用利多卡因加地塞米松封闭后，再用50% 葡萄糖加维生素 B_{12} 热敷。

晚期胃瘤患者术后早期腹腔化疗的疗效和安全，与护理人员正确的操作、观察和护理密切相关，应特别细致慎重。护理人员应全面了解和掌握化疗药物的药理作用和毒性反应，了解和掌握毒性反应发生的时间特点及症状，把好每一环节，加强各项护理措施；同时，要进行必要的卫生宣教工作，取得患者配合，确保预期疗效和患者安全，以延长晚期胃癌患者的生存期，使患者在得到最好疗效的同时，将副作用降低到最低限度。

第四节　胃癌饮食护理

我国自古以来都有利用饮食治疗疾病的方式，对于胃癌来说，其消化系统受到的伤害是最大的。综合治疗是目前治疗胃癌最恰当的方法。尤其对于晚期手术无效的胃癌患者来说，更是重要。食物养分是分析医治的重要范畴。三分治，七分养；这就更加说明了饮食在胃癌治疗中的重要性。

一、胃癌饮食要遵循的原则

1. 强调均衡营养，注重扶正补虚

胃癌患者内虚，是疾病发生、发展过程中的主要矛盾。因虚而致癌，因癌而致虚，虚中夹实，以虚为本。食疗的目的是保证胃癌患者有足够的营养补充，提高机体的抗病能力，促进患者的康复，应以扶正补虚为总原则。故《黄帝内经》说：谷肉果菜，食养尽之，无使过之，伤其正也。在扶正补虚的总则指导下，对胃癌患者的食疗应做到营养化、多样化、均衡化。正如《黄帝内经》所云：五谷为养，五果为助，五畜为益，五菜为充；失之偏颇，则有害无益。

2. 熟悉性味归属，强调辨证施食

胃癌与其他疾病一样，患者都有阴阳偏胜、寒热虚实之不同。食物也有寒热温凉、辛甘苦酸咸四气五味之别。热证宜寒凉，寒证宜温热；五味入口，各有所归，甘入脾，辛入肺，咸入肾，苦入心，酸入肝。辛味温散，如生姜、葱白；甘味和缓，如山药、芡实、饴糖；淡味渗利，如冬瓜、薏苡仁；酸味收涩，如乌梅、山楂；咸味软坚，如海藻、昆布、牡蛎等。

3. 选择抗癌食品，力求有针对性

药食同源，部分食品兼具食疗抗癌作用，可有针对性地选择应用。对消化系肿瘤有益的食物有韭菜、莼菜、卷心菜、墨菜、百合、刀豆等。其中刀豆味甘、性温，具有温中下气、补肾健脾的功能，民间用其配丁香、柿蒂治疗食管癌、胃癌、肝癌等，实验已证实其对致癌病毒引起的小鼠移植性肿瘤有抑制作用。日常生活中的食物如大蒜、豆制品、绿茶等，也都是抗癌良药。

二、胃癌化疗饮食

1. 更换食谱，改变烹调方法

一种新的食物可促进食欲，比如常吃猪肉类食物的患者可更换吃鱼、虾、蟹、鸡等，有条件的可吃一些龟、甲鱼。改变烹调方法使食物具有不同的色香味，也可以增加食欲。但无论哪一种食物，烹调时一定要达到食物比较熟烂的程度，方能顺利地消化吸收。

2. 药膳开胃健脾

（1）山楂肉丁：山楂 100 g，瘦猪（或牛）肉 1 000 g，菜油 250 g，香菇、姜、葱、胡椒、料酒、味精、白糖各适量。先将瘦肉切成片，油爆过，再用山楂调料等卤透烧干，即可食用。既可开胃又可抗癌。

（2）黄芪山药羹：用黄芪 30 g，加水煮半小时，去渣，加入山药片 60 g，再煮 30 min，加白糖（便秘者加蜂蜜）即成。每日早、晚各服 1 次。具有益气活血，增加食欲，提高胃肠吸收功能的作用。

3. 多吃维生素含量高的新鲜蔬菜和水果

这类食物不但可以增加抵抗力，而且还可增加食欲。有些患者认为应忌食生、冷食物，但对水果蔬菜类应视情况对待。术后初期可吃菜汁和少量易消化的水果，每次量不宜多，应少量多餐。胃肠功能基本恢复后可以吃一些清淡爽口的生拌凉菜和水果，特别是化疗、放疗期，具有明显的开胃作用。

4. 病友之间交流饮食经验

病友之间交流饮食经验不但可以取长补短，还有利于增加食欲，这对癌症患者是十分必要的。

三、胃癌术后饮食

胃癌患者胃大部或全胃切除后，既应该注意营养的补充，同时还必须结合患者自身对饮食耐受情况，视胃容量酌情予以调整进食量及种类。一般情况下，患者应遵循如下进食原则。

（一）少食多餐

患者应养成良好的饮食习惯，规律进食时间，定时定量进餐，坚持少食多餐，以每天 5 ~ 6 餐为宜；主食与配菜应选软烂且易于消化的食物，每顿少吃一点，以适应胃容量小的特点，千万不可暴饮暴食，同时应注意饮食卫生。

（二）有选择地补充营养素

（1）糖摄入过多，易引起高渗性倾倒综合征（胃切除术后引起的进餐后的不适症状）。因此，糖类应适当控制，糖类供能应占总热量的 50% ~ 60%，避免摄入甜食，应以淀粉类食物为主。

（2）脂肪供能不超过总能量的 35%，避免食用畜肉脂肪，应选择易消化吸收的脂肪，如植物油、奶油、蛋黄等。少数患者术后若发生脂肪痢（指腹泻时拉出大量脂肪颗粒），应减少脂肪摄入量。

（3）应补充高蛋白饮食，选择易消化、必需氨基酸种类齐全的食物，如鸡蛋、鱼、虾、瘦肉、豆制品等，蛋白质供能占总能量的 15% ~ 20%，或按每千克体重 1.0 ~ 2.0 g 的标准给予（如一个体重 70 kg 的人，每天可摄入蛋白质 70 ~ 140 g）。

（三）提高维生素和矿物质的获取量

适当选用动物肝脏、新鲜蔬菜等，以此提高各种维生素、矿物质的获取量。需要注意的是，胃手术后，患者易发生缺铁性贫血，因此可适当食用瘦肉、鱼、虾、动物血、动物肝、蛋黄、豆制品及大枣、绿叶菜、芝麻酱等富含蛋白质与铁质的食品，防止贫血。

（四）细嚼慢咽，促进消化

患者手术后，胃的研磨功能缺乏，所以牙齿的咀嚼功能应扮演更重要的角色，对于较粗糙不易消化的食物，更应细嚼慢咽；如要进食汤类或饮料，应注意干稀分开，并尽量在餐前或餐后 30 min 进汤类，以预防食物过快排出影响消化吸收；进食时可采取平卧位，或进餐后侧卧位休息以延长食物的排空时间，使其完全消化吸收。

四、饮食护理

1. 术后心理护理

拔出胃管后，患者一般产生两种心理状态，一种是不敢进食；另一种是迫不及待想进食。对前一种患者，应耐心劝导，倾听患者诉说对病情、手术的恐惧、焦虑，向患者介绍病情发展及治疗情况。介绍类似患者术后的恢复情况，给予精神、心理支持，提高患者对治疗的信心，消除恐惧、焦虑心理，同时介绍饮食对身体康复的作用。对于后一种情况应介绍目前术后切口的状况及恢复规律，介绍饮食对吻合口的反作用，控制患者食欲。同时向患者家属详细说明，避免过早、过量饮食。另外患者进食时，护士必须做到陪护，指导患者进食，同时向患者家属介绍术后饮食护理。

2. 进食原则

少食多餐，进食营养丰富饮食，循序渐进的由进清淡、易消化流质饮食，逐渐过渡到普食。避免过冷、过热、辛辣、生硬、油煎炸等不易消化食物，应给予柔软、精细食物。

3. 饮食护理

胃癌术后的不同时期，对饮食护理的要求也不同。胃癌切除术后 2 ~ 3 d，此时吻合口未愈合，胃肠功能未恢复，应给予持续胃肠减压，减轻胃张力，减少胃内容物对创口的刺激，预防吻合口水肿及吻合口瘘。此期应禁食。由静脉给予营养及水分来维持机体的生理需要。术后第 4 d，此时，胃肠功能恢复，肛门排气，食欲恢复，可拔除胃管。当日给予少量温开水。每次 4 ~ 5 汤匙，1 ~ 2 h 1 次。次日，给予少量清淡流质饮食（50 ~ 80 mL），1 ~ 2 h 1 次。如米汤、菜汤、稀藕粉等。第 7 d，此时吻合口已基本愈合，可给予普通流质饮食，如米汤、菜汁、鸡汤、鱼汤、牛奶、豆浆等，每次 100 ~ 200 mL，5 次 /d。以上需根据个体差异，进食后有无胃肠不适，酌情增减。术后第 10 d，此时各种引流管已拔除，患者心情较佳，心理承受能力恢复，食欲增强，经过流质饮食后，如无胃肠不适，可给予少渣半流质饮食，如大米粥、烂面条、小馄饨、碎肉番茄汁、菜泥等。饮食次数可适量增加一次。但此期一定要控制患者进食量，切忌大量进食，以免发生吻合口瘘。术后 2 周，此时患者已基本恢复，可进食营养丰富、易消化、无刺激性的质软饮食，一般采取每日 5 餐制。进食后如有恶心、腹胀等不适，应减少或停止饮食。

胃切除术后，由于失血、手术刺激及术前饮食不正常，易导致患者缺铁性贫血、维生素缺乏及血钾减少，故安排饮食时应相应增加含此类营养丰富的食物，如肉汁、菜汤、水果汁、动物肝脏、瘦肉等。

第五节　胃癌术后并发症的预防护理

手术治疗胃癌是最常见的一种治疗办法，这种治疗特别是在胃癌早期的时候效果是十分明显的，但是在手术之后的并发症我们一定不能掉以轻心。胃癌的手术根治性切除一般都会改变胃肠道原有的解剖通路，影响胃肠激素的分泌和营养物质的吸收，而且胃肠道生理功能非常复杂。所以，胃癌患者在术后会常常出现出血，感染等并发症。

一、临床常见并发症

（一）胃出血

术后胃出血多为吻合口出血，其原因常为缝合胃壁时未能完全缝闭血管，特别是在全层缝合过浅或不严密的情况下，有时胃壁血管向黏膜内出血不宜发现。近年来某些质量稍差的吻合器在手术时已闭合或吻合胃壁，但仍可发生延迟性出血。另外，应激性溃疡也是术后胃出血的一个常见原因。其所致出血可呈弥漫性，血色常为咖啡色或黯红色，一般常持续 3 ~ 5 d。处理措施如下。

（1）手术时对吻合及闭合胃壁后不可靠的部位加强缝合数针，往往可减少术后渗血。

（2）若渗血较少可应用局部止血药，也可以用肾上腺素稀释液注入胃腔，常能奏效。方法为 100 mL 生理盐水内加肾上腺素 8 mg，经胃管注入胃内，每次 100 ~ 200 mL，夹闭胃管后 15 ~ 30 min 后抽出，可以反复应用，直至抽出液变清亮为止。如出血量超过 100 mL，则考虑出血量较大，需急诊手术。

（3）若为应激性溃疡所致出血，服用奥美拉唑、西咪替丁及凝血酶原复合物等药物多可奏效。此外，近年来亦有人使用奥曲肽 100 mg 静注，或 500 ~ 1 000 μg 在 24 h 内以 50 μg/h 的速度维持静脉滴注等治疗应激性溃疡所致出血。

（二）吻合口瘘

吻合口瘘是胃癌术后较严重的并发症，由于近年来吻合器的应用和手术技巧的提高，其发生率已有所下降。胃癌术后发生吻合口瘘的原因多为组织水肿、营养不良、吻合技术欠缺等。一般来讲，发生于术后 2 ~ 3 d 的吻合口瘘多为手术技术所致；而发生于 7 ~ 9 d 者常是其他综合因素所致。处理措施如下。

1. 放置引流管

胃癌术后放置引流管不但可排除腹腔内残液及残留癌细胞，还可观察有无出血及瘘的形成。目前临床上多主张在胃癌术后放置双套管，若发生吻合口瘘可以通过冲洗及低负压吸引保持局部清洁，促使漏口愈合。

2. 手术治疗

吻合口瘘发生后是否行手术治疗应根据漏口大小、引流量多少及全身与局部情况而定，其中体温、脉搏、有无腹痛、白细胞计数常为重要的观察指标。若上述各项均正常，则可行保守治疗；若瘘口大、发生早、引流量多、有腹痛等征象，则应以手术引流为主。此外，若胃癌术后发生吻合口瘘，无论采用何种方法治疗都应维持蛋白量及水、电解质平衡。

（三）肠梗阻

胃癌术后发生的肠梗阻较复杂，包括功能性肠梗阻和机械性肠梗阻。其中发生于胃癌术后 10 d 左右的多为功能性肠梗阻，但也不绝对。处理措施如下。

1. 功能性肠梗阻

经补液及保守治疗后可缓解，近来常用泛影葡胶 80 mL 口服，观察了解排出情况，由于重力的关系，12 h 内则可通气、通便，可见有药物排出，如不排出则需手术治疗。

2. 机械性肠梗阻

机械性肠梗阻的治疗需视患者具体情况而定。如患者仅表现为腹胀、暖气、呃逆、呕吐等，给予保守治疗 3 ~ 4 周常可缓解。若患者表现为突发腹痛、呕吐，腹部出现肌痉挛、压痛、反跳痛，甚至出现肠管坏死、休克等时，应行急诊手术解除梗阻。此外，如为完全性肠梗阻则需手术治疗。

（四）胃瘫

胃瘫是胃癌术后较常见的并发症之一，并且往往手术彻底性越高，其出现的可能性越大，可能与迷走神经切断及胃张力改变有关。常发生于术后开始进食或饮食结构发生改变时，常有腹胀、胸闷、上腹不适等症状。处理措施如下。

（1）药物治疗：胃瘫对药物治疗的反应不一，较常用的药物有红霉素、新斯的明等。

（2）禁食、进行持续胃肠减压。

（3）心理安慰：由于胃瘫者常有恐惧、焦虑等现象，患者心理压力较大，家属应做好安慰工作，并且医生也应告知患者病情。帮助患者建立信心。

（五）其他

其他胃癌术后常见并发症还有反流性食管炎、倾倒综合征及术后感染等，亦应予以对症处理。

二、临床常见护理对策

（一）术前护理

1. 营养支持，纠正电解质平衡紊乱

老年胃癌患者入院时常有不同程度的贫血、低蛋白血症和电解质紊乱，少数病例已出现上消化道出血症状、幽门或贲门梗阻症状，对严重营养不良及重度贫血者，术前应尽可能纠正低蛋白血症和贫血、电解质平衡紊乱，改善患者的一般情况，增强手术耐受性及应激能力。

2. 伴发病的治疗和护理

老年患者伴发病多，常见的有慢性心肺疾患，高血压、糖尿病等。对心肺功能减退者，术前应禁烟1周以上，指导患者练习深呼吸和锻炼有效的咳痰动作；对有严重心电图改变的患者，请心内科会诊行心脏保护治疗；对糖尿病患者，需用胰岛素控制血糖，定时检测血糖并记录，密切注意胰岛素的副作用，待血糖控制平稳后行手术；对高血压患者，应定时检测血压，积极治疗，血压控制平稳后再行手术。

（二）术后并发症的预防与护理

1. 密切观察病情，及时处理病情变化

老年患者常伴有高血压、冠心病，术后均给予心电图监护，延长吸氧时间，控制补液量及速度，严密监测患者血压、心率、呼吸变化。术后发生心脏疾患的，应严密检测，及时发现病情变化，积极治疗，使患者转危为安。

因此，术后要严密观察，及时掌握和处理病情变化，避免严重并发症的发生，保证患者安全度过危险期，是获得手术成功的关键之一。

2. 加呼吸道护理，防治肺部并发症

由于老年患者术前多伴有慢性肺部疾病，肺功能减退，手术可引起呼吸容量减少，造成呼吸增快变浅，气管插管全麻对呼吸道的骚扰，再加上术后切口疼痛，患者不敢咳嗽，易发生肺部并发症。术后第2 d始每日定时协助患者翻身、扣背，指导患者咳嗽，咳痰。如痰液浓稠不易咳出，可予雾化吸入，应用化痰药以促使痰液的排出，减少肺部并发症。

3. 引流管的护理

注意观察各引流管是否通畅，引流液的量、色、性状并做记录，胃肠减压可以反映吻合口是否渗血，腹腔引流管可反映腹腔内出血、吻合口瘘，可以避免严重并发症的发生。

4. 肠麻痹的护理、

由于手术长时间的肠管暴露，过深的麻醉均影响术后肠功能的恢复。患者术后第3 d出现腹胀，肠鸣音弱，经禁食，持续胃肠减压，低压灌肠，针灸治疗，患者症状消失。我们认为要避免肠麻痹发生，除了手术要仔细操作外，应尽早协助患者床上活动，争取下床活动，促进肠蠕动早期恢复。

5. 切口感染的护理

老年患者伴发低蛋白血症、糖尿病或肥胖，均可影响切口的愈合。切口护理最重要的是术后观察切口敷料是否渗血、渗液，有污染时要随时更换。体温持续高于38℃应考虑可能并发感染，积极找出原因，及时处理。

6. 切口裂开的护理

切口裂开是腹部手术的严重并发症，年老体弱、糖尿病、低蛋白血症、贫血，组织再生能力弱，愈合力低，再加上术后因素导致腹内压突然增高，这些都使老年患者切口裂开的风险大大增加。

三、基础护理

1. 心理护理

患者存在对治疗不理解的焦虑和烦躁，患者不知道自己身患胃癌，进行保护性治疗，向其介绍此病相关的知识（如胃溃疡胃大部切除术知识），关心安慰患者，多传达良性信息，对其正确积极行为及时给予肯定，让患者感到自己正在康复之中。做好家属的思想工作。让家属参与心理护理，支持治疗护理措施，解除其思想顾虑。

2. 基础护理

由于患者长时间卧床，长期不能经口进饮食，机体处于高代谢状态。做好口腔护理和皮肤护理，口腔护理每日4次。鼓励患者深呼吸，有效咳嗽排痰，睡气垫床，定时翻身叩背预防肺部感染并协助肢体活动，定时按摩防止下肢静脉血栓形成和肌肉萎缩，病情允许及早床上活动四肢，及早下床活动。

3. 控制感染

根据患者的药敏结果、生命体征，血常规及腹腔引流液的性质，决定是否应用抗生素以及应用抗生素的品种。

4. 腹部伤口的处理

腹部伤口防止漏出液对伤口腐蚀，必须及时引流，充分冲洗，保持引流通畅，放置时间依据患者情况和引流量而定。保护伤口皮肤用氧化锌软膏外涂，并用烤灯照射促进伤口愈合，每次 15 ~ 30 min。

四、引流管的护理

1. 胃肠减压管的护理

有效的胃肠减压有利于吻合口的愈合。胃肠减压期间，要保持胃肠减压管通畅，使之持续处于负压引流状态，同时观察引流液的颜色、性质和量，一般术后 24 h 内引流出咖啡色液体 100 ~ 200 mL，第二个 24 h 约 300 mL，第 3 ~ 4 d 引流量逐渐减少，如无异常发现及肠功能恢复，即可拔除胃管，如引流出大量鲜血或血性液，应立即报告医生处理，同时降低负压吸引力，并准备好急救药品和物品，积极采取应急措施。该患者术后 5 ~ 7 d 时胃肠减压管仍有较多引流液引出。

2. 腹腔引流管的护理

由于该患者术后一段时间内有较多的漏出液经伤口渗出，及时给予伤口放置 2 ~ 3 条引流管引流。若引流不畅，会导致腹腔积液，引起感染。所以必须保持引流管通畅并给予适当负压吸引，防止引流管受压、扭曲、堵塞，定时捏挤引流管，同时注意引流液的量、颜色和性质，并做好记录。

3. 留置导尿管的护理

保持尿管的通畅，定时进行膀胱冲洗和尿道口护理每日两次。定时夹闭尿管训练膀胱功能。同时注意尿液的量、性质和颜色，并做好记录。病情允许时及早拔除。

4. 深静脉置管的护理

该患者由于长期大量输注高营养、高渗性刺激药物，进行了三次深静脉置管：

（1）冲洗及封管：该患者有出血史、凝血时间延长，故不宜使用肝素液冲管，以免引起出血，加重病情。每次输液前用 0.9% 氯化钠注射液冲洗导管，输液完毕，用 0.9% 氯化钠注射液 5 mL 正压封管，每 4 ~ 6 h 一次。

（2）导管的固定：防止滑脱，除了距穿刺点 1 cm 处固定外，再用 3M 透明敷贴固定。

（3）换管：严格按照说明要求依据置管周围皮肤情况 10 ~ 14 d 拔管，再从另一部位重新穿刺置管。

（4）穿刺处皮肤的护理：用碘附消毒液消毒置管处皮肤 3 遍，范围 8 cm 以上，敷贴在 ICU 则每 2 d 更换 1 次。观察导管周围皮肤、患者体温，定期进行血培养。

嘱患者出院后注意休息，养成劳逸结合、行为规律的健康生活方式。做到饮食定时、定量、花样多变的高营养饮食。食物要软、烂、酥，避免过烫、过辣及油煎炸食物，忌酒、禁烟，禁暴饮暴食。避免使用对胃黏膜有刺激性的药物，如阿司匹林、吲哚美辛等。定期门诊随访，按时化疗。

在对病情复杂多变的患者护理过程中，护理人员要有很强的责任心，及时发现患者异常变化和不适，在第一时间报告医生，给治疗抢救赢得时间。护士还应具备很强的沟通能力，与患者沟通做好心理护理，指导患者配合治疗护理工作。严格执行无菌技术操作，保证腹部伤口和各种管道的无菌、畅通。加强基础护理，保持皮肤清洁完好，减少感染的机会，防止肺部、泌尿系继发感染。在大量输入库存血和复杂药物治疗的护理过程中，依据药物配伍禁忌合理有序地安排输液顺序和速度，密切观察患者可能发生的输液和药物不良反应。同时，精心地安排静脉营养和饮食护理是纠正该患者营养失调的关键，也是该患者出现多次并发症能够康复的关键所在。

第六节　胃癌晚期的护理

胃癌发展到晚期，会出现相应的恶性症状，除了接受治疗外，胃癌晚期护理的加入能在一定程度上帮助患者减少痛苦，另外胃癌晚期患者存在或多或少的心理问题，胃癌晚期护理中的心理护理能帮助患者有效解决这些问题，帮助胃癌晚期患者更轻松地面对治疗。以下介绍胃癌晚期护理中常用到的措施。

一、胃癌晚期护理最常规的护理措施

（一）营养疗法与饮食护理

胃部肿瘤的干扰、情绪的影响和治疗癌症方案的影响（手术、放疗、化疗的副作用）都会引起食欲下降。为此，医护人员应根据患者的临床表现，适当地进行饮食护理以补充营养，维持身体的正常生理功能。

（二）加强基础护理

胃癌晚期患者可因手术、化疗抵抗力下降，尤其是晚期胃癌恶病质者，以及伴有肝、肾、心功能严重损害者易发生并发症，因此应认真落实生活护理，加强基础护理，保持被褥衣物的清洁干燥，预防褥疮发生，搞好口腔护理，防止口腔感染，同时应注意预防肺部并发症的发生。

（三）病情观察

1. 注意观察生命体征的变化

晚期胃癌患者，往往可能发生多系统功能衰竭，应严密观察生命体征的变化，如有病情变化随时报告医生。护理人员要熟悉各系统衰竭的早期征象并采取针对性预防措施，减少并发症的发生。

2. 观察有无并发症的发生

胃癌患者因胃口不通或出口梗阻，化疗有重度反应或手术后康复不佳时均易发生水、电解质失衡和营养不良，因此要监测脉搏、血压、皮肤弹性、体重、尿量，记录 24 h 出入量，通过适当的途径给予营养，予以纠正。患胃癌时，随着营养水平的下降，免疫功能也相应减弱，感染率高，容易发生口臭、溃疡，并发口腔感染、肺部感染、泌尿系感染，因此应加强基础护理。

3. 观察化疗药物反应

化疗药物常引起骨髓抑制和胃肠道反应，因此应定期复查血象。大剂量迅速用药副反应则更严重，当胃黏膜受损时可引起口腔炎、厌食、恶心、呕吐、腹泻。针对上述状况应做好相应的护理。

（四）对症护理

1. 疼痛

癌肿扩散至周围组织并侵犯神经，可引起上腹隐痛或剧痛。疼痛的程度、性质、反射部位以及出现的早晚与病灶发生的部位和病情有关。患者疼痛时，应酌情给予安慰剂、镇静剂或镇痛剂，终末期可定时给予镇痛处理。慎用麻醉剂并注意其副反应。癌性穿孔时，疼痛加剧或突发全腹剧痛，应报告医生做好相应的处理。

2. 呕吐

幽门前区的肿瘤可引起输出道的部分梗阻或完全梗阻，呕出隔夜宿食，常有腐败臭味。不全梗阻时，应加强饮食管理，也可使用增加胃肠蠕动的药物，如灭吐灵（甲氧氯普胺）、吗丁啉（多潘立酮）等，以促使胃排空。一旦发生完全梗阻则要禁食，并给予胃肠减压。

3. 出血

早期胃癌即可出现胃液或大便的潜血试验持续阳性反应，肿瘤破溃侵及血管时，可导致大量出血，呕咖啡样液或排柏油样便。大出血时因令患者禁食、平卧，注意保暖和稳定患者情绪，并维持输液通道以保证血液、液体和止血药物的供给。注意观察生命体征、排出物的量和性状以及继续出血的征象。

二、胃癌晚期护理中最重要的饮食护理

胃癌晚期患者中存在很多胃被大部分切除，这样的胃癌晚期的患者首先应消除害怕吃东西会影响刀口愈合等心理因素，精神放松，相信医生的科学安排。进餐采取半卧位，进食后要平卧 15 ~ 30 min 后再活动。这是为了防止残胃内的食物突然进入十二指肠和空肠而引起的上腹胀满、恶心、呕吐、腹泻和心慌等倾倒综合征。进食内容，最初以高营养易消化的流食、半流食、软食为主，食物应无刺激性，戒烟酒，宜多食含胡萝卜和维生素 C 丰富的水果蔬菜。烹调方式忌煎、炸，饮食方式应量少多餐。

在饮食方面胃癌晚期患者由于肿瘤迅速生长，机体代谢异常，常出现食欲减退，恶心，呕吐，导致营养不良，使病情进一步恶化，所以应注意调整患者的饮食，使患者的免疫能力、抗癌能力增强，还可使患者在精神和心理上充实愉快，宜进高蛋白、高热量，高维生素的饮食。蛋白质是癌症患者的主要营养物质，可根据患者的消化能力选用蛋类、乳类、瘦肉、鱼及豆制品，碳水化合物是主要的供能物质，也要尽量给予补充，新鲜的水果蔬菜可补充体内的维生素及微量元素，应鼓励患者多吃。食欲减退者要少量多餐，选一些浓缩优质蛋白质。在食品的调配上注意色、香、味以增进食欲，进食前要控制疼痛、恶心、呕吐等不适，注意饮食环境的清洁、舒适、安静，严重厌食或不能由口进食者，可用鼻饲或静脉补充营养。

三、胃癌晚期护理中少不了对患者心理的护理

1. 家属的心理护理

关心、帮助和支持晚期癌症患者，使患者轻松愉快地度过最后的日子是患者家庭中每个成员的责任。家属的心理状态对患者会有不同程度的影响。通过与家属交谈、向家属介绍病情、提出指导性意见来稳定家属的心理状态。允许家属在任何时候探视患者，让他们在陪伴亲人时配合护士做好患者的心理护理，减轻患者的心理压力。

2. 暗示疗法

暗示疗法是指治疗者用含蓄、间接的方式对人的心理和行为产生效应的一种方法。也就是利用治疗者的权威使患者接受治疗者的观念，从而解除心理压力和负担，使症状得以减轻。

3. 疏泄和安慰

主动热情关心患者，抽一定时间陪伴患者，倾听其诉说心中的焦虑，并表示理解和同情，消除其孤寂感，让其体会到他并不是孤立地承担痛苦。同时给予安慰，安慰要恰到好处，既强调有希望的方面，又不能过于乐观。在暗示疾病疑难的同时，帮助患者分析疼痛的反复性，解释与疼痛有关的生物心理学问题。多与患者交谈疾病以外的话题，转移其注意力。护士在患者面前自始至终都要表现出冷静、沉稳大方、认真负责的态度，为患者提供良好的心理支持。

4. 死亡教育

患者稳定的情绪、良好的心境、精神放松都可增加患者对疼痛的耐受性。对不同年龄、性格、文化水平、社会经历、病程长短的患者采取不同的教育方式和教育内容，帮助患者正确认识生、老、病、死这一自然规律，认识到生命的真正价值在于质量，最终达到帮助其摆脱对死亡的恐惧和不安、平静面对死亡的目的。

胃癌患者经过长期的治疗，身体和心理压力相对都比较大，所以胃癌晚期护理的加入能帮助患者慢慢地解决这些问题，另外，胃癌晚期大部分患者存在饮食问题，胃癌晚期护理的加入和调节从根本上帮助患者进食和调节患者的食欲，从而提高治疗效果。另外，胃癌晚期护理的实施能尽量为患者创造一个安静、舒适、无痛苦的环境，从而提高患者对疼痛的耐受性。

第七节　小肠肿瘤患者的护理

目前临床使用的抗肿瘤化学治疗药物均有不同程度的毒副作用，它们在杀伤肿瘤细胞的同时，又杀伤正常的细胞。目前临床使用的抗肿瘤化学治疗药物均有不同程度的毒副作用，它们在杀伤肿瘤细胞的同时，又杀伤正常的细胞。尤其是杀伤人体中生长发育旺盛的血液、淋巴组织细胞等。而这些细胞与组织是人体重要的免疫防御系统，破坏了人体的免疫系统，癌症就可能迅速发展造成严重后果，所以化疗患者应重视药物造成的副反应，做好护理工作，防患于未然。

一、小肠肿瘤概述

小肠肿瘤是指从十二指肠起到回盲瓣止的小肠肠管所发生的肿瘤。小肠占胃肠道全长的75%，其黏膜表面积约占胃肠道表面积的90%以上，但是小肠肿瘤的发生率仅占胃肠道肿瘤的5%左右，小肠恶性肿瘤则更为少见，约占胃肠道恶性肿瘤的1%。小肠肿瘤的确切病因目前尚不清楚。小肠肿瘤的临床表现很不典型，一般与肿瘤的类型、部位、大小、性质及是否有梗阻、出血和转移有关。小肠肿瘤较胃肠道其他部位少见，其中良性肿瘤占1/4，恶性者占3/4。小肠肿瘤诊断较困难，易延误诊断及治疗。良性肿瘤常见有腺瘤，平滑肌瘤、脂肪瘤、血管瘤等，15%可恶变。

小肠肿瘤的中西医结合治疗。其特色之处在于，从数百验方单方中，用现代科技手段筛选出具有抗肿瘤作用的中草药。根据不同肿瘤，不同病种病期辨证施治，灵活运用活血化瘀，软坚散结，清热解毒，扶正固本等中医理论，最大限度地发挥中医整体治疗的优势，使术后患者能增强体质，提高免疫功能；根治性放化疗患者能减轻或消除毒副反应，增强疗效，晚期患者能减轻痛苦，延长寿命。

小肠恶性肿瘤手术需对病变肠段及区域淋巴结做较广泛的切除吻合。如为十二指肠恶性肿瘤则多数需做十二指肠胰头切除。如小肠肿瘤局部固定无法切除，可作旁路手术以解除或预防梗阻。

小肠恶性肿瘤早期诊断较难，切除率约为40%。切除术后5年生存率为平滑肌肉瘤约40%，淋巴瘤约35%，腺癌约20%。

二、小肠肿瘤化疗患者心理护理

1. 恐惧心理

由于文化背景、社交范围、信息的获取能力和心理承受能力的不同，患者表现出不同的心理特征及心理反应。大多数患者缺乏对自身疾病和癌症的充分认识与了解，且视癌症为不治之症，对癌症产生强烈的恐惧心理，对相关治疗失去信心，表现为紧张、害怕和不安。

2. 对化疗的依赖或否定

现阶段使用的抗癌药物大多数为细胞毒剂，化疗药物在体内达到抑制或杀灭肿瘤细胞目的的同时，也给机体正常的消化、吸收功能带来了副作用。患者害怕化疗药物对身体影响大，难以适应化疗产生的乏力、恶心、脱发等痛苦以及对化疗药物的疗效缺乏信心而放弃继续治疗的机会。

3. 悲观失望心理

对不同年龄段的癌症患者心理调查表明，45岁以下患者悲观失望者居多，由于30 ~ 45岁这一年龄段正是干事业赡养子女的阶段。而癌症和化疗却打乱他们的日常生活，严重影响了事业发展、家庭生活和人际交往其社会角色与患者角色形成巨大反差，因此产生强烈的悲观失望心理，导致情绪低落、意志消沉，从而丧失了与疾病做斗争的信心。

4. 渴望社会支持

社会支持能增强肿瘤患者的适应性，提高其免疫能力，减轻其心身症状，延长其生存时间。临床显示癌症患者化疗前表现出明显的适应困难，这时他们不仅需要家人的支持和关怀，更需要亲友、同事、社会的鼓励和帮助。

现代医学研究证明，恶性肿瘤的发生、发展和预后与心理、社会因素有着密切的关系。有资料显示，不良的心理社会因素不仅是激烈的促癌剂，而且严重影响着恶性肿瘤患者的治疗和预后使住院时间延长，降低患者的生活质量并能促进肿瘤的复发、恶化、转移等。恶性肿瘤患者的心理护理是一项复杂而艰巨的任务，根据每个患者不同的心理特征、文化素质、病情等，分别采取保密、公开和二者结合的不同心理护理方式，取得较满意的效果。

三、小肠肿瘤化疗的护理

1. 骨髓抑制

骨髓抑制影响造血功能。大多数化疗药物均有不同程度的骨髓抑制作用，而骨髓抑制又常为抗肿瘤药物的剂量限制性毒性，骨髓抑制在早期可表现为白细胞尤其是粒细胞减少，严重时血小板、红细胞、血红蛋白均可降低，造成患者免疫力下降，易造成感染，严重者可造成败血症，因此，患者化疗后，应在医生指导下，做好各种血液检查。

2. 口腔溃疡及口腔炎

口腔溃疡及口腔炎是常见的副反应之一，已造成患者的细菌感染，这时需要加强护理，建议用生理盐水、朵贝尔溶液漱口，每日 3 次，溃疡严重时用溃疡散涂抹。让患者多饮水，多与人交谈，来促进咽部活动，减少充血水肿，让患者养成按时刷牙、漱口、合理休息，保持口腔清洁，减少感染机会。

3. 胃肠道反应

化疗后的患者常出现食欲不振、恶心、呕吐等胃肠道反应。现在临床采用耳穴压豆的方法治疗胃肠道反应。

方法：在耳郭局部用 75% 酒精消毒，选择耳部的口穴、胃穴、食管穴、贲门穴及耳屏内侧皮质下穴，将中药王不留行籽（一粒）放于 0.5×0.5 cm 胶布中心贴压在耳穴上，嘱咐患者每次按压 10 ~ 15 min，3 ~ 5 次 /d，直到产生麻、微痛及热感为宜。双耳交替进行。在饮食方面，应吃清淡、易消化的食物。建议选择流食、半流质食物，以减少食物在胃内的停留时间，增加其吸收。

4. 肾毒性及尿酸结晶化疗药物可造成肾脏损伤

主要表现为肾小管上皮细胞急性坏死、变性、间质水肿，管扩张等，严重者会出现肾功能衰竭。患者临床表现为腰痛、血尿、水肿、小便化验异常等，化疗后应予以重视。化疗时由于大剂量给药会造成肿瘤组织崩解，尿酸排出量增多，严重时可在肾实质、肾小管、肾盂内结晶、沉积，导致尿闭、尿毒症。所以化疗患者要在医护人员指导下多饮水，增加静脉补液量，使其有充足的尿量。

四、小肠肿瘤患者化疗期间的饮食护理

多吃高蛋白、多维生素、低动物脂肪、易消化的食物及新鲜水果、蔬菜，不吃陈旧变质或刺激性的东西，不吃碳酸饮料等产气食物，少吃熏、烤、腌泡、油炸、过咸的食品，主食粗细粮搭配，以保证营养平衡，防止腹胀、腹泻和便秘。

酸、甜、苦、辣、咸的搭配，酸能收敛，生津开胃；甜能益脾胃；苦能泄下、燥湿，少量可开胃；辣也能开胃；成能通下、软坚。食品基本上都是以上五味，或几味混合在一起，肿瘤康复期患者应选择有一定抗癌成分和有软坚散结作用的食品。

补充有营养的食品。除大米、小麦、小米、大豆等外，鸡、羊、牛肉是补气的食品，体虚的肿瘤患者可食用。鸭子、乌龟、鳖、鲫鱼、昌鱼是具有补益健脾的食品，海参、海蜇、鲍鱼、海带、荸荠、菱角能软坚散结，可以消“痞块”，木耳、猴头蘑、香菇、金针菇等多种食用蘑菇都是具有一定的抗癌作用。尤其是香菇，它的营养价值超过所有的蘑菇，含有 7 种人体所必需的氨基酸，含有钙、铜、铁、锰等微量元素，还含有多种糖和酶，能提高和增强人体免疫力。

蔬菜、瓜果及豆类含有丰富的多种维生素和微量元素，有一定防癌和抗癌作用。如黄豆、卷心菜、大白菜均含有丰富的微量元素钼，西红柿、胡萝卜、空心菜、大枣含有丰富的维生素 A、维生素 C 和维生素 B 族等，其中空心菜营养最好，含有多种维生素，超过西红柿数倍。蒜薹、韭黄、菜心、包心菜除含有丰富的维生素外，还含有可增高芳基羟基化酶活性基质，可抗御化学致癌物质的致癌作用。

五、小肠肿瘤放疗后心理护理

小肠肠肿瘤是指从十二指肠起到回盲瓣止的小肠肠管所发生的肿瘤。小肠占胃肠道全长的75%，其黏膜表面积约占胃肠道表面积的90%以上，但是小肠肿瘤的发生率仅占胃肠道肿瘤的5%左右，小肠恶性肿瘤则更为少见，约占胃肠道恶性肿瘤的1%。小肠肿瘤的确切病因目前尚不清楚，小肠肿瘤的临床表现很不典型，一般与肿瘤的类型、部位，大小、性质及是否有梗阻、出血和转移有关。

恶性肿瘤患者在心理上承受着巨大的压力，普遍存在着不同程度的焦虑症状，所以在临床护理工作中对患者做好心理护理是十分重要的。

首先护士要有强烈的同情心，高度的责任心、爱心，要积极主动地向患者及家属介绍主治医师、放疗技师、病区环境、同病室患者，让患者感到亲切，消除陌生、恐惧心理。其次由于多数患者对放疗缺乏正确的认识，在治疗前护士要简明扼要地向患者及家属介绍有关放疗知识、可能出现的副作用及需要配合的事项，提倡患者阅读有关治疗的知识手册，陪同患者及家属到放疗室、操作室参观，解释放疗过程、时间、费用，使患者和家属能安排好工作和生活，安心治疗。

参考文献

[1] 汪建平. 胃肠外科手术学 [M]. 北京：人民卫生出版社，2015.
[2] 陈增海，张风山，朱振军等. 实用骨科手术彩色图谱 [M]. 上海：第二军医大学出版社，2012.
[3] 侯树勋. 脊柱外科学 [M]. 北京：人民军医出版社，2015.
[4] 谭鸿雁. 现代周围血管外科手术学 [M]. 北京：人民军医出版社，2013.
[5] 黄选兆. 实用耳鼻喉头颈外科学（第 2 版）[M]. 北京：人民卫生出版社，2012.
[6] 周宁新. 肝胆胰脾外科实践 [M]. 北京：科学技术文献出版社，2013.
[7] 叶启彬. 脊柱侧弯外科学 [M]. 北京：中国协和医科大学出版社，2013.
[8] 徐乐天. 现代胸外科学 [M]. 北京：科学出版社，2014.
[9] 孙彦，李娜，杨松凯等. 耳鼻咽喉头颈外科手术技巧 [M]. 北京：科学技术出版社，2014.
[10] 宋烽，王建荣. 手术护理管理学 [M]. 北京：人民军医出版社，2014.
[11] 孙玉鹗. 胸外科手术学：第 2 版 [M]. 北京：人民军医出版社，2014.
[12] 黄人健，李秀华. 内科护理学 [M]. 北京：人民军医出版社，2014.
[13] 皮红英，朱秀勤. 内科疾病护理指南 [M]. 北京：人民军医出版社，2013.
[14] 张来平. 内科护理学 [M]. 西安：第四军医大学出版社，2011.
[15] 朱丹，周力. 手术室护理学 [M]. 北京：人民卫生出版社，2013.
[16] 魏革，刘苏君，王方等. 手术室护理学 [M]. 北京：人民军医出版社，2014.
[17] 席淑新，陶磊. 实用耳鼻咽喉头颈外科护理学 [M]. 北京：人民卫生出版社，2014.
[18] 李麟荪，徐阳，林汉英等. 介入护理学 [M]. 北京：人民军医出版社，2015.
[19] 杜伟杰，廖耿. 脑血管疾病患者脑血管造影诊断及介入治疗分析 [J]. 中外医学研究，2014，12（4）: 16.
[20] 胡国庆. 儿科护理 [M]. 重庆：重庆大学出版社，2016.
[21] 唐前. 内科护理 [M]. 重庆：重庆大学出版社，2016.
[22] 桑未心，杨娟. 妇产科护理 [M]. 武汉：华中科技大学出版社，2016.
[23] 于红. 临床护理上 [M]. 武汉：华中科技大学出版社，2016.
[24] 杨霞，孙丽. 呼吸系统疾病护理与管理 [M]. 武汉：华中科技大学出版社，2016.
[25] 赵忠新. 睡眠医学 [M]. 北京：人民卫生出版社，2016.
[26] 沈光宇，杨卫新，谭文捷等. 21 世纪创新教材 康复医学 [M]. 南京：东南大学出版社，2016.
[27] 沈开忠. 消化系统疾病病人护理 [M]. 杭州：浙江大学出版社，2016.
[28] 王爱明. 社区护理 [M]. 西安：第四军医大学出版社，2016.
[29] 杨凤琴. 急诊护理学学习指导 [M]. 北京：北京大学医学出版社，2016.